Leben LERNEN
Klett-Cotta

Zu diesem Buch

Hypnose erleben bildet den Schlussstein des Hauptwerkes von Milton Erickson, dem »Vater« der modernen Hypnosetherapie. Zusammen mit den Bänden »Hypnose« (in der 5. Auflage lieferbar und »Hypnotherapie« (6. Auflage) gibt das Werk »tiefe Einblicke in die kreative Wirkweise von Hypnose in der Therapie« (M. Erickson).
Das Hauptaugenmerk dieses Bandes liegt auf der indirekten Kommunikation und der therapeutischen Kunst, mit ihren verschiedenen Spielarten Veränderungen beim Patienten herbeizuführen. Durch indirekte Kommunikation werden assoziative Prozesse in Gang gesetzt, die verborgene Ressourcen und neue Reaktionspotenziale hervorlocken. Die Ausführungen Ericksons, im lebendigen Dialog mit Ernest Rossi entwickelt, erstrecken sich speziell auch auf die Phänomene der Katalepsie und des ideomotorischen Signalisierens, bei denen selbst der erfahrene Hypnotherapeut noch Neues entdecken dürfte.

Die Reihe »Leben Lernen« stellt auf wissenschaftlicher Grundlage Ansätze und Erfahrungen moderner Psychotherapien und Beratungsformen vor; sie wendet sich an die Fachleute aus den helfenden Berufen, an psychologisch Interessierte und an alle nach Lösung ihrer Probleme Suchenden.

Alle Bücher aus der Reihe »Leben Lernen«
finden sich unter www.klett-cotta.de/lebenlernen

Milton H. Erickson
Ernest L. Rossi

Hypnose erleben

Veränderte Bewusstseinszustände therapeutisch nutzen

Aus dem Amerikanischen von Alida Iost-Peter

Klett-Cotta

Leben Lernen 168

Klett-Cotta
www.klett-cotta.de
Die Originalausgabe erschien unter dem Titel
»Experiencing Hypnosis. Therapeutic Approaches To Altered States«

First published by Irvington Publishers, Inc., New York, N. Y.
Published by arrangement with Paterson Marsh Ltd and Irvington Publishers/Ardent Media Inc.
Für die deutsche Ausgabe

Printed in Germany
Gesetzt aus der Stempel Garamond von PC-Print, München
Gedruckt und gebunden von Esser printSolutions GmbH, Bretten
ISBN 978-3-608-89111-9

Vierte Auflage, 2019

Bibliografische Information der Deutschen Nationalbibliothek
Die Deutsche Nationalbibliothek verzeichnet diese Publikation in der Deutschen Nationalbibliografie; detaillierte bibliografische Daten sind im Internet über <http://dnb.d-nb.de> abrufbar.

Inhalt

Einleitung

Dieses Buch ist die Fortsetzung unserer früheren Veröffentlichungen *»Hypnotic Realities«* (Erickson, Rossi & Rossi, 1976; deutsch: *»Hypnose«*) und *»Hypnotherapy*: An Exploratory Casebook« (Erickson & Rossi, 1979; deutsch: *»Hypnotherapie«*); hier unterrichtet der Senior-Autor Milton H. Erickson den Junior-Autor Ernest L. Rossi in klinischer Hypnose. Diese drei Bände zusammen vermitteln tieferen Einblick in das Wesen der Hypnose und die Möglichkeiten, wie kreative hypnotherapeutische Prozesse gelingen können. Letztlich berühren die Themen dieser Bücher die Frage nach dem Wesen des menschlichen Bewusstseins; zu dessen Erforschung in der Hypnose wie auch in anderen Zugangsweisen werden vielerlei offene Vorgehensweisen vorgeschlagen.

Unser Gesamtkonzept gilt der indirekten Kommunikation, die wir bereits unter den Begriffen Zwei-Ebenen-Kommunikation, naturalistischer Ansatz und Utilisations-Ansatz beschrieben haben. Gemeinsam ist all diesen Ansätzen die Tatsache, dass Hypnotherapie mehr beinhaltet als Gespräche auf einer einzigen, objektiven Ebene. Der unmittelbar und offen zutage tretende Inhalt einer Botschaft kann mit der Spitze des Eisbergs verglichen werden. Der Empfänger indirekter Kommunikation ist sich gewöhnlich nicht des Ausmaßes bewusst, in dem seine assoziativen Prozesse automatisch in verschiedene Richtungen in Gang gesetzt werden. Hypnotische Suggestion dieser Art führt dazu, das einzigartige Repertoire an Reaktionspotenzial des Empfängers hervorzurufen und zu nutzen, und so werden andernfalls nicht realisierbare therapeutische Ziele erreicht. In unseren früheren Beiträgen haben wir diesen Prozess als die Mikrodynamik der Trance-Induktion und der Suggestion beschrieben. Obgleich dies das Wesentliche am Beitrag des Senior-Autors zur modernen Suggestions-Theorie ist, werden wir im vorliegenden Band einen Überblick über einige der zahlreichen Möglichkeiten und Auffassungen anderer Autoren geben, die sie in ihrem Bemühen um Verständnis der indirekten Kommunikation im Laufe der langen Geschichte der Hypnose entwickelt haben.

Im ersten Abschnitt dieses Buches geben wir eine historisch wichtige Vorlesung Milton Ericksons zur klinischen Hypnose wieder, in der wir Zeuge seines Überwechselns vom alten autoritären Ansatz zu neuen permissiven Formen der Hypnose werden, deren Vorreiter er ist.

Im 2. und 3. Abschnitt liegt der Schwerpunkt auf den Phänomenen der Katalepsie und des ideomotorischen Signalisierens, die für Erickson Grundlagen der Trance-Induktion und der Hypnotherapie sind. Vorrangiges Anliegen ist die praktische Frage, wie therapeutische Trance zu induzieren sei und wie die Lebenserfahrungen und unwillkürlichen Reaktionssysteme des Patienten auf den Plan zu rufen seien, die in der Hypnotherapie genutzt werden. Wie bereits in unserer früheren Arbeit wird das wachsende Verständnis des subjektiven Erlebens klinischer Trance und veränderter Bewusstseinszustände umfassend erörtert.

Wir sind der Meinung, dass weitere Forschung und Entwicklung des Umkehr-Setting-Ansatzes sehr viel zum Verständnis der Trance-Dynamik beitragen und Neuentwicklungen effektiverer hypnotherapeutischer Ansätze fördern wird.

Im 4. Abschnitt über erfahrungsorientiertes Lernen der Hypnose zeigen wir Erickson bei einer seiner Lieblingsbeschäftigungen der letzten Jahre: der Ausbildung von Fachleuten in der Anwendung klinischer Hypnose, wobei er ihnen das persönliche Erleben ermöglicht. In den beiden hier vorgestellten Sitzungen wird das Problem deutlich, dem sich ein moderner, rationaler, wissenschaftlich ausgebildeter Verstand gegenübersieht, wenn er lernt, hypnotische Phänomene zu erleben. Hier werden viele Erscheinungsformen und Paradoxien des modernen Bewusstseins deutlich, die auftauchen, wenn es mehr über sich selbst zu verstehen versucht und sich bemüht, seine momentan vorhandenen Grenzen zu überschreiten.

Teil I

Der indirekte Ansatz in der Hypnose

Wir wollen hier den indirekten Ansatz in der hypnotischen Kommunikation beschreiben, indem wir eine Vorlesung wiedergeben, die Erickson vor Fachkollegen gehalten hat. Anschließend erklären wir unsere derzeitige Auffassung sowie die Bedeutung dieses Ansatzes für den erleichterten Zugang zu hypnotischer Induktion und therapeutischer Trance.

1. Hypnose in der Psychiatrie: Der Herrscher der Meere. Eine Vorlesung

Diese Vorlesung ist eine ungewöhnlich klare und kurz gefasste Darstellung des Ansatzes, den Erickson zur hypnotischen Induktion sowie zur Hypnotherapie vertritt. Er hat diese Vorlesung auf dem Höhepunkt seiner Lehrtätigkeit gehalten, und sie bedeutet einen wesentlichen Schritt weg von den autoritären Methoden der Vergangenheit und hin zur permissiveren und einsichtsvolleren Vorgehensweise unserer Tage. In der Wortwahl dieser Vorlesung werden wir Zeuge der Bedeutung von Konzepten im Wandel. Während Erickson noch diverse Male Begriffe wie *Technik* und *Kontrolle* gebraucht – selbst *manipulieren* und *verführen* tauchen jeweils einmal auf –, wird aus dem größeren Zusammenhang doch deutlich, dass diese Ausdrücke im autoritären Sinn ihres herkömmlichen Gebrauchs überholt sind.

In dieser Vorlesung findet ein Paradigmawechsel statt: Nunmehr wird anerkannt, dass die wichtigste Person in der hypnotherapeutischen Interaktion der Patient ist und nicht der Therapeut. Die Fähigkeiten und Neigungen des Patienten erklären den größten Teil der Varianz dessen, was in der Hypnotherapie geschieht, nicht die vorgebliche »Macht« des Hypnotiseurs. Der Therapeut *befiehlt* dem Patienten auch nicht, vielmehr – so Erickson – »handelt es sich stets um die Art und Weise, wie dem Patienten die Gelegenheit geboten wird, auf eine Idee zu reagieren«. Nun wird erkannt, dass der Hypnotherapeut dem Patienten zahlreiche Zugangsmöglichkeiten zu hypnotischen Erfahrungen anbietet anstatt ihm hypnotische Techniken überzustülpen. Das Technikkonzept beinhaltet die mechanische und wiederholte Anwendung einer speziellen Prozedur in immer der gleichen Weise bei einem jeden Patienten in der Absicht, eine vorgefasste und voraussagbare Reaktion hervorzurufen. Das Konzept der speziellen Zugangsweise bedeutet, Alternativen anzubieten, um jedem Patienten zu helfen, seine jeweiligen erlernten Grenzen zu umgehen, sodass er die vielfältigen hypnotischen Phänomene und hypnotherapeutischen Reaktionsweisen erleben kann. Therapeuten »kontrollieren« die Patienten nicht, sie helfen ihnen vielmehr, ihr eigenes Repertoire und Potenzial an unbewussten Fähigkeiten auf neue Art zu nutzen, um leichter zum gewünschten therapeutischen Ergebnis zu kommen. Diese Neuorientierung erfordert seitens des Hypnotherapeuten die Entwicklung seiner Beobachtungsgabe und seiner Handlungskompetenz. Es ist mehr denn je erforderlich, dass er jeden Patienten als einzigartiges Wesen erkennt und würdigt. Jede hypnotherapeutische Interaktion ist im Grunde genommen ein kreatives Unterfangen, wobei bestimmte bekannte Prinzipien angewandt werden, die unendlichen Möglichkeiten eines jeden Patienten indessen im Wesentlichen Forschergeist erfordern, wenn das therapeutische Ziel erreicht werden soll.

Der Herrscher der Meere. Eine Vorlesung

Bewusstes und Unbewusstes

Ich beabsichtige nicht unbedingt, Ihnen heute Hypnose zu demonstrieren, um deren Nutzen speziell in der Psychiatrie zu erörtern. Allerdings gilt der Nutzen der Hypnose ebenso für jeden anderen medizinischen Bereich, sei es nun die Zahnmedizin, die Dermatologie oder was immer. Was ich Ihnen als erstes verdeutlichen möchte, ist die Art und Weise, wie Sie Ihren Patienten aus klinischer Sicht betrachten sollten. Das als Gerüst zu benutzen empfiehlt sich wegen der Klarheit des Konzeptes. Ich sehe es so, dass mein Patient über ein Bewusstsein sowie ein Unbewusstes bzw. Unterbewusstsein verfügt. Beide finden sich in der gleichen Person, und ich gehe auch davon aus, beide zugleich bei mir im Sprechzimmer anzutreffen. *Wenn ich zu jemandem auf der bewussten Ebene spreche, so erwarte ich, dass er mir ebenso auch auf der unbewussten zuhört.* Deshalb kümmere ich mich auch nicht besonders um die Trancetiefe des Patienten, denn man kann intensive und tiefgreifende Psychotherapie in leichter und ebenso in tiefer und mittlerer Trance ausüben. Es ist lediglich nötig zu wissen, wie man mit dem Patienten spricht, um therapeutische Ergebnisse zu erzielen.

Seine persönliche Methode der Suggestion lernen und sich dabei vom Patienten führen lassen

Als Nächstes möchte ich hervorheben, wie überaus notwendig es für jeden Therapeuten ist, sich seine eigene Methode der Suggestion zu erarbeiten. Indem ich meine eigene Technik entwickelt habe, habe ich herausgearbeitet, was ich als gute hypnotische Technik empfinde. Das waren 30 einzeilig beschriebene Schreibmaschinenseiten mit den verschiedenen Suggestionstypen, die nötig sind, um tiefe Trance zu induzieren. Und dann habe ich allmählich gekürzt, von 30 einzeiligen Schreibmaschinenseiten auf 25, dann auf 20, auf 15, auf 10, dann auf 5 und so fort, sodass ich entweder 30 Seiten benutzen konnte oder aber nur eine oder nur einen Abschnitt. So lernte ich von Grund auf, meine Suggestionen abzustufen und von einer Suggestion zur nächsten überzuleiten. Wenn man das so macht, lernt man der Führung seiner Patienten zu folgen.

Trance-Induktion: Katalepsie zur Erhöhung der Reaktionsbereitschaft

Wenn Sie bei Ihrem Psychiatriepatienten oder eigentlich jedem beliebigen Patienten eine Trance einleiten, so kommt es auf die Art und Weise an, wie Sie dem Patienten die Suggestionen präsentieren. Einige unter Ihnen haben beispielsweise gesehen, wie ich demonstriert habe, wie man das Handgelenk des Patienten richtig hält. Nur zu oft ergreift der Therapeut das Handgelenk und hebt es gewaltsam an. Wenn ich jemandes Hand hochhebe, dann geschieht das bewusst sehr, sehr sanft, sodass ich lediglich suggeriere, ich würde den

Arm hochheben, gerade nur eine Andeutung, dass ich versuche, den Arm in diese oder jene Richtung zu bewegen. Je sanfter Sie den Arm berühren können, wenn Sie ihn anheben, um Katalepsie zu induzieren, desto effektiver ist das. Jedes gewaltsame Ergreifen des Patientenarms verursacht Schwierigkeiten, denn Sie wollen den Patienten anspornen, auf Sie zu reagieren. Hypnose ist aber in erster Linie ein Zustand mit vermehrter Reaktionsbereitschaft auf Ideen jeder Art. Diese Reaktionsbereitschaft setzt man nicht ein zum Versuch, Zwang auszuüben, sondern um eine unmittelbare Reaktion auszulösen – und zwar unter aktiver Beteiligung des Patienten.
In diesem Sinne kann ich es auch nicht leiden, wenn man dem Patienten sagt: »Ich möchte, dass Sie müde und schläfrig werden und immer müder und schläfriger.« Damit bemühen Sie sich, dem Patienten Ihre Wünsche aufzuzwingen, ihn zu dominieren. Viel besser ist es zu suggerieren, dass er müde werden kann, dass er schläfrig werden kann, dass er in Trance gehen kann. Der entscheidende Punkt ist also immer, *ihm die Möglichkeit anzubieten, auf eine Idee zu reagieren.*

Die Freiheit des Patienten, zu reagieren; positive und negative Suggestionen

Patienten glauben häufig, Hypnose sei ein machtvolles Mittel, um sie zu zwingen, meinen Wünschen entsprechend zu handeln. Ich möchte aber auf meine psychiatrischen Patienten – seien sie nun neurotisch, emotional gestört, präpsychotisch oder auch psychotisch – so zugehen, dass sie sich frei fühlen können, so zu reagieren, wie sie möchten. Ich sage einem Patienten niemals, dass er in tiefe oder in mittlere Trance oder auch nur in leichte Trance zu gehen habe. Ich suggeriere ihm auch, dass er mir nie mehr erzählt als er wirklich will. Gewöhnlich sage ich ihm, dass er zurückhalten kann, was immer er möchte, und dass er sich sicher sein soll, dass er zurückhält, was er will. Ich betone das so, weil ich möchte, dass Sie etwas von positiver und negativer Suggestion verstehen. Einem Patienten zu sagen: »Nun erzählen Sie mir alles«, ist eine ziemlich bedrohliche, ja sogar eine gefährliche Forderung. Es ist besser, dass Sie sich vom Patienten die Bereitschaft wünschen, Ihnen dies oder jenes zu erzählen, und wenn er dann damit beginnt, bedeutet das, dass er auch ein gewisses Gefühl des Vertrauens entwickelt.

Rapport: Ambivalenz und natürliche Verhaltensweisen nutzen

Ab und an werden Sie auf einen Patienten treffen, zu dem sich sofort ein Rapport ergibt, und dann können Sie auch die Führung übernehmen. Man sollte aber wirklich vorsichtig sein. Mit dem Einsatz positiver und negativer Suggestionen versucht man, den Patienten seine eigene Ambivalenz ausdrücken zu lassen, zu seinem und Ihrem Besten. Er ist gleichermaßen bereit und nicht bereit, sich von Ihnen helfen zu lassen, und deshalb versuchen Sie, die Situation in der Weise für ihn zu definieren, dass er einerseits Hilfe erhalten kann und diese andererseits auch ablehnen kann. Auf diese Art entwickelt der Patient die Bereitschaft, Ihnen zu folgen.

Wenn Sie den Psychiatriepatienten dann hypnotisieren wollen, so ist meiner Meinung nach ein erster wichtiger Schritt, einen guten bewussten Rapport herzustellen. Lassen Sie ihn wissen, dass Sie sich eindeutig für ihn und sein Problem interessieren und klar beabsichtigen, Hypnose zu benutzen, wenn sie Ihrer Einschätzung nach hilfreich sein wird. Häufig habe ich erlebt, dass Patienten gekommen sind und Hypnose verlangt haben; ich habe ihnen entgegnet, dass es besser sei, wenn der Arzt die Verschreibung vornimmt und nicht der Patient. Und gewiss werde ich Hypnose auch einsetzen, wenn sie ihnen gut tun kann. Und dann werde ich sie auch um Erlaubnis bitten, Hypnose so anzuwenden, wie es für sie am hilfreichsten ist.

Und was habe ich damit tatsächlich suggeriert? Ich habe suggeriert, dass sie Hypnose in der für sie hilfreichsten Weise bekommen werden. Gewöhnlich erkläre ich vorweg, dass sie bei Bewusstsein bleiben werden. Aber ich weise sie darauf hin, dass die Tatsache ziemlich unwichtig ist, die Wanduhr hören zu können, die Bücherregale im Zimmer sehen zu können, irgendwelche störenden Geräusche wahrnehmen zu können. Wesentlich ist, dass sie aufmerksam sind, nicht unbedingt mir gegenüber, sondern Aufmerksamkeit auf ihre eigenen Gedanken richten, besonders auf die Gedanken, die ihnen blitzartig durch den Kopf gehen, einschließlich der Art und des Zusammenhangs dieser Gedankenblitze. (Hypnosesuggestionen nutzen immer solche natürlichen Funktionen und drängen dem Patienten nie Fremdes auf.)

Hypnose erlaubt Ihnen auch, die Persönlichkeit in ihren vielfältigen

Verhaltensweisen zu manipulieren (sic – nun denn – wir ziehen ja jetzt den Begriff nutzen vor!). Man kann den Patienten in Trance darum bitten, etwas aus seiner Vergangenheit zu erinnern oder über die Zukunft zu spekulieren oder einen anderen Weg einzuschlagen. Zu oft wird versucht, ein spezielles Problem konsequent weiterzuverfolgen, auch wenn der Patient schon lange zu müde oder zu verstört ist. Sie müssen begreifen, dass Hypnose jederzeit erlaubt, auf einen bestimmten Gedanken, eine Angst oder Befürchtung zurückzukommen, sodass es nie nötig ist, einen Patienten auf einmal zu viel Verzweiflung oder Unbehagen erleben zu lassen.

Fragen, die den Rapport und das Vertrauen fördern

Welche Vorteile bietet die Hypnose in der Psychiatrie? An erster Stelle und vorrangig sollte eine gute persönliche Beziehung zum Patienten hergestellt werden. Wenn Sie einen Patienten erst einmal hypnotisiert haben, wird er oft spüren, dass er Ihnen vertrauen kann. Und das ist ganz wichtig. Deshalb stelle ich dem Patienten in hypnotischer Trance gewöhnlich irgendeine Frage, die er zu dem Zeitpunkt noch nicht beantworten sollte. Ich stelle die Frage, und ehe sie bei ihm angekommen ist, betone ich, dass es sich um eine Frage handelt, die noch nicht beantwortet werden sollte, und dass der Patient sie nicht beantworten sollte, ehe es wirklich an der Zeit ist. Darauf bitte ich ihn, über das, was ich gesagt habe, nachzudenken. Das führt dazu, dass der Patient begreift, er kann Fragen offen und ungezwungen beantworten und steht nicht unter Druck, eine Frage zu beantworten, ehe es an der Zeit ist. Das mache ich dem Patienten sowohl im Wachzustand als auch in Trance klar, schließlich hat man es ja mit einer Person zu tun, die über Bewusstsein und Unbewusstes verfügt.

Bewusstes und unbewusstes Lernen integrieren

Damit kommen wir zu einem anderen wesentlichen Punkt beim Einsatz von Hypnose. Da Sie es mit einer Person zu tun haben, die über Bewusstsein und Unbewusstes verfügt, bedeutet es nicht, dass dieser Patient in seinem Wachbewusstsein einen Nutzen hat, wenn Sie mit ihm im unbewussten Zustand ein gutes Ergebnis erzielen. Es muss eine Integration von bewusstem und unbewusstem Lernen stattfinden. Das sollten Sie vor allem vor Augen haben, wenn Sie Hypnose bei psychiatrischen Patienten einsetzen. Sie können erkennen, dass Sie einen Konflikt, eine Phobie oder Angst im Trancezustand aufzulösen vermögen; solange Sie aber nichts im Wachzustand bewirken, wird der Patient wahrscheinlich weiterhin seine Phobie oder Angst haben. Sie können eine phobische Reaktion auf eine bestimmte Farbe im Trancezustand aufheben, sodass der Patient sich normal verhält. Doch wird er – aus der Trance erwacht – immer noch seine bewussten habituellen Reaktionsmuster auf diese spezielle Farbe haben. Deshalb ist es wesentlich, unbewusstes und bewusstes Lernen zu integrieren.

Während eine meiner Patientinnen ein traumatisches Erlebnis wieder erinnerte, fing sie an, phobisch auf die Farbe Blau zu reagieren. Sie hatte gesehen, wie ihre Schwester fast ertrunken wäre und dabei deutlich blau gewesen ist. Die Patientin war nicht wirklich von ihrer Blau-Furcht geheilt, obgleich sie im Trancezustand mit blauen Dingen umgeben war und sie ansehen konnte, bis sie schließlich im Wachzustand ein bewusstes Gefühl des Wohlbehagens im Umgang mit blauen Kleidungsstücken und allen möglichen blauen Dingen hatte. Es war gar nicht nötig, alles darüber zu wissen, wie ihre Schwester beinahe ertrunken wäre, aber es musste ihr bewusst werden, dass die Farbe Blau für sie mit unguten Dingen zu tun hatte. Es ist demnach immer nötig zu entscheiden, wie rasch und wie umfassend Patienten das, was sie unbewusst lernen, mit dem integrieren müssen, was sie bewusst lernen.

Intellekt und Emotion dissoziieren beim Umgang mit Angst, Phobien und Traumata

Hypnose kann auch eingesetzt werden, um die Probleme Ihres Patienten aufzuteilen. So kann beispielsweise ein Patient mit einer traumatischen Erfahrung in der Vergangenheit zu Ihnen kommen, die zu einer phobischen Reaktion oder einem Angstzustand geführt hat. Er kann in tiefe Trance versetzt werden mit der Suggestion, lediglich die emotionalen Anteile dieser Erfahrung wiederzuerinnern. Dieses Phänomen habe ich bereits an einer meiner Versuchspersonen demonstriert, die den ganzen Spaß eines Witzes wieder erinnern sollte, ohne zu wissen, was für ein Witz das war. Dennoch schüttete sich diese Versuchsperson ohne Ende aus vor Lachen und fragte sich gleichzeitig, was das für ein Witz gewesen ist. Später habe ich sie ihn dann erinnern lassen. Mit anderen Worten, man kann die intellektuellen Aspekte eines Problems für den Patienten abspalten und nur die emotionalen zur Bearbeitung zurückbehalten. Man kann einen Patienten sich ausweinen lassen über die emotionale Seite einer traumatischen Erfahrung, und später lässt man ihn dann den aktuellen verstandesmäßigen Anteil des Traumas erinnern. Oder man kann das Ganze wie ein Puzzle handhaben – also, lässt man ihn einen Bruchteil des intellektuellen Gehalts eines traumatischen Erlebnisses aus der Vergangenheit erinnern, dann ein kleines Stück des emotionalen Gehalts –, wobei diese einzelnen Aspekte nicht notwendigerweise verbunden sein müssen. Zum Beispiel lassen Sie den jungen Medizinstudenten die Heugabel sehen, dann lassen Sie ihn den Schmerz fühlen, den er in seinem Gesäßmuskel spürte, weiter lassen Sie ihn die Farbe Grün sehen, dann lassen Sie ihn sich starr und steif fühlen, und schließlich lassen Sie ihn sein Entsetzen über seine Starre und Steifheit empfinden. Verschiedene Teile dieses Vorfalls, die in diesem Puzzle wiedergekommen sind, ermöglichen schließlich das Wiedererinnern dieses vergessenen traumatischen Kindheitserlebnisses (eine nekrotische Wunde von einem unbeabsichtigten Stich mit der Heugabel), das das Verhalten dieses Menschen an der medizinischen Fakultät bestimmte und sein Leben sehr ernsthaft beeinträchtigte. (Vgl. Erickson & Rossi, 1979, bezügl. detaillierter Fallbeispiele zu diesem Vorgehen.)

Erinnerung und Amnesie für traumatische Ereignisse fördern

Damit kommen wir zur Möglichkeit, die vollständige Erinnerung eines traumatischen Erlebnisses zu induzieren und anschließend dessen Amnesie. Häufig kommen Patienten zu Ihnen und wissen nicht, weshalb sie irgendwie unglücklich, verzweifelt oder verstört sind. Sie wissen nur, sie sind unglücklich und geben zur Erklärung eine Fülle vernünftiger Gründe an: Es läuft nichts so wie es soll, die Hypothek ist eine zu große Last, die Arbeit ist zu schwer, und tatsächlich ist es der unbewusste Nachhall der Vater- oder Mutterbeziehung ihrer Kindheit. Nun kann man den Patienten regredieren lassen, ihn in die Kindheit zurückversetzen und ihn vergessene Ereignisse aus der Kindheit in bemerkenswerter Klarheit und Detailtreue wieder erinnern lassen. Man kann all diese Informationen vom

Patienten erhalten, die viele Seiten an ihm verständlich machen, und dann kann man ihn aufwachen lassen mit einer völligen Amnesie für alles, was er Ihnen erzählt hat. Der Patient weiß nicht, wovon er spricht, Sie dagegen schon. Und so können Sie das Denken und Sprechen des Patienten immer näher an das gegenwärtige Problem heranführen. Sie können die Schlüsselworte entdecken, die sich auf das traumatische Erleben beziehen, dessen er sich gar nicht bewusst ist, und so die weiterreichenden Implikationen seiner Äußerungen verstehen. (Schießlich wird er dann vermutlich in der Lage sein, auch bewusst mit dem traumatischen Erleben umzugehen. Aber während das bewusste Wissen noch zu schmerzlich ist, können Sie ihm helfen, in indirekter und metaphorischer Weise mit dem Problem umzugehen.)

Indirektes Vorgehen lernen

Dazu brauchen Sie Übung; Sie sollten wiederholt versuchen, den Patienten dazu zu bringen, über etwas Gewöhnliches, Alltägliches zu reden. Sie sollten üben, eine normale hypnotische Versuchsperson beispielsweise über die Helligkeit der Lampe in der Zimmerecke sprechen zu lassen. Natürlich ist die Helligkeit nicht wichtig, aber wie Sie ihn dahin lenken, darüber zu sprechen, das ist von Bedeutung. Wie können Sie das bewerkstelligen? Sie müssen nur seine gewöhnlichen Äußerungen und Alltagsgespräche beobachten. Dann heben Sie hervor, dass er plötzlich das Wort Ecke gesagt hat und Sie sich fragen, weshalb. Dann wird er darüber sprechen, dass etwas hell ist, und ziemlich bald haben Sie ihn dann so weit, dass er über die Helligkeit der Lampe in der Zimmerecke spricht. Es geht nur darum, ihn zu lenken. Und in ähnlicher Weise können Sie einen jeden mit Ihren Bemerkungen in die entsprechende Richtung lenken, sobald Sie etwas über dessen traumatische Vergangenheit wissen.

Psychologische Reorientierung, um Widerstand aufzuheben und zu verlagern: Eine Ja-Haltung fördern

Welche Hindernisse können sich Ihnen in den Weg stellen, wenn Sie Hypnose anwenden? Ihre Patienten aus der Psychiatrie sind häufig äußerst schwierig. Zunächst einmal sind sie voller Angst, sie sind verzweifelt – sie wissen nicht, wie sie sich in Griff bekommen sollen, sonst wären sie ja nicht Ihre Patienten. Sie können die ganze Vielfalt hypnotischer Phänomene anwenden. Ich erinnere mich an einen Patienten, der zu mir kam, um mir zu erklären, dass er einfach nicht mit mir reden könne. Es gebe nichts zu sagen und er fühle sich einfach zu elend, um überhaupt einen Gedanken fassen zu können. Meine Antwort war einfach: Er könne in leichte Trance gehen und einige interessante und hilfreiche Phänomene erleben. Er stimmte zu, dass er Hilfe brauche, aber einfach nicht wisse, wie er sie bekommen könne. Ganz beiläufig bemerkte ich sodann, dass ich einen Stuhl genau so hinstellen könne, dass er in bestimmter Entfernung vom Bücherregal, von der Tür und von meinem Schreibtisch entfernt wäre und dass es wirklich hübsch wäre, auf diesem Stuhl zu sitzen und in der Lage zu sein zu reden und dabei auf dem Stuhl zu sitzen. Mein Patient stimmte mir so weit zu, dass – wenn dort ein Stuhl stünde – er sich so und so weit vom Bücherregal, so weit vom Schreibtisch und so weit von der Tür entfernt befinde.

An dieser Stelle hatte ich dreimal vollkommene Zustimmung von meinem Patienten erhalten, und so kamen wir zu der Feststellung, wenn er in diesem oder jenem Zusammenhang auf dem Stuhl säße, so könnte er das für sich hilfreich finden, über sich selbst zu sprechen. Natürlich riskierte er nichts, wenn er sagte, er könnte es hilfreich finden, wenn er auf diesem Stuhl säße – da ja kein Stuhl da war! Ich hatte ihn keinen halluzinieren lassen, sondern hatte ihn sich einfach vorstellen lassen, wie Sie alle es können. Was aber tut der Patient tatsächlich? Er stimmt mit mir – ohne es zu wissen – überein, dass er es leichter fände, mit mir freier zu sprechen, wenn er in einer anderen Position im Sprechzimmer säße. Darauf suggerierte ich ihm, dass es wirklich unmöglich sei, auf diesem Stuhl zu reden, auf dem er jetzt saß – alles, was er zu tun habe, sei, den Stuhl zu nehmen, ihn hier hinüberzurücken, sich zu setzen und anzufangen zu reden. Mehr als einmal habe ich einen Patienten dazu veranlasst, seinen Stuhl zu nehmen, ihn zur anderen Seite zu tragen und unmittelbar damit zu beginnen, seine Schwierigkeiten anzusprechen und mir die nötigen Informationen zu geben. Tatsächlich hat er seinen gesamten Widerstand bei seiner vorherigen Orientierung im Raum zurückgelassen, als er noch auf diesem Stuhl saß. Aber von jenem Stuhl aus, der gerade dort drüben hingestellt worden war, sah er den Raum auf gänzlich unterschiedliche Art.

Ich habe festgestellt, was immer Sie tun können, um die Orientierung Ihres Patienten im Sprechzimmer zu verändern, hilft ihm enorm, mit Ihnen zu kommunizieren und seine Schwierigkeiten zu untersuchen. (Einen Patienten körperlich und räumlich zu reorientieren hilft ihm häufig, sich auch psychologisch zu reorientieren. Der Stuhl in seiner ursprünglichen Position verkörpert die alten Denk- und Verhaltensmuster des Patienten. Wenn er den Stuhl in eine neue Position bringt, so drückt das die Bereitschaft des Patienten aus, sich auf andere Art zu sehen, und vermittelt ihm im wörtlichen und psychologischen Sinn eine andere Perspektive.) Auf hypnotischem Wege ist es natürlich sehr leicht, tiefe Trance zu induzieren, den Patienten vollständig zu reorientieren und sogar zu depersonalisieren. Deshalb betone ich Ihnen allen gegenüber, gleichgültig auf welchem medizinischen Gebiet Sie tätig sind, wie wichtig es ist, mit normalen Versuchspersonen zu arbeiten. Wenden Sie etwas Zeit mit ihnen auf, so können Sie all die verschiedenen hypnotischen Phänomene entdecken.

Harvey, der Trauerkloß: Depersonalisation und Projektion, um den Geist frei zu machen für die therapeutische Veränderung

Weitere hilfreiche hypnotische Phänomene sind Depersonalisation und Projektion. Sie können eine Person lehren, eine Kinoleinwand zu halluzinieren und sich selbst dort zu sehen. Dann können Sie sie ihren Namen, ihre Identität und alles, was sie betrifft, vergessen lassen – so wie wir alle es normalerweise im Theater machen, wenn wir ein spannendes Stück verfolgen oder sonst etwas, das unsere Aufmerksamkeit völlig fesselt. Dann lassen Sie Ihren Patienten die Leinwand betrachten und sagen ihm, dass er eine fortlaufende Serie von Ereignissen sehen wird in Form sich bewegender Bilder oder als Standfotos.

Ich kann mich an einen Menschen erinnern, der zu mir kam, einen Trauerkloß, und man musste sich fragen, ob man je einen Mann aus ihm machen konnte. Ich fühlte mich herausgefordert, sollte ihn psychotherapeutisch behandeln und dabei Hypnose einsetzen, wobei ich Zuhörer unterschiedlicher Orientierung hatte: Psychoanalytiker und Psychiatrie-Assistenzärzte, von denen einige sich einer Psychoanalyse unterzogen. Ich ging mit dem Trauerkloß ganz einfach folgendermaßen vor: Harvey litt an jedem nur denkbaren Schmerz, jedweder Pein und jedem gängigen Minderwertigkeitsgefühl. Aber er war intelligent, auch wenn er das nicht so zeigte. Er war ängstlich, und das war auch schon alles, was ich über diesen Menschen wissen musste; zu wissen, dass er intelligent ist, hieß auch, dass er ein eher reiches Phantasieleben haben musste. So suggerierte ich ihm eine Reihe von Filmleinwänden oder Kristallkugeln, wo er außerordentlich bedeutsame Stillleben sehen werde. Ich ließ Harvey seinen Namen vergessen, seine Identität, sein Alter sowie die Tatsache, dass er wirklich existierte als Person. Es war nur mehr Geist, der all jene Dinge betrachtete, die ich für ihn im Raum verteilt hatte. Er sah den kleinen Jungen auf dem Weg zur Schule als bewegtes Bild – meist waren es bewegte Bilder. Er folgte dem Jungen zur Schule. Er sah, wie der kleine Junge vom Lehrer Tatzen auf seine Hände bekam. Er sah, wie der Lehrer den kleinen Jungen zwang, mit der rechten Hand statt mit der linken zu schreiben. Er sah, wie der kleine Junge ziemlich brutal vom Lehrer bestraft wurde. Eines Tages sah er diesen Jungen sehr traurig nach Hause gehen. Und Harvey sah zu und äußerte sich über das Elend dieser Szene. Es sah diesen kleinen Jungen heimgehen, das Haus erreichen, über den Zaun in den Hof schauen. Und da sah er den Hilfssheriff mit einem Gewehr in der Hand. Er hatte gerade den Hund des kleinen Jungen erschossen. Und dann sah er, wie der kleine Junge weinte.

Weiter sagte ich ihm, er solle nun dort anfangen und ein anderes Bild ein paar Jahre später betrachten, als das gleiche Gefühl hochkam. Und er sah den gleichen Jungen mit 10 Jahren, wie er mit seinem Bruder im Wald jagte und sich elend fühlte, weil ein Kaninchen getötet wurde. Dann sah der Junge mit ungefähr 15 Jahren, wie er oben auf einem zerstörten Damm lag und darüber nachdachte, was für furchtbare Dinge den Menschen zustoßen können. Und weiter sah er einen jungen Mann von etwa 22 Jahren, der gerade von einem Mädchen abgewiesen worden war und sich erbärmlich und sehr unterlegen fühlte. Dann sah er den gleichen jungen Mann in der gleichen depressiven Verfassung, wie er aus dem Gericht kam. Er war gerade geschieden worden, es war ihm nach Selbstmord zumute, und er fühlte sich furchtbar gedemütigt. Und dann sah er den jungen Mann mit 28 Jahren, wie er entlassen wurde, seine Arbeit verlor, die er liebte. Weiter sah er den jungen Mann mit 30 Jahren, wie er sich entsetzlich miserabel fühlte.

Nun bat ich den intelligenten Harvey, all diese Bilder nochmals zu betrachten und zu überlegen, was sie wahrscheinlich bedeuteten. Und Harvey sah sie nochmals an und analysierte sie für mich. Wir sprachen über die drohende ständige Fortsetzung und die lebenslange Wiederholung traumatischer Erfahrungen. Allerdings wusste Harvey nicht, dass er über sich selbst sprach, und Harvey wusste auch nicht, dass er sich selbst sah. Ich konnte ihn bitten zu raten, was aus diesem jungen Mann würde. Er meinte, wenn ihm noch irgendetwas Derartiges zustieße, dann werde er zweifelsohne versuchen sich umzubringen – immer auf der Verliererseite, da er stets im Leben den Kürzeren gezogen hatte. Aber was bedeutete das, die Verliererseite?

(Erickson half Harvey nun, eines seiner Probleme in Trance zu lösen: Er sollte eine deutliche Handschrift üben statt der beschämenden Klaue, die er sonst präsentierte. Schließlich war Harvey in der Lage, einer posthypnotischen Suggestion zu folgen und nach dem Erwachen deutlich zu schreiben.) Er schrieb: »Das ist ein wunderschöner März-Tag«, betrachtete es, sprang auf und sagte: »Ich kann deutlich schreiben! Ich kann leserlich schreiben!« Er lief in dieser Ärztegruppe hin und her und wollte von jedem gelobt werden für seine Schrift. Er war buchstäblich ein frohlockender kleiner Junge. Zuerst war er für die Zuhörer wegen seines Jubels peinlich, bis sie die enorme Kraft darin erkannten.

Harveys Job war fünftklassig und sein Chef stieß ihn herum. Doch Harvey brachte diese Schönschrift zustande und lief den Rest des Abends stolzgeschwellt herum. Ich suggerierte ihm, dass er dieses Gefühl der Leistung und des persönlichen Stolzes bewahren und es auf jede notwendige Weise nutzen werde. Als Harvey tags darauf zur Arbeit ging, widersprach er seinem Chef zum ersten Mal und verlangte eine Lohnerhöhung. Und er bekam sie auch. Dann verlangte er einen besseren Schreibtisch. Harvey fuhr mit dem Auto zur Arbeit und parkte immer an einer bestimmten Stelle auf dem Parkplatz. Und da gab es einen anderen Angestellten, der ihn mit seinem Auto immer einklemmte; der arbeitete eine halbe Stunde länger als Harvey, welcher dann hilflos wie Caspar Milchbubi in seinem Auto saß, innerlich kochte und darauf wartete, dass der andere kam und sein Auto wegfuhr. An diesem Abend nun stieg Harvey aus und sagte zu dem Typ: »Hör mal zu, du Blödmann, eigentlich könnte ich mit dir einen Streit anfangen wegen deiner unverschämten Parkerei. Du machst das schon lange so, und ich habe es weggesteckt. Wir könnten uns wirklich deswegen prügeln, aber ich möchte dich lieber auf ein Bier einladen, und dann reden wir darüber.«

Das war das letzte Mal, dass der Kerl so parkte, dass er Harveys Auto einklemmte. Harvey lackierte sein Auto neu, denn er fühlte sich als stolzer Besitzer und kaufte neue Schonbezüge. Er wechselte die Pension und fand eine bessere. Die überbordende Freude über so eine simple Angelegenheit, wie seinen Namen leserlich zu schreiben und dann den einfachen Satz zu schreiben, »das ist ein wunderschöner März-Tag«, und die Erlaubnis zu erhalten, diesen gewaltigen jungenhaften Jubel zu empfinden, das genügte, ihn weiterzubringen.

Meiner Meinung nach wäre es ein Fehler gewesen, wenn ich ihm gesagt hätte, er solle losgehen und mehr Lohn verlangen und den Kerl beschimpfen, der sein Auto verkehrt parkte, denn Handlungsanweisungen brauchte Harvey nicht, Motivation brauchte er. Genau das ist ein wichtiger Punkt in der Psychotherapie und beim Einsatz von Hypnose: den Patienten zu motivieren, etwas zu tun. Nicht das, was Sie unbedingt für nötig halten, sondern das, von dem der Patient ganz persönlich spürt, er sollte es wirklich tun. Üblicherweise fängt man mit eher einfachen Dingen an. Denn menschliche Wesen sind im Grunde eher einfache Geschöpfe. Demnach sollten Sie auch einfach anfangen und den Patienten das herausarbeiten lassen, was dessen persönlichen Bedürfnissen entspricht, nicht aber dem, was Ihrer Auffassung nach nützlich für ihn wäre. Schreiten Sie nur dann ein, wenn er versucht, sich selbst zu zerstören.

Indirekte Suggestion und Implikation

Vieles in der Hypnosetherapie kann indirekt erreicht werden, so wie bei Harvey, wo ich mich posthypnotischer indirekter Suggestion bedient habe. So suggeriere ich dem Patienten oft: Geh heute heim und lass dein Unbewusstes über alles Gesagte und Gedachte nachdenken. Ich denke dabei besonders an eine Patientin, die sich selbst zur Neurotikerin machte. Sie hatte sich allzu lange in der Sonne aufgehalten und eine außerordentlich schlimme Rötung auf Armen, Hals und Gesicht entwickelt. Dann hat sie die ganze Nacht gekratzt, bis Arme, Hals und Gesicht schrecklich aussahen. Zu mir

kam sie, weil jeder Arzt und Dermatologe, den sie konsultiert hatte, ihr gesagt hatte, sie habe das nur ihrer Sturheit zu verdanken. Es begann damit, dass sie von mir das Gleiche erwartete. Ich erwiderte ihr, dass ich ihr das nicht zu sagen brauchte, nachdem sie es mir ja bereits mitgeteilt hatte; ich würde mich darauf verlassen und ihr glauben, hätte aber doch das Recht, meiner eigenen Meinung zu glauben, so wie sie der ihren. Ich akzeptierte also, was sie mir sagte, allerdings unter erheblichem Vorbehalt. Schließlich hatte ich das Recht, meinen eigenen Gedanken zu glauben so wie sie den ihren.
Die Suggestionen, die ich ihr gab, waren ziemlich einfach, nämlich dass sie so viel Sonne genießen solle, wie sie wollte, wirklich so viel Sonne genießen, wie sie wollte. Ich sagte der Patientin, die in mittlerer Trance war, sie solle nach Hause gehen, sich ein oder zwei Stunden hinlegen und ihr Unbewusstes darüber nachdenken lassen, was das wohl bedeute. Sie sagte, sie brauche das nicht, denn sie erinnere sich bewusst, was ich gesagt habe. Nachdem sie heimgegangen war und sich hingesetzt und eine Stunde ausgeruht hatte, war ihre Reaktion aufzustehen und hinaus in den Garten zu gehen. Aber sie sah sich auch veranlasst, einen sehr breitkrempigen Hut aufzusetzen und lange Ärmel zu tragen. Jetzt fand sie es sehr angenehm draußen, und sie arbeitete in ihrem Blumengarten.
Man hatte ihr früher vernünftigerweise bereits gesagt, sie solle das Sonnenlicht meiden, solle sich von der Sonne fernhalten, den Schatten aufsuchen, sich vor der Sonne schützen. Ich dagegen sagte ihr, sie solle sie genießen. Was bedeutet das, die Sonne genießen? Damit ist gemeint, sich in die Lage zu versetzen, nicht dagegen ankämpfen zu müssen, sich nicht schützen zu müssen, sondern wirklich genießen zu können. Sie liebte ihre Blumen sehr, und die waren draußen in der Sonne, und deshalb war sie in der Lage, das Sonnenlicht zu genießen. Erkennen Sie die Implikationen meiner Suggestionen für sie? Ich sagte ihr nicht, sie solle sich schützen, vielmehr, sie solle es genießen. Und zum Genießen der Sonne gehörte auch, dass sie sich nach der Sonne wohl fühlt, im Schlaf wohl fühlt und am nächsten Tag wohl fühlt. Das Einzige, was ich tun musste, war sie zu motivieren, die Sonne zu genießen. Da sie eine ziemlich feindselige Person voller Widerspruchsgeist war, blieb ihr nach meiner Suggestion doch noch etwas, wogegen sie ankämpfen konnte. Ihre Rötung klang sehr rasch ab, und da protestierte sie nun, dass ich ihr eine überhöhte Rechnung gestellt habe. Ich erwiderte ihr: »Stimmt,

meine Rechnung war hoch, aber Ihr Genuss übertraf sie bei weitem, warum also sollten Sie meine Rechnung nicht bezahlen für das Bisschen, was ich getan habe.« Sie schickte mir insgesamt 10 weitere Patienten, obgleich sie gegen meine hohe Rechnung Einspruch erhoben hatte. Ich hatte ihren Einspruch aus Gründen akzeptiert, die für sie annehmbar waren. Mit anderen Worten, Sie versuchen, die Ideen des Patienten zu akzeptieren, wie sie auch sein mögen, dann können Sie versuchen, diese Ideen anders zu lenken (sic – wir ziehen jetzt den Begriff *nutzen* vor).

Verwendung von Regression und Amnesie; Kontrolle über traumatische Erfahrungen, Erinnerung und Verdrängung erlangen

Was die Regression betrifft, so lasse ich meine psychiatrischen Patienten anfänglich gern zu etwas Vergnüglichem, Angenehmem regredieren. Ich lasse es zu, dass wir Zeit verschwenden, denn wir sind hier, um die unerfreulichen Gegebenheiten zurechtzurücken, nicht die erfreulichen. In Trance mache ich dem Patienten klar, dass es ungeheuer wichtig ist zu begreifen, dass es gute Dinge in der Vergangenheit gab, und die stellen den Hintergrund dar, vor dem wir den Ernst der Gegenwart beurteilen. Deshalb verwende ich die glücklichen Erinnerungen der Vergangenheit, um den Patienten zu lehren, die verschiedenen traumatischen Erlebnisse umfassend und vollständig zurückzuholen. Ich lasse ihn die traumatischen Erlebnisse vollständig wieder erinnern, dann dränge ich sie wieder zurück, lasse sie ihn wiederum erinnern und schließlich wieder verdrängen.

Folgender Zusammenhang liegt dieser Technik zugrunde: Ein Patient kommt zu Ihnen mit vergessenen, verdrängten Erinnerungen. Sobald Sie die Erinnerungen zu fassen bekommen, sie dem Patienten berichten und er sich erinnert, kann er sein Verdrängungsvermögen wieder einsetzen und jene Dinge vergessen. Wenn allerdings Sie sie unterdrücken oder eine Amnesie erzeugen, dann übergibt der Patient unbeabsichtigt Ihnen die Kontrolle über jene traumatischen Erfahrungen. Das bedeutet, dass es Ihnen freigestellt ist, die Erinnerung wieder herzustellen, sie wiederum zuzudecken, erneut hervorzuholen und wieder zuzudecken, bis der Patient schließlich genügend Stärke gewonnen hat, um jeglicher Angelegenheit ins

Auge zu sehen. Da Hypnose Ihnen leichten Zugang und Kontrolle über das Material und dessen Wiedererinnern sowie die Verdrängung gewährt, ist es nicht wahrscheinlich, dass die Verdrängung des Patienten die Oberhand gewinnt und die Situation kontrolliert.

Suggestion und die Konzentration des Widerstands

Es hängt von der Einstellung des Patienten zu Ihnen und zum hypnotischen Prozess ab, welche Art Suggestion Sie verwenden. Ich hatte im experimentellen und klinischen Bereich mit negativen, feindseligen Patienten zu tun und habe verschiedene Möglichkeiten gefunden, mit dieser besonderen Ausprägung des Widerstands umzugehen. Ein Patient kann in mein Sprechzimmer kommen mit der Absicht, gegen alles zu sein, wild entschlossen, meine Geduld auf die Probe zu stellen und nicht in Trance zu gehen. Ich erinnere mich an einen Arzt, der zu mir in Therapie kam. Er hatte vor unserem Treffen bereits verschiedentlich Ferngespräche mit mir geführt und mir Briefe geschrieben. Daher wusste ich schon, ich hatte einen überaus feindseligen Menschen vor mir. Er betrat meine Praxis mit zurückgezogenen Schultern, vorgerecktem Kinn, setzte sich kerzengerade auf den Stuhl und sagte: »Jetzt nur zu, Doktor, hypnotisieren Sie mich.« Ich sagte ihm, er habe meiner Meinung nach viel zu viel Widerstand. Er erwiderte, ihn interessiere sein Widerstand nicht – es sei meine Aufgabe, ihn zu hypnotisieren und keine Ausreden zu gebrauchen. Ob ich jetzt bitte sehr anfangen wolle. Ich stimmte zu und ging daran, ihm zu suggerieren, dass er in Trance gehen solle. Er hatte einige Kenntnisse in Hypnose, deshalb benutzte ich eine direkte, autoritäre Technik im vollen Bewusstsein, dass sie vollkommen misslingen werde. Ich mühte mich etwa eine Stunde mit ihm und gebrauchte die beste mir bekannte autoritäre Technik, während er dasaß, mich anlächelte und mir sehr effektiv Widerstand leistete. Nachdem ich seinen Widerstand auf jede nur denkbare Weise aufgebaut hatte, sagte ich unvermittelt: »Entschuldigen Sie mich einen Moment.« (Ich hatte das vorbereitet, nachdem ich ihn am Telefon gehört und seine Briefe gelesen hatte.)

Ich ging nach nebenan und kam mit einer jungen Psychologiestudentin, einer meiner Versuchspersonen, zurück. Ich geleitete sie ins Zimmer und sagte: »Elsa, ich möchte gern, dass du Dr. X. kennen lernst. Er kam her, um sich hypnotisieren zu lassen. Elsa, würdest du jetzt bitte in tiefe Trance gehen.« Sie ging in tiefe Trance, und ich demonstrierte einige hypnotische Phänomene mit ihr. Dann bat ich sie, sich hinzusetzen, den Arzt in Trance zu versetzen und mich zu rufen, sobald er in Trance sei. Damit verließ ich den Raum. Fünfzehn Minuten später kam Elsa an meine Tür und rief mich zurück ins Sprechzimmer.

Was habe ich eigentlich gemacht? Der Arzt kam mit diesem geballten Widerstand, den ich voll und ganz auf mich konzentrierte, sodass ich beim Verlassen des Sprechzimmers die geballte Ladung seines Widerstands mit hinausnahm. Und weiter, wie kann man jemandem widerstehen, der in Trance ist, jemandem, der lediglich auf hypnotische Suggestionen reagiert? Natürlich wendete Elsa gute hypnotische Techniken an und war fähig, eine sehr schöne Trance zu induzieren. Ich wende diese Technik häufig bei besonders resistenten Patienten oder Versuchspersonen an, damit sie in Trance gehen. Mir Widerstand zu leisten ist eine Sache, aber wie kann man jemandem Widerstand entgegenbringen, der in Trance ist, dessen einzige Absicht es ist, Sie in Trance zu versetzen, der Ihnen keine weiteren Zugeständnisse macht – das ist doch sehr schwierig.

Indirekt Rapport herstellen bei Personen mit Widerstand

Ich kannte in Phoenix zwei Ärzte, mit denen man die ganze Nacht hindurch arbeiten konnte, ohne dass bei dem einen oder anderen eine Trance einzuleiten gewesen wäre. Beide sind ausgezeichnete Hypnotiseure, und sie standen mir sehr kritisch gegenüber, weil ich nicht in der Lage gewesen war, sie in Trance zu versetzen. Eines Abends bat ich sie, sich einander gegenüberzusetzen, und sagte ihnen: »Doktor, Sie hypnotisieren den Doktor, und Doktor, Sie hypnotisieren den Doktor. Und während Sie sich gegenseitig hypnotisieren, gehen Sie selbst in tiefe Trance und demonstrieren dem anderen wirklich, wie tief sie ihn in Trance gehen lassen wollen.« Beide gingen sie sehr ordentlich und sehr tief in hypnotische Trance. Allerdings gingen sie selbstverständlich auf meine Suggestion hin in Trance. Nachdem sie sich gegenseitig in tiefe Trance versetzt hatten, nahm ich für beide die Sache in die Hand. Das ist eine Technik (sic – wir ziehen jetzt den Begriff *Vorgehensweise* vor), die Sie einmal ausprobieren sollten, weil Sie dabei eine Menge darüber lernen können, wie man Rapport herstellt. Keiner der beiden Ärzte begriff, dass meine Anweisungen ihn direkt in Rapport zu mir führen würden, nachdem er den anderen in Trance versetzt hatte. Ich lasse meine Patienten recht häufig von jemand anderem in tiefe Trance versetzen, insbesondere jene, die ausgesprochenen Widerstand zeigen und es dem Arzt nicht gestatten wollen. Gewöhnlich versuche ich, dass sie mir gegenüber so viel Widerstand zeigen wie nur irgend möglich, sodass ich all ihren Widerstand einsammeln kann, damit keiner zurückbleibt für denjenigen, der sie dann in Trance versetzt.

Widerstand und die Überraschungstechnik

Ein weiteres Mittel, um bei meinen Patienten starken Widerstand zu überwinden, ist, eine Überraschungstechnik einzuführen. Ich möchte das verdeutlichen. Ein Arzt war 2000 Meilen weit angereist, damit ich ihn in Trance versetze. Er betrat mein Sprechzimmer, legte mir einen Scheck auf den Schreibtisch und sagte: »Der soll Sie für Ihre Zeit entschädigen.« Ich hörte das Wort *Zeit*, dieser Scheck sollte mich für meine Zeit entschädigen. Aber er war doch gekommen, um von mir in Trance versetzt zu werden. Der Scheck war aber offenbar nicht dazu, mich dafür zu entschädigen, dass ich ihn in Trance versetze, sondern für meinen Zeitaufwand. Also wusste ich auf der Stelle, was er tun würde. Und in Sachen Widerstand war er einer der Besten, die ich je erlebt habe, obgleich seine bewusste Ansicht war, dass er gut mitarbeite. Ich verbrachte zwei Stunden mit dem Mann und wandte jede mir bekannte Technik an, um ihn zur Hypnose zu verführen (sic – wir sprechen ja jetzt lieber davon, Hypnose bei ihm zu *fördern*). Ich scheiterte aber vollkommen und sagte schließlich: »Doktor, Sie haben mich für meine Zeit bezahlt. Und das ist auch so ungefähr alles, was ich Ihnen geben konnte. Es tut mit schrecklich leid, dass ich versagt habe. Ehe Sie abreisen, hätte ich Sie gerne mit hinübergenommen, um Sie meiner Frau vorzustellen; sie würde Sie gern kennen lernen.«
So gingen wir nach nebenan, ich rief meine Frau, sagte, dass Dr. Q. auf dem Heimweg sei und auch gleich aufbrechen müsse, sie aber gern noch kennen lernen wolle. Und ich fuhr fort: »Doktor, ich würde Ihnen gern noch die Hand schütteln zum Abschied.« Er reichte mir sehr liebenswürdig die Hand, ich hob sie langsam, induzierte eine tiefe Trance und geleitete ihn zurück ins Sprechzimmer, um mit ihm das zu bearbeiten, was er von mir wünschte.

Sicher werden Sie einen Menschen nicht hypnotisieren, nachdem Sie sich von ihm verabschiedet haben. Er hatte keine Abwehr, keinen Aufpasser, keine Möglichkeit mehr, sich zu schützen. Als ich ihm meine Hand entgegenstreckte, um die seine zum Abschied zu drücken, und dann langsam, behutsam und suggestiv seinen Arm hob, um Katalepsie zu induzieren (Einzelheiten zur Katalepsie und zur Händedruck-Induktion siehe Abschnitt II), gelangten alle übrigen, zuvor gegebenen Suggestionen über Trance zur Wirkung. Ich nahm ihn mit zurück ins Sprechzimmer, verbrachte dort ein paar Stunden mit ihm, wobei einige Schwierigkeiten behoben wurden, die ihn 15 Jahre lang daran gehindert hatten, Hypnose anzuwenden. Er hatte zu praktizieren begonnen und Hypnose eingesetzt, es war ihm aber ein traumatisches Erlebnis zugestoßen. Danach konnte er keine Hypnose mehr induzieren, vielmehr bereitete sie ihm Horror. Nachdem ich aber unerwarteterweise eine Trance bei ihm induziert hatte, kehrte er in seine Praxis zurück und verwendete fortan ausgiebig Hypnose.

Das Utilisationsprinzip in der Hypnose-Induktion: Die hypnotische Induktion dem Patientenverhalten anpassen

Mit anderen Worten, es handelt sich dabei u. a. auch um die Überraschungstechnik. Man versucht immer das zu nutzen, was der Patient in die Praxis mitbringt. Wenn er Widerstand mitbringt, so seien Sie dankbar dafür. Tragen Sie alles zusammen, wie immer der Patient es Ihnen bietet. Aber seien Sie niemals empört über das Ausmaß des Widerstands. Jener Arzt zeigte unbewusst gewiss eine Fülle an Widerstand, als ich zwei Stunden lang alles mir nur Mögliche unternommen habe, um ihn in Trance zu versetzen. Als ich ihn dann nach nebenan brachte, um ihn Mrs. Erickson vorzustellen, hatte sich sein Widerstand angesammelt und war im Sprechzimmer zurückgeblieben. Man musste das nur erkennen.

Es könnte so aussehen, als betriebe ich anthropomorphes Denken, aber auf diese Art und Weise kann man dieses Thema sehr leicht veranschaulichen. *Was immer der Patient Ihnen anbietet, das sollten Sie wirklich nutzen.* Wenn er Sie mit Seufzen und Kichern, Herumrutschen auf dem Stuhl und einer Menge anderer Dinge davon abhält, ihn zu hypnotisieren, warum sollte man das nicht nutzen!

Einer meiner Patienten verlangte, von mir hypnotisiert zu werden, und ich willigte ein. Er bestand darauf, mit dem Fuß den Takt zu klopfen, erst mit dem rechten, dann mit dem linken Fuß, dann mit der rechten und anschließend mit der linken Hand. Danach stand er auf, um sich zu strecken, woraufhin er sich wieder in einer bequemeren Position auf dem Stuhl niederließ. Um ihn hypnotisieren zu können, beobachtete ich nun, wann er vom rechten Fuß zum linken Fuß wechselte; als es für ihn zu spät war, die Abfolge zu ändern, suggerierte ich ihm, er solle vom rechten Fuß zum linken wechseln. Als er von der linken zur rechten Hand wechselte, beobachtete ich, wann er das tat, um ihm dann zu suggerieren, er solle jetzt seine rechte Hand benutzen und dann seine linke. Als ich beobachtete, dass er im Begriff war, sich zu strecken, suggerierte ich ihm, dass es jetzt an der Zeit sei aufzustehen und sich zu strecken. Was machte das für mich für einen Unterschied, ob ich nun eine Handlevitation, eine Bewegung zur Seite oder auf und ab induzierte oder ob er mit Händen und Füßen den Takt klopfen oder aufstehen und sich strecken wollte? Wenn er solcherlei Verhalten wünschte, so sollte er es doch haben. *Ich aber muss wirklich willens sein, das zu nutzen.* Wenn er über meine Technik, über meine Suggestionen lachen möchte, dann bestärke ich ihn darin zu lachen und mache freundlich den Vorschlag: »Hier kommt eine weitere Suggestion, die Sie wahrscheinlich sehr, sehr lustig finden werden. Aber vielleicht liege ich auch falsch und Sie finden es gar nicht lustig. Ich weiß es wirklich nicht.« Und damit habe ich alle Möglichkeiten abgedeckt. Er kann es lustig finden oder überhaupt nicht, was ich wirklich nicht weiß – er muss mir zeigen, ob es lustig ist oder nicht; wenn er das allerdings macht, ist ihm nicht klar, dass er meiner Suggestion folgt, indem er mir zeigt, er findet es lustig oder nicht.

Gewöhnliches Verhalten und Widerstand nutzen

Sie müssen das gewöhnliche Verhalten beobachten und unbedingt bereit sein, es zu nutzen. Ich habe Patienten gehabt, die kamen und ihre Zeit damit zubrachten, auf mich zu fluchen: »Sie glauben sonst wer zu sein als Hypnotiseur.« Ich erwidere: »Das stimmt, ich denke tatsächlich, dass ich sonst wer bin als Hypnotiseur. Und hier sind noch eine paar Ausdrücke, die Sie auch noch hinzufügen könnten, damit eine einfühlsamere Aussage daraus wird.« Ich kann sogar ein paar kräftigere Ausdrücke vorschlagen, und Sie können sie akzeptieren, und als Erstes wissen sie nun, sie akzeptieren andere Ausdrücke, andere Vorschläge von mir. Auf diese Art kann ich ihnen leicht auf ihrer eigenen Ebene entgegenkommen. (Sie setzen meinen Suggestionen keinen Widerstand entgegen, weil diese ihren Widerstand akzeptieren, verstärken und nutzen.)

Nur zu oft besteht beim Hypnotiseur die Tendenz, das unmittelbare Verhalten des Patienten korrigieren zu müssen. Diese Haltung ist nicht angebracht, vielmehr die Einstellung, dass der Patient hier ist, um *schlussendlich* seinen Nutzen zu haben, vielleicht einen Tag, eine Woche, einen Monat oder ein halbes Jahr später, aber immerhin innerhalb eines vernünftigen Zeitraums, *nicht* unmittelbar jetzt. Die Tendenz, das unmittelbare Verhalten zu korrigieren, muss vermieden werden, denn der Patient muss Ihnen dieses spezielle Verhalten unmittelbar zeigen.

Das Schweigen nutzen: Unbewusste Prozesse fördern durch die Doppelbindung bewusst–unbewusst

Dann gibt es auch Patienten, die mit Ihnen telefonisch einen dringenden Termin vereinbaren, dann in die Praxis kommen und schweigend dasitzen. Sie könnten versucht sein, ihren Mangel an Verständnis für dieses Verhalten zum Ausdruck zu bringen. Ich sage diesen Patienten indessen, gleichgültig, wie schweigsam sie sind, so beginnt doch ihr Unbewusstes zu denken, fängt an zu verstehen und dass sie selber gar nicht bewusst zu verstehen brauchen, was in ihrem Unbewussten abläuft. Was sagen Sie ihnen nun eigentlich? *Sie sagen, ihr Unbewusstes kann nun arbeiten, im Geheimen arbeiten, ohne dass das Bewusstsein sich darüber im Klaren ist.* Auf diese Weise machen Sie Gebrauch von ihrem bewussten Schweigen und lassen sie verstehen, dass sie keineswegs bewusst etwas auszusprechen brauchen. *Rein ihre Anwesenheit in Ihrer Hörweite ermöglicht ihrem Unbewussten, befriedigend zu arbeiten.* Ich sehe keinen Grund, weshalb man einem Patienten verübeln sollte, dass er eine ganze Stunde lang ruhig dasitzt. Dagegen ist es Zeitverschwendung Ihrerseits, wenn Sie diese Zeit nicht für Ihren Patienten nutzen. Sie müssen nicht besonders viel sagen, nur das: »Lassen Sie Ihr Unbewusstes arbeiten, während Ihre Augen im Sprechzimmer umherwandern, während Sie diesen und jenen Buchtitel bemerken, während Sie den Teppich betrachten, während Sie über mich hinwegsehen und während Sie Geräuschen von außerhalb lauschen.« Was geschieht dabei? Das Unbewusste des Patienten beginnt, auf Ihre Suggestionen zu reagieren, und Sie entdecken, dass diese Stunde bewussten Schweigens genutzt wurde zur Vorbereitung des Patienten auf die Erfahrung zukünftiger hypnotischer Trance, vielleicht schon in der nächsten Sitzung.

Fragen und Antworten; Sitzungsdauer

Frage: Wie viel Zeit wenden Sie im Allgemeinen für eine Sitzung auf? Wie lange belassen Sie den Patienten innerhalb einer Sitzung in Hypnose? Und wie viel Zeit verbringen Sie mit dem Patienten außerhalb seines Trancezustandes, um mit ihm im Zustand des Wachbewusstseins das zu besprechen, was unter Hypnose vor sich gegangen ist?

Antwort: Ich nehme mir so viel Zeit, wie für den Patienten nötig ist. Ich stelle es meinem Urteilsvermögen anheim, wie viel der Patient aufnehmen kann. Ich hatte Patienten 16 Stunden in Folge bei mir. Dabei habe ich einen Patienten seine Mahlzeiten halluzinieren lassen, während ich selbst hungrig war! Andere Patienten hatte ich 12 Stunden, 8 Stunden, vorzugsweise 4 Stunden, oft auch 2 bis 3 Stunden, je nach Problem und Dringlichkeit. Gewöhnlich aber sehe ich einen Patienten nur für eine Stunde, wobei der erste Teil der Sitzung zur Hypnose verwendet werden kann und die zweite Hälfte zur Besprechung. Es kann auch sein, dass ich dem Patienten während der Trance sage, dass diese oder jene Angelegenheit zu einem späteren Zeitpunkt zur Sprache kommen und es ihm damit gut gehen wird, bis es so weit ist. Mit anderen Worten, ich benutze die Hypnose, um zu regeln, auf welche Art und Weise dem Patienten die Dinge präsentiert werden. Einen Patienten, der rasch lernen und sich ändern kann, werde ich vier-, fünf-, sechs-, manchmal sogar siebenmal wöchentlich sehen. Andere Patienten brauchen für die Integrationsarbeit eine Woche, ab und an habe ich sogar mit Patienten gearbeitet, die Sitzungen nicht häufiger als einmal monatlich ertragen konnten. Anstatt einer festgesetzten, routinemäßigen Regelung ermögliche ich meinen Patienten eine völlig freie Terminplanung. Ich wechsle von einer monatlichen Sitzung zu sieben wöchentlichen Terminen von jeweils 2 Stunden Dauer. Oder ich ändere die Planung von täglich vier Stunden um in eine wöchentliche Sitzung entsprechend der Fähigkeit des Patienten, die Psychotherapie zu verdauen.

Effekte vorausgegangener hypnotischer Erfahrungen überwinden

Frage: Wie würden Sie Rapport herstellen zu einem Menschen, der entweder zuvor, vielleicht auch zufällig, bereits hypnotisiert worden ist und der jeweils keine Erinnerung an die hypnotische Erfahrung hat? (Wie machen Sie einen solchen unbewussten hypnotischen Zustand bei einem Patienten ausfindig und welche Techniken setzen Sie ein, um frühere, möglicherweise hinderliche Suggestionen und amnestische hypnotische Erfahrungen zu überwinden?)

Antwort: Sehr oft wird ein Patient in eine autohypnotische Trance gehen, um einfach von Ihnen wegzukommen. Präkatatone und schizophrene Patienten sind oft Meister darin, in autohypnotische Trance zu gehen, und sie widersetzen sich buchstäblich Ihrer psychologischen Berührung. Gelegentlich werden Ihnen Personen begegnen, die bereits früher hypnotisiert worden sind und denen gesagt worden ist, dass sie sich nie und nimmer hypnotisieren lassen dürfen. Deshalb kann es Ihnen nicht gelingen, sie zu hypnotisieren. Neulich brachten zwei Zahnärzte auf einem Seminar in Phoenix eine ausgezeichnete Versuchsperson mit, sagten mir, sie sei ein Neuling, und wünschten, dass ich sie trainiere, damit sie eine gute Hypnose-Probandin werde. Sie hatten ihr – ohne dass ich das wusste – sorgfältige Suggestionen gegeben, sich von mir auf keinen Fall hypnotisieren zu lassen. Als ich versuchte, sie zu hypnotisieren, fiel mir sofort etwas auf: Obgleich sie sehr freundlich und kooperativ war, überbetonte sie alles, was sie zu mir sagte: »Doktor, ich glaube wirklich nicht, dass Sie mich hypnotisieren können, wirklich nicht!« Und während ich mir diese Bemerkungen anhörte, wurde mir klar, dass das nicht einfach die Äußerungen von jemandem waren, der es wirklich nicht für möglich hielt, hypnotisiert werden zu können. Vielmehr hatte ich den Eindruck, dass das die Äußerungen eines Menschen waren, der eine Überzeugung zu nachdrücklich äußerte, die er als fremd und abwegig empfand. Ich fragte sie demnach, welche Gruppenmitglieder sie kannte, und natürlich erwähnte sie sogleich, dass sie Meyer und Bill und einige andere kannte. Meyer und Bill aber waren die Vornamen. Ich fragte sie, wie sie ihrer Meinung nach auf hypnotische Suggestionen von Bill oder Meyer reagieren würde. Sie meinte, sie wäre wohl in der Lage, besser auf deren Suggestionen zu reagieren. Weiter fragte ich sie, ob meine Technik in irgendeiner Weise der von Bill oder Meyer gliche. Sie antwortete, dass deren Technik der meinen gleiche, da ich sie ja unterrichtet hatte. Sehen Sie, was bereits jetzt mit ihr geschieht? Dann suggerierte ich ihr: Wenn Bill sagte, dass jetzt Ihre Arme schwer werden, würden sie schwer werden? Und wenn Meyer sagte, dass sie schwerer und schwerer werden, würden sie schwerer werden? Und natürlich begannen sie schwerer zu werden. Alles, was ich tat, war, anzuerkennen, dass es eine frühere hypnotische Situation gegeben haben muss, die in ihr fortwirkte. Ich mutmaßte, wer die Verantwortlichen waren, und versuchte dann, mich ihr gegenüber mit ihnen zu identifizieren. In diesem Fall waren es Bill und Meyer gewesen, die ihr die vorausgegangenen Suggestionen gegeben hatten.

In einem anderen Fall bemerkte die Probandin freiwillig: »Ich bin früher schon einmal hypnotisiert worden, und seither haben es bereits viele Ärzte versucht, aber es ist mir nie gelungen, in Hypnose zu gehen.« Ich fragte sie, wer der Hypnotiseur war und wie lange das schon her sei. »Es war ein Bühnenhypnotiseur, und er sagte mir, dass ich nie mehr hypnotisiert werden solle, und deshalb ist es mir immer misslungen, in Trance zu gehen, obgleich ich mir Hypnose gewünscht habe.«

Das war vor fünf bis sieben Jahren in Chicago. Dann bombardierte ich sie mit Fragen: »Erinnern Sie sich an den Namen des Theaters? Wie viele Personen waren mit Ihnen auf der Bühne? Stellen Sie fest, an wie viele Sie sich erinnern können. An was können Sie sich sonst noch erinnern? Gingen Sie mit Freunden dorthin? Gingen Sie mit Freunden von dort weg? Gingen Sie danach essen? Haben Sie etwas getrunken? Was geschah, als der Bühnenhypnotiseur sich Ihnen näherte? Sagte er Ihnen, Sie sollten die Augen schließen und schläfrig werden? Sagte er, Sie sollten sich sehr schläfrig fühlen? Hatte er eine ähnliche Stimme wie ich oder war er eher befehlend und direktiv? Sagte er Ihnen, Sie sollen jetzt schlafen? Sagte er Ihnen, Ihr Arm solle steif werden?« So versuchte ich, die Erinnerung an all die vergessenen Details rund um die hypnotische Erfahrung bei ihr wachzurufen und mich gleichzeitig mit dem Bühnenhypnotiseur zu identifizieren.

Gelegentlich werden Ihnen Patienten begegnen, die von einem Kollegen hypnotisiert worden sind, der ihnen sagte, sie sollten sich von keinem anderen Arzt hypnotisieren lassen. Erfragen Sie sehr einfühlsam und interessiert die Details der Situation. Während sie diese allmählich erinnern, beginnen sie das Trance-Verhalten jener Situation zu entwickeln; und damit gehen sie dann auch in Trance. An diesem Punkt nun geben Sie die Suggestion: »Man hat Ihnen damals gesagt, Sie sollten nicht in Trance gehen, so wie ich Ihnen jetzt sage, dass Sie in Zukunft nicht in Trance gehen sollen. Genau so wie ich Ihnen nun sage, in Zukunft nicht *wieder* in Trance zu gehen.« Ehe sie aber die Suggestion annehmen können, in Zukunft nicht wieder in Trance zu gehen, müssen sie genau jetzt in Trance gehen, um dann die Suggestion wirklich zu akzeptieren; dazu sind sie in der Vergangenheit bereits trainiert worden. An diese Art Suggestion haben sie sich vielleicht schon fünf Jahre gehalten. Sie werden allmählich in Trance gehen, um eine Verstärkung dieser Suggestion anzunehmen; nachdem Sie sie aber in einen Trancezustand versetzt haben, können Sie auf der Stelle die ursprüngliche Anweisung modifizieren: »Sie werden niemals mehr zu törichten Zwecken in Trance gehen. Zukünftig werden Sie nie mehr zu nutzlosen und unsinnigen Zwecken, die keinerlei Information dienen, in Trance gehen.« (Indem sie die Erinnerung an das vorangegangene Hypnose-Erlebnis heraufbeschwören, rufen Sie Bedingungen für ein weiteres hypnotisches Erlebnis hervor. Tatsächlich beschwören Sie wieder das ursprüngliche Erlebnis herauf und ermöglichen, dass Hypnose wieder stattfinden kann, wenn Sie die Ermahnung akzeptieren und utilisieren, dass die Patienten sich von *keinem* anderen Arzt hypnotisieren lassen sollen.)

Das sollten Sie alle miteinander üben. Nehmen Sie sich eine gute, intelligente, normale Versuchsperson. Einer von Ihnen versetzt diesen Probanden in tiefe Trance und sagt ihm, er solle es nicht zulassen, dass XY ihn in Trance versetzt. Dann möge XY für sich den Wortlaut ausarbeiten, diese Suggestion zu korrigieren. Die gleiche Technik verwenden Sie auch, wenn es sich um Psychotherapie handelt. Ein Patient erzählt Ihnen: »Die vergangenen zehn Jahre war ich nicht fähig, mich an den Tisch zu setzen, ohne erst aufzustehen und das Besteck und die Teller mindestens sieben Mal abzuspülen.« Das

Erste, was ich dazu wissen möchte: Wie hat sich der Betreffende zu jener Zeit an den Tisch gesetzt, ehe das Problem vor über zehn Jahren aufgetreten war? Und wenn ich ihn dazu bewegen kann, mir das zu zeigen, dann soll er es tun. Der Patient erkennt nie, dass ich ihn in Trance versetze und ihn in die Zeit vor zehn Jahren regredieren lasse.

Mir haben Versuchspersonen erzählt, sie glaubten nicht, dass sie für mich in Trance gehen könnten. Dann versuche ich sie in Trance zu versetzen, um sie demonstrieren zu lassen, dass sie nicht in Trance gehen können. So bin ich ihrem Bedürfnis gerecht geworden. Ich fahre dann fort, mit ihnen die Erinnerung an eine Zeit hervorzuholen, als sie noch in Trance gingen, und prompt gehen sie in Trance (frühere Erinnerungen an Trance wachzurufen kann wiederum eine weitere Trance induzieren). Dann erläutere ich ihnen in der Trance, was ich für einen Trick bei ihnen angewandt habe, wie ich sie manipuliert habe, und biete ihnen die posthypnotische Suggestion an, dass sie nie mehr für mich in Trance gehen sollen. Oder ich schlage ihnen vor, dass sie vielleicht verstehen wollen, warum sie trotz ihrer Erwartung, kein Tranceerlebnis zu haben, eben doch eines hatten. Auf diese Art können Sie ihrem Widerstand Ihnen gegenüber Rechnung tragen, gleichzeitig diesen Widerstand unterminieren und dabei auch noch etwas Wichtiges für die Psychotherapie vollbringen. Das Wesentliche, wenn Sie Hypnose anwenden: Sie müssen wirklich mehr darüber wissen als Ihre Patienten. Sie müssen die Hypnose so durch und durch kennen, dass Ihnen immer etwas einfällt, dass Sie sich immer etwas ausdenken können, was den Bedürfnissen Ihrer Patienten entgegenkommt – ganz gleichgültig, was für eine Situation sich ergibt.

Schlaf oder spontane Trance nutzen

(Jemand aus dem Auditorium bemerkt, dass eine Frau namens Mary eingeschlafen sei. Er ruft das Erickson zu, welcher sich dann an Mary wendet.) Wollten Sie mit mir sprechen, Mary? Schlafen Sie oder sind Sie wach, Mary? Wie auch immer, Mary, hören Sie mir zu. Ich möchte, dass Sie weiter schlafen, wenn das Ihr Wunsch ist. Ich möchte, dass Sie aufwachen, wenn das Ihr Wunsch ist. Ich möchte, dass Sie es genießen, mir zuzuhören. Ich möchte, dass Sie es genießen zu hören, was ich zu sagen habe. Ich möchte, dass Sie sich erinnern und Glen Rat und Empfehlungen zukommen lassen, was auch immer er benötigt. Und ich möchte, dass Sie Dinge erinnern, die er wahrscheinlich vergisst. Und lassen Sie nicht zu, dass irgendwer Sie ärgert. Wehren Sie sich, wenn jemand versucht, Ihnen auf die Nerven zu gehen.

Ein ganzes Auditorium hypnotisieren

Frage: In einem Ihrer früheren Seminare erwähnten Sie, dass es vielleicht besser wäre, bei diesen Seminaren die gesamten Zuhörer zu hypnotisieren. Tatsächlich frage ich mich, ob ich jetzt hypnotisiert bin. Mein Arm fühlt sich langsam komisch an!

Antwort: Das stimmt, Doktor, Sie sind immer in Trance gegangen, wenn ich ein Seminar gehalten habe. Nun, behalten Sie Platz und bleiben Sie bequem auf Ihrem Stuhl sitzen. Spüren Sie Ihren Rücken und Ihre Schultern angenehm entspannt aber doch fest genug. Sie haben meinem Vortrag in Trance zugehört und werden ihn zweifellos umso besser erinnern. Es gibt auch noch ein paar weitere Zuhörer, die einen hübschen hypnotischen Schlaf hatten.

Dauer der posthypnotischen Suggestion

Frage: Wie lange kann eine posthypnotische Suggestion durchschnittlich bestehen bleiben?

Antwort: Das hängt von der posthypnotischen Suggestion ab. Anfangs der Dreißigerjahre habe ich mit einer promovierten Psychologin experimentell gearbeitet. Als es so weit war, dass Harriet in einen anderen Teil der USA umziehen musste, fragte ich sie, ob es möglich wäre, die Sache mit der Fortdauer posthypnotischer Suggestionen zu untersuchen. Sie fand das eine gute Idee. Ich erklärte ihr, ich wisse nicht, wann wir uns wiedersehen würden: »Das kann nächstes Jahr sein, oder in 10 Jahren, vielleicht auch in 15, 20 oder 25 Jahren. Aber folgende posthypnotische Suggestion würde ich Ihnen gern geben: Wenn wir uns wiedersehen und Situation und Bedingungen passend sind, dann fallen Sie nach der Begrüßung in tiefen hypnotischen Schlaf.«
Fünfzehn Jahre später nahm ich an der Konferenz der American

Psychology Association teil. Ich war in Gesellschaft des Anthropologen Gregory Bateson. Wir gingen in ein Restaurant zum Mittagessen und sahen uns nach einer Nische um, in der wir sitzen und uns während des Essens unterhalten konnten. Es gab nur mehr eine freie Nische, die Bateson fand, aber dort saß eine Frau. Er fragte, ob wir uns dazusetzen dürfen. Ich befand mich noch vor dem Restaurant und war für sie nicht zu sehen. Sie willigte ein, er kam zum Büfett und nahm unser beider Tabletts mit zu der Nische.
Als ich die Nische betrat, sah ich, die Frau war Harriet, die ich seit 15 Jahren nicht gesehen hatte. Harriet sah mich an, dann den Mann. Ich stellte sie Gregory Bateson vor. Ihr war der Name bekannt, sie ging auf die Vorstellung ein, und dann ging sie in tiefe Trance, Situation und Umstände waren passend. Der Fremde in meiner Begleitung war offensichtlich ein Freund von mir, offenbar ein Student, sie kannte seinen Namen, wusste, dass er auf anthropologischem Gebiet publiziert hatte und demgemäß wohl ein wissenschaftliches Interesse an Hypnose haben dürfte. Wir waren nur zu dritt in der Nische, und deshalb ging Harriet zur Verblüffung von Gregory Bateson in Trance. Ich fragte sie, wie es so gehe, wie ihre Arbeit sei, und dann weckte ich sie auf, und sie dachte, ich hätte gerade die Vorstellung beendet. Sie wusste nicht, dass sie in Trance gewesen war. Die posthypnotische Suggestion hatte eindeutig über 15 Jahre fortbestanden. Und ich bin mir sicher, sollte ich sie wieder treffen, nachdem ich sie einige Zeit wieder nicht gesehen habe, und die Situation ist passend, dann wird sie wieder in Trance gehen.
Ich habe das mit einer ganzen Reihe von Patienten gemacht, die ich jahrelang nicht gesehen hatte. Treffe ich sie dann, gehen sie bereitwillig wieder in Trance und führen irgendeine posthypnotische Suggestion aus. Gewöhnlich gebe ich meinen Patienten irgendetwas Einfaches mit auf ihren Lebensweg, beispielsweise ein gutes Gefühl mir und sich selbst gegenüber. Ich denke da z. B. an eine Patientin, die in Baltimore bei mir war. Ich kann mir nicht vorstellen, diese Patientin nicht wenigstens mit einer leuchtend purpurfarbenen Krawatte zu treffen. Sie kam zunächst wegen einer krankhaften Furcht vor der Farbe Rot zu mir. Unsere Arbeit half ihr, sich mit Farben sehr wohl zu fühlen, deshalb binde ich, wann immer ich diese Patientin möglicherweise treffen könnte, eine meiner leuchtendsten purpurfarbenen Krawatten um. Das zeigt, dass ich mich mit Farben wohl fühle und meine Patientin auch. (Anmerkung der Übersetze-

rin: Dazu muss man wissen, dass Erickson farbenblind war; er sagte, die einzige Farbe, an der er sich erfreuen könne, sei Purpur.) Ich hoffe, dass ihr diese posthypnotische Suggestion ein Leben lang erhalten bleiben möge.

Warum sind Zuhörer hypnotisiert?

Frage: Warum zeigen bestimmte Teilnehmer hypnotisches Verhalten, wenn Sie gar keine direkte Formulierung zur Trance-Induktion an die Zuhörer gerichtet haben? Haben diese Teilnehmer zuvor bereits mit Ihnen gearbeitet und neigen deshalb eher dazu, auf Sie zu reagieren?

Antwort: Soweit mir bekannt ist, ist mir eine Reihe von Leuten fremd, die in Trance gegangen sind. Meines Wissens bin ich ihnen nie zuvor begegnet – obgleich einige schon vergangenen Sonntag unter den Zuhörern bei meiner Vorlesung gewesen sein können.

Frage: Was für eine Erklärung gibt es für die Trance-Induktion?

Antwort: Die Trance-Induktion funktioniert folgendermaßen: Zu Anfang erzähle ich ihnen etwas über das Unbewusste und über das Bewusstsein. Ihr Unbewusstes hörte zu, und unbewusst war ihnen daran gelegen zu versuchen, meine Gedankengänge zu verstehen. Haben Sie nicht schon einmal beobachtet, wie Eltern, die sehr darauf bedacht sind, dass ihr Baby feste Nahrung kaut, selbst eine Kaubewegung ausführen? Jedes Mal, wenn die Eltern wollen, dass das Baby den Mund öffnet, machen die Eltern den Mund auf in der Hoffnung, das Baby möge ihr Verhalten nachahmen. Ich habe oft bemerkt, dass Leute beim Anhören eines Vortrags über Hypnose in Trance gehen, damit sie besser hören, folgen und verstehen können. Hier Dr. Rogers beispielsweise geht immer in Trance, und auf diese Art und Weise erinnert sie viel mehr von dem Stoff, denn sie lauscht, mit äußerster Intensität. Wenn Sie eine Musiksendung im Radio anhören und z. B. die einzelnen Instrumente unterscheiden wollen, dann schauen Sie nicht in helles Licht oder blättern ein Buch durch, Sie schließen die Augen, wenden unbewusst das dominante Ohr der Musik zu und schließen visuelle Reize sehr sorgfältig aus. Sollten Sie ein kaltes Glas in der Hand halten, so stellen Sie es ab, damit die Kälte nicht Ihre Aufmerksamkeit von der Musik ablenkt. Sie bemerken nicht unbedingt, dass Sie diese Handlungen ausführen, denn das wurde von Ihrem Unbewussten gelenkt, das weiß, wie Sie die Musik am besten hören können. Ähnlich werden die Leute in einer Vorlesung über Hypnose ihren bewussten Verstand ausschalten, sodass sie mit ihrem Unbewussten besser zuhören können.

Frage: Werden die Anwesenden, die jetzt in Trance sind, Ihre Beschreibung all der posthypnotischen Phänomene auf sich selbst beziehen?

Antwort: Sie sind sich dessen sehr wohl bewusst, dass es sich hier um eine Vorlesung handelt, die nicht an sie persönlich gerichtet ist, und dass alles, was für sie gilt, die allgemeine Bedeutung dieser Vorlesung betrifft.

Indirekte Suggestion zur Erleichterung unbewusster Prozesse

Ich möchte etwas zur indirekten Suggestion sagen. Ich werde jetzt unmittelbar einem der Zuhörer eine indirekte Suggestion geben, jemandem, den ich vor wenigen Augenblicken angesehen habe, den ich Auge in Auge angeblickt habe und der sich dessen bewusst ist. Dieser Person ist klar, dass sie gemeint ist. Und nun zu den indirekten Suggestionen. Es gibt vieles, das du erreichen möchtest. Dein Unbewusstes kann daran arbeiten. Und wirklich daran arbeiten. (Ericksons Stimme ist leiser geworden und er spricht nun erheblich langsamer.) Daran arbeiten, so wie es ihm beliebt, und sehr hart arbeiten. (Pause) Und in drei Monaten, in sechs Monaten, in neun Monaten kann eine Menge erreicht sein. Dein Unbewusstes kann wirklich an all dem arbeiten. (Pause) Wirklich daran arbeiten. Da gibt es vieles (Pause), und du kannst wirklich daran arbeiten, und das gilt für alle Anwesenden. *Es gibt vieles, was du tun kannst, es gibt vieles, woran dein Unbewusstes interessiert ist. Und du kannst wirklich daran arbeiten in den nächsten Monaten, in den nächsten sechs Monaten, in den nächsten neun Monaten, es kann so enorm viel erreicht werden. Und ich hoffe, dass ihr alle euer riesiges unbewusstes Vergnügen daran findet, euer Unbewusstes für euch ar-*

beiten zu lassen. Ich denke, wir machen Schluss für heute Nachmittag, werdet alle wach, wacher und hellwach.

2. Utilisation in der indirekten Kommunikation

Die vorausgegangene Vorlesung begann als einfache, unmittelbare Präsentation einiger wesentlicher Dynamismen der hypnotischen Induktion und der Hypnotherapie, und schließlich wurde deutlich, dass es dabei auch um eine Demonstration in Gruppenhypnose geht: Jene Zuhörer, die sich dafür entschieden haben, können zulassen, dass sie in Trance gehen, und damit umso besser den Inhalt aufnehmen.

Man kann sich eines unterschiedlichen Rahmens bedienen, um ein Konzept für diesen Ansatz der Gruppenhypnose und der hypnotischen Förderung des Lernens zu entwickeln. Erickson benutzt – wie bereits in der Geschichte der Hypnose – die Form der Vorlesung, um unter den Zuhörern eine Reihe ideodynamischer Prozesse auszulösen. Das bedeutet, dass die Darbietung von Gedankengängen auf einer offensichtlich intellektuellen Ebene tatsächlich psychodynamische Prozesse auslöst, die den psychischen Zustand des Zuhörers verändern. Das ist der wesentliche Punkt der Utilisation in der indirekten Kommunikation; übers Essen zu reden kann uns tatsächlich hungrig machen; eine Diskussion über die Dynamik der Hypnose zusammen mit spannenden Fallgeschichten kann beim Zuhörer ein echtes Hypnoseerlebnis auslösen. Viele Formulierungen des Senior-Autors in dieser Vorlesung bzw. Demonstration hatten ideomotorische Implikationen, und beim Zuhörer entstanden so: (1) Interesse, Motivation und eine Erwartungshaltung; (2) Lernbedingungen und (3) innere Suchmuster und autonome unbewusste Prozesse, die eine Tranceerfahrung begünstigen und die eigenen professionellen Fähigkeiten des Zuhörers über einen bestimmten Zeitraum hin steigern konnten. Eine Reihe dieser Formulierungen mit ideodynamischen Implikationen ist im Text hervorgehoben.

Es ist nachgerade eine Binsenweisheit zu sagen, dass die meisten

Worte, Gesten und Bemerkungen Bedeutung auf unterschiedlichen Ebenen haben können. Erickson war mit seinem natürlichen Ansatz der indirekten Kommunikation einer der ersten, der versuchte, diese vielfachen Ebenen systematisch zu nutzen. Er bestand darauf, dass er damit lediglich den natürlichen Gegebenheiten folgte (Erickson, 1958). Es ist eine Illusion zu glauben, Informationverarbeitung verlaufe linear, einspurig, als einfaches Ursache-Wirkungs-Geschehen; vielleicht wird diese Illusion aufrechterhalten, weil wir uns so weitreichend auf unsere technischen Hilfsmittel verlassen, auf lineare Textverarbeitung, Druck, digitale Computer sowie auf den Gebrauch logischer Argumente, bei denen wir systematisch von der Voraussetzung zur Schlussfolgerung fortschreiten. Das sind aber lediglich Werkzeuge und Kunstgriffe. Die Natur geht nicht in dieser Weise vor. Die Natur geht ökonomisch vor, indem sie ihre bereits vorhandenen Formen Entwicklungszielen anpasst und nutzt. Analog hilft Erickson den Leuten, aus ihren erlernten Grenzen auszubrechen, damit sie ihre Lebenserfahrungen aus einer erweiterten Perspektive neu fassen können. Er glaubt, dass unsere übliche Betonung der sich erweiternden Bewusstheit und des zunehmenden Wissens im Wesentlichen darin besteht, dass wir die uns einschränkenden vorgefassten Meinungen aufgeben zugunsten eines weiter gefassten Verständnisses unserer menschlichen Möglichkeiten.

Die Anwendung der modernen Linguistik- und Kommunikationstheorie auf den Prozess der therapeutischen Kommunikation verdeutlicht die Sichtweise, dass vielfältige Bedeutungsebenen (Metaebenen) jede Äußerung in mannigfacher Weise strukturieren können. (Rossi, 1973a, 1973b, 1973c; Erickson & Rossi, 1974, 1976, 1979; Erickson, Rossi & Rossi, 1976; Watzlawick, Weakland & Fisch, 1974; Bandler & Grinder, 1975; Grinder, Delozier & Bandler, 1977). Neuropsychologische Untersuchungen legen nahe, dass die linke und die rechte Gehirnhemisphäre Informationen unterschiedlich verarbeiten, weshalb jegliche Kommunikation auf mehr als eine Art verarbeitet werden kann (Rossi, 1977; Watzlawick, 1978; Erickson & Rossi, 1979; Shulik, 1979). Gemeinsamer Nenner all dieser Denkansätze ist, dass menschliche Beziehungen erheblich mehr beinhalten als den einfachen Austausch objektiver Information auf nur einer Ebene. Jedes Wort, jede Redewendung, jede Pause, jeder Satz, jede Veränderung im Tonfall und jede unserer Gesten können vielfache Bedeutungen und neuropsychologische Effekte haben; sie

laufen automatisch und unwillkürlich ab unterhalb unserer gewöhnlichen Bewusstseinsebene und müssen zum Studium der indirekten Kommunikation erforscht werden.
Erickson entwickelte seit seiner frühesten Kindheit ein ungewöhnliches Maß an Bewusstheit, wie Alltagsunterhaltungen auf vielen Bedeutungsebenen ablaufen können (Erickson & Rossi, 1977). Das heißt, er entwickelte eine Sensibilität für Implikationen und unbewusste Anteile der Kommunikation. Im Folgenden legen wir nun zuerst einige Gespräche Ericksons vor, in denen er mitteilt, wie er diese Sensibilität entwickelt hat, und beschreiben dann, wie sie in der vorangegangenen Vorlesung über den Herrscher der Meere genutzt wurde.

2.1 Sprache und die Kunst der Suggestion*

E.: Die Kunst der Suggestion ist abhängig vom Gebrauch der Wörter und deren unterschiedlicher Bedeutung. Ich habe viel Zeit mit der Lektüre von Wörterbüchern zugebracht. Wenn Sie die verschiedenartigen Definitionen lesen, die ein und dasselbe Wort haben kann, so ändert sich Ihr Verständnis für dieses Wort und für dessen möglichen Gebrauch völlig. Sie können locker laufen oder locker lassen, und manche Frauen sind locker. (You can run fast oder hold fast. And then some women are fast.) Oder nehmen Sie das Wort Haltung: Eine Geisteshaltung ist sehr verschieden von einer Pferdehaltung, und wenn Sie eine Hand halten, so besteht ein Unterschied dazu, dass Sie Wort halten. Hühner halten heißt nicht sie festhalten, aber Wort halten kann etwas zu tun haben mit Haltung bewahren. (A change of mind is very different from change in your pocket or a change of horses. And when you change horses in the middle of a river that is a different kind of change. When you change clothes that is another different thing entirely. You are not changing the clothes, you are changing what you are wearing.) Ein Gesinnungswechsel ist etwas ganz anderes als das Wechselgeld in Ihrer Tasche oder ein Pferdewechsel. Und wenn Sie die Pferde mitten im Fluss auswechseln, ist das eine andere Art

* Im Folgenden werden die Gesprächsteilnehmer Erickson mit »E.« abgekürzt, Rossi mit »R.«.

Wechsel. Wenn Sie die Kleider wechseln, ist das wiederum etwas völlig anderes. Dann ändern Sie die Kleider nicht, Sie ändern das, was Sie tragen. Und so geht es immer weiter. Es gibt so viele Wörter mit so vielfachen Bedeutungen. Wenn Sie das allmählich erkennen, dann können Sie auch den Unterschied begreifen zwischen ›wirklich‹ und ›wirklich?!‹ (gedehnter und mit gefühlvollerer Betonung). Wirklich bedeutet für ein kleines Kind etwas, das gewiss ist.

R.: Kunst und Wissenschaft der Suggestion beruhen auf dem Wissen und korrekten Gebrauch dieser vielfältigen Wortbedeutungen und ebenso auf der richtigen Betonung und Dynamik, in der Worte ausgesprochen werden.

2.2 Vielfältige Ebenen der hypnotischen Kommunikation

E.: Von Kindheit an habe ich geübt, auf zwei oder drei Ebenen zu reden. So konnte ich beispielsweise mit ein paar Spielkameraden reden, und der eine dachte, ich würde über den Hund sprechen, ein anderer meinte, ich redete über einen Drachen, und der dritte nahm an, ich würde über Fußball sprechen.

R.: Haben Sie sich schon immer auf verschiedenen Kommunikationsebenen versucht?

E.: Richtig; wenn ich jetzt hypnotisch arbeite, geht das automatisch. Therapeutische Trance befähigt Patienten, Mehrebenenkommunikation leichter aufzunehmen.

R.: Können Sie einige allgemeine Prinzipien angeben, wie das vonstatten geht? Wie schaffen Sie mehrere Kommunikationsebenen?

E.: Sie müssen genügend über den anderen, insbesondere über seine Interessen, wissen.

R.: Sie wählen Wörter mit Konnotationen, Assoziationen und Bedeutungshöfen aus, die für die Interessen der individuellen Person vielfältige Anwendungsmöglichkeiten bieten. Ist das das Grundprinzip ihres indirekten Ansatzes in der hypnotischen Kommunikation?

E.: Ja.

2.3 Innere Reaktionen, das Wesentliche der Suggestion

Ericksons bedeutungsvoller Gebrauch stimmlicher Mittel wird im folgenden Kommentar zu seiner Verwendung von Pausen demonstriert. Dieses Beispiel vermittelt einen klaren Eindruck seiner Auffassung, dass das *Wesentliche der Suggestion in der inneren Reaktion des Patienten* auf die vom Therapeuten angebotenen Stimuli besteht. Diese internen Reaktionen stellen die indirekte Seite der hypnotischen Kommunikation dar.

E.: Manchmal beginne ich eine hypnotische Induktion mit den Worten

Ich weiß nicht ...

Das ist eine Negation, mit der ich den Widerstand aufgreife und ihn konstruktiv nutze.

(Pause)

Die Pause bedeutet: »Was haben Sie mir nicht gesagt, das wichtig ist für das vorliegende Problem?«

wann

Wann bedeutet hier implizit, dass ein Ereignis (die Trance) eintreten wird.

Sie in tiefe Trance gehen werden.

Das ist eine direkte Suggestion, die aber nicht so erscheint, weil sie in den weiteren Kontext des »Ich weiß nicht« eingebettet ist.

R.: Sie richten viele Bemerkungen an den Patienten, die bestimmte natürliche assoziative Reaktionen bei ihm hervorrufen. Diese Reaktionen beim Patienten sind das Wesentliche der hypnotischen Suggestion.

E.: Stimmt! Das ist es, woraus Hypnose besteht!

R.: Das ist also indirektes Vorgehen oder Utilisation, um Hypnose zu bewirken: Sie vermitteln verbale Stimuli, die auf assoziativem Wege beim Patienten hypnotische Reaktionen heraufbeschwören. Sie ermöglichen dem Patienten, dass er sich selbst die Suggestion vorsagt.

E.: *Ja. Ich veranlasse ihn dazu, es sich selbst zu sagen!*

R.: Könnten wir ein hypnotisches Wörterbuch zusammenstellen, mit Wörtern und Wendungen, von denen Sie wissen, sie werden bestimmte vorhersagbare Reaktionen (entsprechend den tatsächlichen hypnotischen Suggestionen) beim Probanden hervorrufen? Wir brauchen noch nicht einmal über Hypnose zu sprechen; wir bedienen uns einfach bestimmter verbaler Stimuli und Gesten, welche beim Patienten gewisse Reaktionen hervorrufen, die hypnotischer Natur sind.

E.: Ein derartiges Wörterbuch fände wahrscheinlich nur begrenzte Verwendung, weil man seine Wortwahl auf die Individualität des einzelnen Zuhörers abstimmen muss. (Erickson erzählt eine Geschichte, wie seine Frau die Ostereier für eines ihrer Kinder verstecken musste, denn dieses Kind verstand die mütterlichen Gedankengänge nicht so rasch. Wenn Erickson die Eier versteckte, fand das Kind sie schnell, weil es die Gedankengänge des Vaters verstand. Es fragte, wenn es mit der Suche begann: »Sind die Eier auf Papas oder auf Mamas Art versteckt?« Diese Geschichte zeigt, wie sogar ein Kind genau auf das Verhalten der verschiedenen Menschen seiner Umgebung abgestimmt sein kann und implizit deren Assoziationen versteht. Genau diese Sensibilität benötigen Hypnotherapeuten für ihre Arbeit.)

2.4 Indirekte Kommunikation in der Vorlesung über den Herrscher der Meere

Wir werden nun einige Ansätze zur indirekten Kommunikation vorstellen, die Erickson in seiner Vorlesung über den Herrscher der Meere besprochen hat, während er gleichzeitig die entsprechenden Phänomene bei einigen Zuhörern hervorgerufen hat. Das heißt, während die Zuhörer ursprünglich eine Vorlesung über Hypnose in der Psychiatrie erwartet hatten, haben einige Zuhörer tatsächlich Hypnose erlebt. Eine anscheinend sachliche Vorlesung über naturalistisches und utilisierendes Vorgehen in der Kommunikation veranlasste indirekt bei einigen besonders reagiblen Leuten ein hypnotisches Erlebnis.

Implikation und negative Formulierung

Die erste Äußerung Ericksons, »ich beabsichtige *nicht unbedingt*, Ihnen heute Hypnose zu demonstrieren …« enthält implizit das Gegenteil – so wie jede Kommunikation, die eine Negation, eine Gegenerklärung oder eine Einschränkung enthält. Politiker wissen darüber Bescheid: Unpopuläre Maßnahmen oder ihre eigene Kandidatur werden sie in der Öffentlichkeit vorstellen, indem sie zunächst einmal verkünden, dass sie diese oder jene Maßnahme niemals unterstützen würden oder dass sie gegenwärtig sicher kein Kandidat sind. Bewusst nehmen die Zuhörer diese offene abschlägige Äußerung unbesehen an. Indessen werden die meisten Zuhörer, gleichzeitig mit dieser oberflächlichen Akzeptanz, auf einer unbewussten oder Metaebene das Gegenteil sowie die Implikationen jeglicher abschlägigen Äußerung erforschen und verarbeiten, selbst wenn es sich um ganz banale Bemerkungen handelt. Wenn diese automatische innere Nachforschung im Ergebnis erheblich abweicht von der Botschaft an der Oberfläche, dann wird der Zuhörer von einem Konflikt überflutet, der mittels der eigenen Muster seiner persönlichen Psychodynamik gelöst werden muss. Die Geschichte der Forschung auf dem Gebiet der Psychopathologie von Freud (Breuer & Freud, 1895/1957) bis Bateson (1972, 1979) ist die Darstellung unserer Bemühungen, diese Psychodynamik zu begreifen.

Bewusste und unbewusste Doppelbindung

Im ersten Abschnitt seiner Vorlesung über den Herrscher der Meere führt Erickson eine Form des Double Bind ein: »Wenn ich mit jemandem auf bewusster Ebene rede, dann erwarte ich, dass er mir auf der bewussten und gleichermaßen auf der unbewussten Ebene zuhört.« Unter den Zuhörern werden das nur wenige als subtile Form eines bewusst-unbewussten Double Bind erkennen, wie wir es bereits eingehend besprochen haben (Erickson & Rossi, 1975, 1979). Viele Zuhörer, die Erickson »auf bewusster Ebene« zuhören, werden nun auch, ohne es zu bemerken, »auf unbewusster Ebene« zuhören und ideodynamische Suggestionen aufnehmen. Gewiss werden nicht alle Zuhörer empfänglich sein für diese indirekte Kommunikation. In erster Linie werden sehr wahrscheinlich jene Teilnehmer Ericksons Worte auf persönliche Weise aufnehmen und

nutzen, die ihm gegenüber eine erhöhte Erwartungshaltung haben sowie einen günstigen Rapport.
So einfach sind die Dinge allerdings nicht, denn einige Zuhörer werden dem Vortragenden nicht so positiv gegenüberstehen und auf bewusster Ebene auch keine positive Erwartung und Motivation haben. Und doch werden einige mit bewusstem Widerstand etwas von der angebotenen indirekten Kommunikation aufnehmen und nutzen. Offenbar kann etwas in ihnen auf unbewusster Ebene den Wert des Angebotenen erkennen und annehmen, trotz der Grenzen ihrer bewussten Einstellung.

Katalepsie zur Steigerung der Reagibilität

Im nächsten Abschnitt zu den Methoden des Erlernens von Suggestion und Katalepsie zur Steigerung der Reaktionsbereitschaft gibt Erickson dem Auditorium eine Reihe von ideodynamischen Suggestionen, während er seine wesentlichen Neuerungen bei der Trance-Induktion und Hypnotherapie bespricht. Katalepsie ist nicht nur ein interessantes hypnotisches Phänomen, sie kann auch genutzt werden, um die Sensibilität und Reagibilität des Patienten zu steigern, vorausgesetzt, sie wird behutsam induziert. Viele Zuhörer werden, wenn sie »erhöhte Reagibilität« hören, tatsächlich erhöhte Reagibilität in der aktuellen Situation des Zuhörens zeigen, in der Erickson ihnen »die Gelegenheit bietet, auf eine Idee zu reagieren«.
Als Erstes hören die Teilnehmer dann, sie können »sich frei fühlen, in dem Maße zu reagieren, wie sie es wünschen«, oder sie können auch »zurückhalten, was immer sie möchten«, sodass »sie auch allmählich ein gewisses Vertrauen empfinden«.
Wir könnten seitenweise fortfahren, zu jedem Thema dieser Vorlesung Formulierungen zu analysieren hinsichtlich ihres möglichen kommunikativen Wertes für die Zuhörer ebenso wie für die Patienten, über die Erickson anscheinend spricht. Unsere Leser werden es inzwischen wohl vorziehen, das für sich selbst als wertvolles Training zu praktizieren. Allein schon wenn der Leser die Themen und Überschriften der Reihe nach durchgeht: Rapport, Ambivalenz, Integration bewussten und unbewussten Lernens, Dissoziation von Verstand und Gefühl usw., kann er ein tief greifendes Verständnis für den natürlichen Ansatz Ericksons zur Kommunikation und dem

Schatz an ideodynamischen Assoziationen erhalten; die Zuhörer können das alles unwillkürlich aufgreifen und auf ihre je besondere Weise nutzen.

In den folgenden Abschnitten dieses Buches werden wir weitere Beispiele für die praktischen Möglichkeiten der Nutzung dieses indirekten Ansatzes untersuchen, die der Erleichterung des hypnotischen Prozesses und der Erfahrung veränderter Bewusstseinszustände dienen, sodass erlernte Grenzen unseres so genannten normalen Alltagsbewusstseins überbrückt werden können.

TEIL II

Katalepsie in der Hypnose-Induktion und Therapie

Katalepsie, der Zustand zeitweilig aufgehobener Willkürbewegung, wird allgemein als eines der charakteristischsten Phänomene der Trance und Hypnose angesehen. Bedeutung und Geltung der Katalepsie haben sich im Laufe der Zeit verändert, deshalb werden wir diesen Abschnitt mit einer historischen Übersicht beginnen. Da wir alle hypnotischen Phänomene als Spielarten normalen Verhaltens ansehen, werden wir anschließend einige Spontanformen der Katalepsie beschreiben, wie wir sie im Alltag beobachten können. Wenn sich solche spontanen Katalepsien im Sprechzimmer zeigen, werden sie zum wichtigen Hinweis auf den inneren Zustand des Patienten und bieten sich als wesentlicher Zugang zur besonders natürlichen Induktion einer therapeutischen Trance an. Wie aus dem vorangegangenen Abschnitt folgt, kann eine einfache Diskussion dieser im Alltag auftretenden Trance eine ausgezeichnete Möglichkeit zum Einleiten einer hypnotischen Trance bieten; dabei werden ideodynamische Anzeichen von Katalepsie und Trance hervorgerufen, noch ehe der Patient das überhaupt bemerkt.

Anschließend werden wir einige Vorgehensweisen Ericksons darstellen, wie er Katalepsie in einer regulären Trance-Induktion fördert. Da das im Wesentlichen ein nonverbaler Vorgang ist, wird Katalepsie zum ungewöhnlich wirksamen Mittel zur Überbrückung erlernter Einschränkungen, wie wir sie typischerweise bei unseren modernen überintellektualisierenden Patienten sehen, die zwar therapeutische Trance erleben wollen, aber eine Menge störender Missverständnisse mitbringen. Katalepsie kann als Mittel dienen, den Patienten für die Feinheiten innerer und äußerer Stimuli empfänglich zu machen, sodass er oder sie Prozesse therapeutischer Veränderung eher annehmen und wahr machen kann.

Während es für den Fachmann von Interesse sein mag, diese neuen Auffassungen zur Nutzung therapeutischer Trance auf intellektueller Ebene aufzunehmen, wird der therapeutische Effekt sich nur dann einstellen, wenn der Hypnotherapeut seine Fähigkeit entwickelt hat, Beobachtungsgabe und Geschick in der Anwendung miteinander in Einklang zu bringen, wenn er Katalepsie im Sprechzimmer in sinnvoller Weise hervorruft. Deshalb stellen wir eine Reihe von Übungen ans Ende dieser Diskussion, um dem Praktiker eine Anleitung zum Erwerb dieser Fähigkeiten zu geben.

Erickson demonstriert anschließend ausführlich die Nutzanwendung von Katalepsie. Diese Demonstration ist jüngst aufgezeichnet worden (1976), als ich (Rossi) Gelegenheit hatte aufzuzeichnen, wie Erickson sich bemühte, bei einer blinden Versuchsperson eine Handlevitation zu induzieren. Dabei scheiterte Erickson, d. h., der Proband reagierte so minimal, dass Erickson sich herausgefordert fühlte, sein reiches Repertoire an Vorgehensweisen einzusetzen. Deshalb ist diese Demonstration eine ausgezeichnete Möglichkeit, Ericksons Arbeit zu studieren.

Zu seiner Demonstration in Teil III mit Ruth ist eine Filmaufzeichnung verfügbar, die Ericksons Katalepsie-Ansatz unter Betonung dissoziativer Prozesse zeigt (Titel: An Audio-Visual Demonstration of Ideomotor Movements and Catalepsy: The Reverse Set to Facilitate Hypnotic Induction). In Teil IV erscheint eine weitere Demonstration einer Katalepsie, wobei besonders darauf eingegangen wird, wie diese Katalepsie von einem skeptischen Bewusstsein subjektiv empfunden wurde, das sich in einem Lernprozess befindet, veränderte Bewusstseinszustände zu erleben.

1. Katalepsie aus historischer Sicht

Katalepsie galt als eines der frühesten Kennzeichen der Trance. Esdaile (1850/1957) bediente sich der Mesmerischen Passes, um einen kataleptischen Zustand herbeizuführen, in dem Patienten in der Lage waren, Anästhesie während einer Operation wie folgt zu erleben:

> »Ich denke, die vergleichsweise Seltenheit der Katalepsie in Europa hat mit dem mesmerischen Einfluss dort zu tun; dieser ist nicht gleichzeitig ausreichend auf den Patienten konzentriert, indem er von allen Organen des Magnetiseurs und über jeden nur möglichen Kanal auf das Gehirn des Patienten übertragen wird. Mit dem nötigen Maß an Geduld

und fortgesetzter Aufmerksamkeit ist das folgende Vorgehen wirksam genug, um ein Koma herbeizuführen, sodass – mit Hilfe richtig geschulter Assistenten – auf den meisten Gebieten Empfindungslosigkeit bei operativen Eingriffen herbeizuführen ist. Ein Versuch unter einer Stunde kann nicht als ausreichend gelten; zwei Stunden sind besser, und oft wird sich der vollständige Erfolg erst nach wiederholten Fehlschlägen einstellen. Allerdings kann Empfindungslosigkeit bisweilen auch innerhalb weniger Minuten induziert werden.
Ersuchen Sie den Patienten sich hinzulegen und versetzen Sie ihn in Schlaf. Achten Sie darauf, dass er Ihre Absicht nicht erkennt, wenn Sie sodann operieren möchten: Das können Sie erreichen, indem Sie sagen, es handle sich nur um einen Versuch. Furcht und Erwartung wirken sich nämlich destruktiv auf die entsprechende körperliche Verfassung aus. Sorgen Sie dafür, dass der Patient mit seinem Scheitelpunkt am Kopfende des Bettes liegt, und setzen Sie sich so, dass Sie von Angesicht zu Angesicht Kontakt mit ihm haben, und strecken Sie, falls gewünscht, Ihre Hände zur Magengrube des Patienten aus. Verdunkeln Sie den Raum, mahnen Sie eindringlich zur Ruhe, schließen Sie die Augen des Patienten, und dann beginnen Sie mit beiden klauenförmig gebogenen Händen wenige Zentimeter über dem Patienten von dessen Hinterkopf bis zur Magengrube zu streichen. Dabei verweilen Sie etliche Minuten über den Augen, der Nase und dem Mund, wandern dann an beiden Seiten des Halses hinab, weiter zur Magengrube und halten dort Ihre Hände einige Zeit in der Schwebe. Wiederholen Sie diesen Vorgang beständig eine Viertelstunde lang und lassen Sie dabei unentwegt den Atem auf Kopf und Augen strömen. Vorteilhafterweise können dann die längs gerichteten Passes beendet werden, indem Sie beide Hände sanft aber entschieden auf die Magengrube und die Seiten legen. Transpiration und Speichelfluss scheinen den Effekt auf das System zu begünstigen.
Es ist besser, die Verfassung des Patienten nicht zu testen, indem man zu ihm spricht, sondern sanft zu versuchen, ob in den Armen bereits kataleptische Ansätze vorhanden sind. Bleiben die Arme in einer herbeigeführten Position stehen und ist einige Kraft erforderlich, um sie wieder aus dieser Position zu bewegen, so war die Vorgehensweise erfolgreich; bald darauf kann man den Patienten beim Namen rufen und ihm Stiche applizieren. Erwacht er nicht, so kann mit der Operation begonnen werden. Man kann unmöglich sagen, in welchem Maße die Empfindungslosigkeit erhalten bleibt; bisweilen wird die Trance durch den Schnitt des Messers völlig unterbrochen, kann aber gelegentlich durch Fortsetzung der Maßnahmen wieder hergestellt werden, und dann erinnert der Schlafende nichts. Er ist nur von einem Albtraum gestört worden, an den er im Wachzustand keine Erinnerung hat.« (1957, S. 144–145)

In diesem Abschnitt findet sich eine Reihe von Beobachtungen, die für unser derzeitiges Verständnis der Trance und Katalepsie bemerkenswert sind. Die erste: *Zeit* an sich ist ein sehr wichtiger Gesichtspunkt. Für Trance, wie sie zur Anästhesie bei Operationen erforderlich ist, benötigte man eine ein- bis zweistündige Induktion. Damals ebenso wie heute gab es allerdings eine erhebliche Varianz in der Empfänglichkeit für hypnotische Erfahrung, und manche Patienten benötigten nur ein paar Minuten.

Eine andere interessante Beobachtung betrifft die Bedeutung des Überraschungsmoments; Furcht und die Kenntnis der Absicht des Arztes »wirken destruktiv auf die erforderliche physische Verfassung«. Diese Art »Überraschungs-Chirurgie« entspricht sicher nicht unserem heutigen Geschmack, obgleich wir verstehen können, wie sehr sie in Esdailes Tagen vonnöten war. Es zeigt sich, wie wesentlich Ablenkung und Überraschung zur Erleichterung der Hypnose sind. Allerdings kann das von Person zu Person unterschiedlich sein, was als Ablenkung und Überraschung angebracht ist. Darin besteht ein Teil der Kunstfertigkeit des Hypnotherapeuten, geeignete Überraschungen zu benutzen, wie sie der jeweiligen Person entsprechen. Charakteristisch für Esdailes Zeit war auch, Katalepsie als Indikator für einen angemessenen Trancezustand zu benutzen. Die Ungewissheit des Operateurs bezüglich der Verfassung des Patienten war immer ein grundlegendes Problem beim Studium und der Nutzanwendung der Hypnose. Natürliche und spontane Variationen in der Trance-»Tiefe« machten frühe hypnotische Anästhesie zum offensichtlich unzuverlässigen Phänomen, indem »Trance bisweilen durch den Schnitt des Messers vollkommen unterbrochen wurde«. Glücklicherweise konnte Trance auch erneut induziert werden und der Patient hatte oft eine Amnesie für das gesamte Geschehen.

Aus dieser frühen Beschreibung entnehmen wir, dass Esdaile glaubte, es gebe da einen physikalischen »Mesmerischen Einfluss«, welcher von allen Organen des Magnetiseurs auf den Patienten übertragen werde. In anderen Abschnitten bestätigt Esdaile das, indem er beteuert, »Imagination hat nichts mit der primär physikalischen Einwirkung auf das System vermittels dem von mir durchgeführten Mesmerismus zu tun« (1957, S. 246). Er glaubte, »dass Wasser mit dem Mesmerischen Fluidum aufgeladen« werden könne und dass der Mesmerische Einfluss über beträchtliche Entfernungen durch

die Luft übertragen werden könne, und das selbst durch Metall hindurch (1957, S. 246).
Das Experimentieren anderer Pioniere auf dem Gebiet der Hypnose wie z.B. Braids (1855) ergab, dass Trance keines Fluidums oder Magneten bedurfte, sondern dass es sich einfach nur um »einen Zustand der Entrücktheit oder Konzentration der Aufmerksamkeit« handelte. Die Hervorhebungen im folgenden, nach Braid zitierten Text (s. Tinterow, 1979) stammen von uns und sollen Braids klare Betonung dieser modernen Sicht der Hypnose verdeutlichen.

> »Im Jahre 1841 habe ich zum ersten Mal eine experimentelle Untersuchung begonnen, um Natur und Ursache mesmerischer Phänomene zu bestimmen. Bisher war behauptet worden, der mesmerische Zustand ergebe sich auf Grund der Übertragung irgendeines magnetischen Fluidums, eines verborgenen Einflusses, eines Fluidums oder einer Kraft, welche vom Körper des Magnetiseurs ausgehe und auf den Körper des Patienten einwirke bzw. diesen auflade. Indessen war ich sehr bald in der Lage, den Irrtum dieser objektiven Beeinflussungs-Theorie nachzuweisen, indem ich entsprechende Phänomene hervorrief, wobei ich die Versuchspersonen einfach veranlasste, einige Minuten mit gebannter Aufmerksamkeit auf einen unbelebten Gegenstand zu starren. So konnte klar bewiesen werden, dass es sich um einen subjektiven Einfluss handelte, der sich aus einer eigenartigen Veränderung ergab, welche der Geist bei den mentalen und physischen Funktionen bewirken konnte, wenn er zu längerer gerichteter Aufmerksamkeit gezwungen war. Deshalb wählte ich zur Bezeichnung der von mir in dieser Weise hervorgerufenen Phänomene den Ausdruck Hypnotismus oder Nervenschlaf (nervous sleep). *Ich gelangte zur Überzeugung, dass der hypnotische Zustand wesentlich durch geistige Konzentration gekennzeichnet ist, sodass die Geisteskräfte des Patienten derart in eine einzige Idee, einen Gedankengang vertieft sind, dass sie zum gegenwärtigen Zeitpunkt für alle anderen Erwägungen und Einflüsse gleichgültig und wie abgestorben sind.* Als Folge dieser konzentrierten Aufmerksamkeit verstärkte sich bei der kontrollierten Versuchsperson entsprechend der Einfluss, den sie im Wachzustand – wenn andere Eindrücke ihre Aufmerksamkeit weit mehr ablenken und zerstreuen – über ihre physischen Funktionen auszuüben vermochte. Mehr noch, insofern von einer anderen Person an ein Individuum gerichtete Worte oder verschiedene Reize als Suggestionen von Gedanken und Handlungen wirken, die die Aufmerksamkeit der behandelten Person auf einen ihrer Körperteile oder eine bestimmte Funktion konzentrieren, von anderen Dingen aber abziehen sollen, schon allein im normalen Wachzustand wirken, so ist natürlich zu erwarten, dass derlei Sug-

gestionen und Eindrücke während des Nervenschlafes von entsprechend größerer Wirkung sind; dann nämlich ist die Aufmerksamkeit weit konzentrierter, Imagination, Glaube und Erwartungshaltung des Patienten sind erheblich intensiver als im Wachzustand. Und genau das tritt auch ein. Ich bin überzeugt, dass das die klügste Betrachtensweise ist. So wird das alles klar, einfach und verständlich für jede unvoreingenommene Person, die sogleich feststellen kann, dass *das wahre Ziel und Anliegen der verschiedenen Maßnahmen zur Induktion des hypnotischen oder mesmerischen Zustandes offensichtlich darin besteht, Versenkung oder Aufmerksamkeitskonzentration herbeizuführen, d. h. einen Zustand des Monoideismus* – ganz gleich, ob das durch die Aufforderung an die Person geschieht, unverwandt einen gleichgültigen, bedeutungslosen, leblosen oder einen vorgestellten Gegenstand anzublicken oder den stetigen Blick des Hypnotiseurs zu beobachten, seine ausgestreckten Finger, die Passes oder andere Maßnahmen des Magnetisierens.« (S. 372–374)

Während Braid die klare Einsicht in die psychologischen Aspekte der Hypnose hatte, fuhren andere Forscher fort, die physiologischen Grundlagen zu untersuchen.

Charcot (1882) hob in seinen frühen Bemühungen, Hypnose als somatisches Phänomen zu etablieren, drei aufeinander folgende Stadien hervor: den kataleptischen, den lethargischen und den Zustand des künstlichen Somnambulismus. Den kataleptischen Zustand beschrieb er folgendermaßen (siehe Weitzenhoffer, 1957):

»Der kataleptische Zustand kann herbeigeführt werden (a) hauptsächlich unter dem Einfluss eines heftigen und unerwarteten Geräusches, eines hellen, ins Auge gerichteten Lichtes oder, bei einigen Personen wiederum, indem sie ihren Blick mehr oder weniger lang unverwandt auf einen bestimmten Gegenstand richten; (b) auf den lethargischen Zustand folgend, wenn die bis zu diesem Zeitpunkt geschlossenen Augen dem Licht ausgesetzt werden, indem die Augenlider angehoben werden. Die derart kataleptisch gewordene Person ist bewegungslos und gewissermaßen *fasziniert.* Die Augen sind offen, der Blick starr, die Augenlider zucken nicht, bald steigen Tränen auf und fließen die Wangen hinab. Häufig ist eine Anästhesie der Conjunctiva (Bindehaut) und selbst der Cornea (Hornhaut) anzutreffen. Die Gliedmaßen und alle Körperteile können beträchtliche Zeit die Position beibehalten, in die sie gebracht wurden, selbst dann, wenn diese Haltung schwierig aufrechtzuerhalten ist. Die Gliedmaßen scheinen außerordentlich leicht zu sein, wenn sie angehoben oder in andere Position gebracht werden, es besteht keine *Flexibilitas cerea* (wächserne Biegsamkeit) oder das, was man als die Steifheit einer Tonfigur bezeichnen könnte. Der Sehnenreflex verschwindet, neuromuskuläre Übererregbarkeit fehlt. Es besteht völlige Schmerzunempfindlichkeit, aber bei einigen Sinnen bleibt die Aktivität zumindest teilweise erhalten, beim Muskelsinn, beim Sehen und Hören. Dieses Fortbestehen von Sinnesaktivität ermöglicht dem Experimentierenden oft, das kataleptische Subjekt in vielfältiger Weise zu beeinflussen, mittels Suggestion automatische Impulse sowie Halluzinationen hervorzurufen. Treten diese ein, so weichen die fixierten, künstlich herbeigeführten Positionen der Gliedmaßen oder allgemein ganzer Körperteile mehr oder weniger komplexen koordinierten Bewegungen, die mit der Art der Halluzinationen und hervorgerufenen Impulse in Einklang sind. Wird das Subjekt sich selbst überlassen, so fällt es in den früheren Zustand zurück, in den es vor der erteilten Suggestion versetzt worden war.« (S. 283)

Charcot gebraucht den Begriff *fasziniert*, um das frühe kataleptische Stadium zu bezeichnen, und entspricht damit völlig unserer modernen Sicht der Katalepsie als einem Zustand gesteigerter Empfindlichkeit (sensitivity) und Empfänglichkeit (receptivity). Problematisch an seiner allgemeinen Beschreibung ist, dass er den individuellen Unterschieden nicht genügend Beachtung erweist. Die verschiedenen Versuchspersonen erleben die zugehörigen Phänomene in unterschiedlicher Ausprägung, den starren Blick, den Tränenfluss, die Anästhesie, die Leichtigkeit oder Steifheit der Gliedmaßen sowie die veränderten auditiven und visuellen Empfindungen und Wahrnehmungen etc. Es gehört wesentlich zu den Fertigkeiten des Therapeuten, dass er zu erkennen lernt, welche spontanen Funktionsänderungen die Versuchsperson soeben erlebt.

Viele Zeitgenossen Charcots waren nicht in der Lage, seine Ergebnisse zu replizieren, und glaubten so, es handle sich lediglich um die Folge von Suggestion und vorherigem Training. Bernheim gab dann in seinem Werk *Suggestive Therapeutics: A Treatise on the Nature and Uses of Hypnotism* (1886/1957) (Dt. Die Suggestion und ihre Heilwirkung) eine klassische Beschreibung der »suggestiven Katalepsie« als einem frühen Stadium der Hypnose, die bis heute kaum zu übertreffen ist:

»Dieses Stadium ist durch suggestive Katalepsie gekennzeichnet. Damit ist folgendes Phänomen gemeint: Wenn der Patient eingeschlafen ist, seine Gliedmaßen entspannt sind und ich dann seinen Arm anhebe, so bleibt er oben, und auch sein Bein bleibt stehen, wenn ich es angehoben habe. Die Gliedmaßen behalten passiv die Position bei, in

welche sie gebracht wurden. Das bezeichnen wir als suggestive Katalepsie, denn es ist leicht zu erkennen, dass es sich um etwas rein Psychisches handelt, verbunden mit der passiven Verfassung des Patienten. Er behält automatisch die gegebene Haltung bei, ebenso wie die vermittelte Idee. Tatsächlich kann man beim selben oder auch bei anderen Patienten das Phänomen mehr oder weniger deutlich beobachten entsprechend der Tiefe des hypnotischen Einflusses und der psychischen Empfänglichkeit. Zu Beginn ist der kataleptiforme Zustand kaum wahrnehmbar. Angehobene Gliedmaßen bleiben ein paar Sekunden oben, fallen danach aber etwas zögerlich herab, oder es bleibt lediglich der Unterarm erhoben. Will man den Arm insgesamt hochheben, so fällt er wieder nach unten. Die einzelnen Finger erhalten die Position nicht aufrecht, in die sie gebracht wurden, die ganze Hand und der Unterarm bleiben aber stehen.
Bei einigen Patienten beispielsweise fällt der Arm wieder zurück, wenn er rasch angehoben und losgelassen wird, wird er aber einige Sekunden oben festgehalten, um sozusagen dem Gehirn die Idee dieser Haltung einzuprägen, so bleibt er oben.
Bei anderen schließlich ist Katalepsie nur mittels einer in Worte gefassten Suggestion zu erreichen. Der hypnotisierten Person muss gesagt werden: ›Ihr Arm bleibt oben, Ihre Beine befinden sich oben.‹ Nur dann verbleiben sie so. Manche behalten die neue Position passiv bei, wenn ihnen nichts anderes gesagt wird; wenn man aber riskiert, das zu ändern, erlangen sie sozusagen das Bewusstsein wieder, appellieren an ihre geschwächte Willenskraft und lassen Arm oder Bein fallen. Dann wachen sie häufig auf.« (1957, S. 6–7)

Aus einer moderneren Sicht der Katalepsie würde man eher die *aktiv akzeptierende und rezeptive Haltung* hervorheben anstatt der »passiven Verfassung« aufgrund »geschwächter Willenskraft«. Der Patient, der auf eine lenkende Berührung rasch und leicht reagiert, ist tatsächlich in kooperativer und reagibler Stimmung. Patienten, die ihre Gliedmaßen in der Position belassen, nachdem sie eine entsprechende nonverbale Suggestion erhalten haben (indem der Therapeut Arm oder Bein einfach ein paar Sekunden in einer bestimmten Position festhält), reagieren wirklich mit hervorragender Sensibilität auf den kleinsten Wink des Therapeuten. So können wir davon ausgehen, dass Patienten, welche rasch lernen, Katalepsie aufrechtzuerhalten, eine günstige Haltung und Akzeptanz gegenüber weiterer Trancearbeit einnehmen. Vielleicht entwickelte Erickson deshalb so viele geniale Vorgehensweisen zur Entwicklung von Katalepsie, nicht nur indem er gute Versuchspersonen zu Hypnosedemonstrationen aussuchte, sondern auch hinsichtlich Induktion und Trancevertiefung.

2. Spontane Katalepsie erkennen

Beim Konzept der »Alltags-Trance« Ericksons handelt es sich eigentlich um eine Form der Katalepsie. Wir beschreiben diese spontanen Katalepsien oft als Phase der Träumerei, der Unaufmerksamkeit, der ruhigen Betrachtung. Bei dieser Gelegenheit neigen Menschen dazu, irgendwohin zu starren (nach rechts oder nach links, je nachdem, welche Gehirnhälfte gerade dominiert – Baken, 1969), und haben dann diesen entrückten oder leeren Blick. Die Augen sind gewöhnlich auf etwas fixiert, unbeweglich oder schließen sich möglicherweise. Das Gesicht verliert eher seinen lebendigen Ausdruck und wird leblos, es nimmt diesen gewissen flachen, glatt gebügelten Ausdruck an. Der ganze Körper bleibt unbewegt in der Position, die er gerade innehatte, und bestimmte Reflexe (z. B. Schluck- und Atemreflex) können verlangsamt sein. Die betreffenden Personen scheinen sich vorübergehend ihrer Umgebung nicht bewusst zu sein, bis sie dann ihre allgemeine Realitätsorientierung wieder erlangen (Shor, 1959). Unsere Hypothese lautet, dass im Alltag unser Bewusstsein sich ständig im Fluss befindet und zwischen allgemeiner Realitätsorientierung und dem Augenblicksgeschehen der Trance pendelt (Erickson & Rossi, 1975).
Neueste Untersuchungen zu den 90-minütigen Traum-Zyklen während des Schlafs weisen darauf hin, dass diese Zyklen auch während des gesamten 24-Stunden-Tages gegeben sind; sie werden als ultradiane Rhythmen (Hiatt & Kripke, 1975) bezeichnet. Das Ausmaß der Phantasietätigkeit, der Alphawellen, der Augenbewegungen sowie das Hungergefühl, all das hängt von den fundamentalen, ganztägig ablaufenden Ruhe-Aktivitäts-Zyklen ab. Es kann sehr wohl sein, dass der vom Autor als »Alltags-Trance« bezeichnete Zustand, in dem sich auch spontan Katalepsie zeigen kann, mit jenem Teil der circadianen Rhythmen identisch ist, in welchem Ruhe, hochfrequente Alphawellen und Phantasietätigkeit vorherrschen. Sollte das der Fall sein, so können wir von zukünftigen Forschungsergeb-

nissen erwarten, dass Trance-Induktionen und hypnotische Erfahrungen bevorzugt während der Ruheperioden der 90-minütigen ultradianen Rhythmen erlebt werden können.

Bemerkenswerterweise dehnen sich wichtige hypnotherapeutische Sitzungen gern über mehrere Stunden aus. So kann es sein, dass zumindest ein Teil seines Erfolgs bei seiner Arbeit in tiefer Trance darauf zurückzuführen ist, dass er intuitiv die Ruheperioden des Circadianen Zyklus auswählt, während derer der Patient spontan zu Katalepsie, Phantasien und nach innen gerichteter Aufmerksamkeit neigt. Wir raten dringend zu experimenteller Forschung, um die Hypothese zu testen, ob während der circadianen Phase hochfrequenter Alphawellen- und Phantasietätigkeit Trance leichter zu induzieren und mehr hypnotische Phänomene hervorzurufen sind.

In der Hypnoseliteratur finden wir eine stattliche Ansammlung verschiedener Phänomene, die als Katalepsie beschrieben werden (Weitzenhoffer, 1953). Dazu zählt praktisch jede Erscheinungsweise menschlicher und tierischer Bewegungslosigkeit, sei sie nun durch *Faszination* (aufgrund eines ungewöhnlichen oder furchteinflößenden Erlebnisses), *Schreck oder Angst* (plötzlich auftauchendes grelles Licht oder heftiges Geräusch), Erschöpfung oder Krankheit bedingt. Viele Autoren beschreiben auch verschiedene Formen »tierischer Hypnose« (treffender als »tonische Immobilität« – Bewegungsstarre bezeichnet), die in der Natur Überlebensqualität zu haben scheint. So erstarrt beispielsweise das von einem Raubtier erfasste Oppossum und wird dann als tot aufgegeben (Cheek & LeCron, 1968; Hallet & Pelle, 1967). Andere Forscher haben vorgeführt, wie man bei einem Tier durch Schock und Furcht Katalepsie herbeiführen kann, indem man es rasch umdreht und kurze Zeit unbeweglich festhält (Volgyesi, 1968; Moore & Amstey, 1963). Beschrieben wurde auch die Ähnlichkeit zwischen tierischer und menschlicher Bewegungsstarre, wenn Menschen einer zutiefst furchterregenden Situation ausgeliefert werden (Milechnin, 1962). Die Beziehung zwischen Katalepsie und tieferen nonverbalen Schichten der Persönlichkeit bestimmt den Wert und Nutzen der Katalepsie in der Hypnotherapie.

Ericksons funktionale Definition der *Katalepsie als einer Form wohl ausgewogener Muskelspannung* (form of well-balanced muscle tonicity) ist wahrscheinlich umfassend genug und hilft uns, in der modernen Hypnotherapie die meisten Möglichkeiten ihrer Anwendung zu verstehen. Die folgenden, aus dem Alltagsleben gegriffenen, Beispiele erweitern unser traditionelles Verständnis der Katalepsie und bereiten uns darauf vor, deren Anwendungsmöglichkeiten in der modernen Hypnotherapie genauer zu verstehen.

1. Beim Briefeschreiben macht man einen Augenblick Pause um nachzudenken; dabei ist man sich des Stifts in der Hand nicht bewusst, hält ihn vielmehr gelassen und bequem in bewegungslos kataleptischer Position. Tatsächlich ist gewöhnlich der Körper insgesamt bewegungslos und kataleptisch, während das Bewusstsein konzentriert und empfänglich ist für Gedanken.

2. Wenn wir eine Frage oder ein Problem bedenken, starren wir häufig nach links oder rechts und gewöhnlich mit unbewegtem Blick leicht nach oben, was wir als angenehme kataleptische Position ansehen können. Und wiederum ist das ein Moment besonderer Sensibilität und Empfänglichkeit für innere Abläufe.

3. Sind wir in ein Buch, in die Lektüre oder in einen Film vertieft, dann bleibt unser ganzer Körper für lange Zeit bewegungslos kataleptisch. Unser Arm kann sogar von einem Sitznachbarn in eine neue Position verschoben werden, ohne dass wir es merken. Der Arm kann dann bequem in dieser neuen Position ruhen. Wir achten nicht auf diesen unwichtigen, auf unsere Körperposition bezogenen Reiz, wenn unsere Aufmerksamkeit auf den interessanten Film konzentriert ist. Eingehendes Interesse und Empfänglichkeit für bestimmte Reize werden offensichtlich aufgehoben durch eine entsprechende kataleptische Unempfindlichkeit für andere Stimuli.

4. Während einer Sportveranstaltung beugt sich die gesamte Zuschauerschaft häufig vor und verharrt für den Augenblick angespannt in ziemlich unangenehmer kataleptischer Position. Dieser Moment der kataleptischen Anspannung ist natürlich genau der Augenblick, in dem das kritische Ereignis die Aufmerksamkeit fesselt.

5. Wenn Sie einer Person, die gerade einer motorischen Tätigkeit wie Schreiben, Malen, Schuhe binden, Kuchen anrühren, ein

Brett zersägen oder sonst etwas nachgeht, eine spannende Frage stellen, so unterbricht sie häufig mittendrin ihre Tätigkeit, verharrt einen Augenblick kataleptisch in ihrer Position und überlegt die Antwort. Die Frage hat die äußere Muskelaktivität aufgehoben, sodass die Antwort auf dem Wege innerer fokussierter Aufmerksamkeit gefunden werden kann.

6. Erickson beschreibt gern, wie ein Eskimo unbeweglich, in kataleptischer Haltung 24 Stunden oder länger vor einem Loch im Eis sitzen und auf das Erscheinen des Seehunds warten kann. Wie die Jäger in vielen Gesellschaften kann er augenblicklich auf den richtigen Stimulus reagieren, selbst dann, wenn er sich aller unwichtigen Stimuli aus der Umgebung nicht bewusst ist.

7. In den meisten kritischen oder Notfallsituationen des Alltags neigen Menschen dazu, wie gebannt zu erstarren, und verharren unbeweglich und kataleptisch, während ihre gesamte Aufmerksamkeit nach innen gerichtet ist, um das wichtige Ereignis zu erfassen und zu verstehen. Schließlich muss jemand schreien: »Steh hier nicht rum, ruf einen Arzt!«

Bei allen Beispielen scheint es eine Lücke im Bewusstsein der Personen zu geben, während sie gespannt auf eine angemessene Antwort aus ihrem Inneren oder von außerhalb warten. *In diesen Augenblicken, wenn sie kataleptisch und in bewegungsloser Anspannung verharren, sind sie für die angemessenen Stimuli offen und empfänglich. Dann kann eine passende Suggestion anscheinend automatisch empfangen und befolgt werden. Die momentane Lücke im Bewusstsein ist dem Wesen nach eine vorübergehene Trance. Die erhöhte Empfänglichkeit zu diesem Zeitpunkt ist genau das, was wir unter dem Begriff hypnotisch verstehen.*
Bezeichnend für unsere Beispiele ist der Zusammenhang zwischen Katalepsie oder körperlicher Bewegungslosigkeit und gesteigerter Empfänglichkeit für wichtige Stimuli. Deutlich wird das auch in der ständigen Anweisung des Lehrers an seine Schüler: »Sitzt still und gebt Acht!« Jüngste Untersuchungen (Dement, 1978; Goleman & Davidson, 1979) haben bestätigt, dass diese körperliche Bewegungslosigkeit entsprechend einhergeht mit einer Phase erhöhter intensiver geistiger Aktivität während des Träumens. Während des REM-

Schlafs (Rapid Eye Movement – rasche Augenbewegungen während der Traumstadien im Schlaf) weisen die meisten physiologischen Parameter (z. B. EEG, Atmung, Puls, penile Erektion, Augenbewegungen etc.) auf einen Zustand erhöhten Arousals hin. Lediglich die Werte für muskuläre Anspannung sind erniedrigt und zeigen die Bewegungslosigkeit der Muskeln an. Die häufig hergestellte Analogie zwischen Trance und Traum, worin geistige Aktivität mühelos und autonom vonstatten zu gehen scheint, während der Körper offensichtlich unbewegt (kataleptisch) ist, hat somit eine gewisse empirische Bestätigung erfahren. Während Träumen auf eine erhöhte Vigilanz während des Schlafs hinzuweisen scheint, stellt Katalepsie einen Zustand erhöhter Erwartung während des Wachzustands dar.

3. Katalepsie fördern

Katalepsie wird durch jegliche Maßnahme gefördert, bei der (1) Aufmerksamkeit erregt, (2) für allmähliche körperliche Bewegungslosigkeit gesorgt und (3) eine innere Einstellung des Erforschens, der Empfänglichkeit und eine Erwartungshaltung gegenüber lenkenden Stimuli von Seiten des Therapeuten gefördert wird. Der Empfänglichkeit, die einem Teil des Körpers Bewegungslosigkeit ermöglicht, entspricht die geistige Aufnahmebereitschaft für weitere Suggestionen von Seiten des Therapeuten. So wird Katalepsie zu einem entscheidenden Mittel, um geistige Empfänglichkeit für angemessene Reize beim Patienten zu fördern und einzuschätzen.
Das kann selbst bei einem Patienten gezeigt werden, der Katalepsie nicht in der üblichen Art und Weise erleben kann oder will, indem sein Arm nach oben geführt wird.
Katalepsie kann gewöhnlich indirekt vermittelt werden, indem man der Versuchsperson einen Gegenstand, z. B. ein Buch, reicht und es dann mit einer ablenkenden Bemerkung wieder zurückzieht, wenn die Person die Hand danach ausstreckt, um es zu ergreifen. Der Arm der Versuchsperson beibt dann kataleptisch in der Schwebe, als wartete sie noch auf das Buch. Genau in diesem Moment, wenn Arm und Hand ausgestreckt sind, ist auch der Geist des Patienten

gespannt und offen; die momentane Lücke in der Wahrnehmung kann mit jeder angemessenen Suggestion gefüllt werden, die der Therapeut genau in diesem Augenblick anbietet.

Dieses Offensein wird verdeutlicht in Ericksons Beschreibung einer Katalepsie, die ein zahnärztlicher Kollege beiläufig anwandte, um die Empfänglichkeit seines Patienten für Entspannungssuggestionen zu verbessern*.

»Er versucht nicht, den Patienten direkt zu entspannen noch eine Coaching-Technik einzusetzen. Er bittet den Patienten, sich auf einen Stuhl zu setzen. Dann fragt er ihn, ob er, der Zahnarzt, das Handgelenk des Patienten nehmen darf, und legt es sehr behutsam auf die Armlehne. Dabei bewegt er die Hand des Patienten auf und ab und richtet ein paar beiläufige Bemerkungen an ihn. Tatsächlich bittet er den Patienten um Erlaubnis, seinen Arm zurechtzurücken. Dann fährt er fort, den Arm ein wenig auf und ab zu bewegen. Der Patient kann darin keinen besonderen Sinn sehen. Während er sich darüber wundert und sich Gedanken macht, ist er buchstäblich weit offen für eine Idee, die ihm angeboten wird.

Was Sie in Hypnose von Ihrem Patienten wollen: Sie wollen, dass er auf eine Idee reagiert. Es ist Ihre Aufgabe und steht in Ihrer Verantwortung zu lernen, wie Sie sich an den Patienten wenden, wie Sie mit ihm reden, wie Sie sich seiner Aufmerksamkeit versichern und wie Sie erreichen, dass er ganz offen und empfänglich ist für eine zur Situation passende Idee. Wenn der Zahnarzt sein Handgelenk ergreift und beginnt, die Hand langsam auf und ab zu führen, kann sich der Patient fragen: ›Prüft er meine Entspannung? Versucht er, meine Hand richtig auf der Armlehne zu platzieren? Was soll ich mit meiner Hand machen?‹ Während der Patient aufnahmebereit und gebannt mit diesen Fragen beschäftigt ist, kann der Zahnarzt ihm nun wirksam suggerieren: ›und entspannen Sie sich mehr und mehr‹. Diese Technik braucht 10 bis 30 Sekunden. In diesem Augenblick, da er sich fragt, ›was will er, was soll ich mit meiner Hand machen?‹, ist der Patient vollkommen bereit, jegliche Idee anzunehmen, die ihm angeboten wird. Sie alle haben bereits gesehen, wie ich das Handgelenk einer freiwilligen Versuchsperson genommen, ihren Arm angehoben und suggeriert habe, dass sie in

* Direkte Zitate Ericksons entstammen – sofern sie nicht an anderer Stelle zitiert sind – seinen Workshops, Seminaren oder Tonbandaufnahmen mit Rossi und ergaben sich aus der Arbeit von zwei Jahrzehnten etwa von 1950 bis 1970.

tiefe Trance gehe. Genau die gleiche Technik verwendet auch der Zahnarzt. Ich verfahre vor einer Gruppe so, weil ich das Phänomen tiefer Hypnose eher rasch demonstrieren möchte. Ich bin bereit, die Aufmerksamkeit zu fesseln und den Patienten dann dem Zweifel zu überlassen, was er in dieser besonderen Situation nun denken oder tun soll. Das macht den Patienten jeglicher Suggestion zugänglich, die zur unmittelbaren Situation passt.
Hypnose ergibt sich nicht aus bloßer Wiederholung, vielmehr daraus, dass es Ihrem Patienten leicht gemacht wird, eine Idee aufzugreifen und ihr zu entsprechen. Es ist keine Fülle von Ideen notwendig – es genügt eine einzige, dargeboten zum passenden Zeitpunkt, der der Patient seine volle Aufmerksamkeit zuwenden kann. Im Umgang mit dem Patienten ist Ihr ausschließliches Anliegen, dessen Aufmerksamkeit sicher zu sein, seine Kooperation zu erlangen und sicherzustellen, dass er so gut reagiert, wie er nur kann.«

Ericksons Technik, Arm und Hand des Patienten in eine kataleptische Position zu führen, ist eine Kunst für sich. In seinem Aufsatz über hypnotische Pantomime-Techniken (Erickson, 1964b) beschreibt er, wie er nonverbal Trance induziert:
»Ich zeigte dem Mädchen meine leeren Hände, dann streckte ich meine rechte Hand aus und umfasste mit meinen Fingern sanft ihr rechtes Handgelenk, wobei ich es kaum berührte, nur mit meinen Fingerspitzen umschrieb ich ein unregelmäßiges, vages und wechselndes Muster taktiler Stimulation. Das zog ihre Aufmerksamkeit voll und ganz auf sich, und sie fragte sich erwartungsvoll, was ich da wohl mache. Mit meinem rechten Daumen übte ich ein wenig Druck auf den latero-volar-ulnaren Teil ihres Handgelenks aus, als wollte ich es nach oben drehen; im gleichen Moment drückte ich mit meinem Mittelfinger im Bereich, wo die Speiche sich abzeichnet, ganz leicht dorso-lateral an ihrem Handgelenk nach unten; desgleichen führte ich mit meinen übrigen Fingern verschiedene ähnlich leise Berührungen aus, die aber keine Richtung suggerierten. Sie reagierte automatisch auf die direktiven Berührungen, ohne sie bewusst von den übrigen zu unterscheiden, wobei sie offenbar zunächst eine Berührung und dann die nächste beachtete.
Nachdem sie angefangen hatte zu reagieren, steigerte ich abwechselnd meine direktiven Berührungen, ohne jedoch in der Zahl und Variation meiner übrigen ablenkenden taktilen Stimuli nachzulas-

sen. So suggerierte ich seitliche und Aufwärtsbewegungen ihres Arms und ihrer Hand durch variierende taktile Stimuli, vermischt mit einer abnehmenden Anzahl nichtdirektiver Berührungen. Diese reaktiven automatischen Bewegungen, deren Ursprung sie nicht erkannte, verblüfften sie, und als ihre Pupillen sich weiteten, berührte ich ihr Handgelenk und suggerierte eine Aufwärtsbewegung. Damit begann ihr Arm sich zu heben, und ich hörte vorsichtig mit der Berührung auf, sodass sie meinen taktilen Rückzug nicht bemerkte und die Aufwärtsbewegung weiterging. Ich wechselte mit meinen Fingerspitzen rasch zu den ihren, veränderte die Berührungen, um unmerklich in eine völlige Aufwärtsdrehung ihrer Handinnenfläche überzuleiten; weitere Berührungen ihrer Fingerspitzen dienten dazu, einige Finger zu strecken, andere zu beugen, und eine präzise Berührung ihrer ausgestreckten Fingerspitzen führte zum kontinuierlichen Beugen ihres Ellbogens. Dies wiederum ergab eine langsame Bewegung ihrer Hand zu ihren Augen. Als diese einsetzte, lenkte ich ihre visuelle Aufmerksamkeit mit meinen Fingern auf meine Augen. Ich richtete meinen Fokus in die Ferne, als blickte ich durch sie hindurch und über sie hinaus, bewegte meine Finger dicht an meine Augen, schloss meine Augen langsam, holte mit einem tiefen Seufzer Luft, ließ meine Schultern entspannt sinken und deutete dann auf ihre Finger, die sich ihren Augen näherten.
Sie folgte meinen pantomimischen Anweisungen und entwickelte eine Trance, die allen Anstrengungen des Personals widerstand, ihre Aufmerksamkeit zu erlangen oder sie mittels englischsprachiger Suggestionen aufzuwecken.« (S. 66)
Bei anderer Gelegenheit beschrieb Erickson seine Vorgehensweise und Gedankengänge folgendermaßen:
»Sie nehmen das Handgelenk sehr, sehr sanft. Welche Absicht verfolgen Sie? Zweck ist, dass der Patient spürt, wie Ihre Hand sein Handgelenk berührt. Das ist alles. Der Patient hat schließlich Muskeln, die ihn in die Lage versetzen, seinen Arm zu heben, warum also sollten Sie es für ihn tun? *Der Körper hat gelernt, wie er minimalen Reizen (cues) folgen kann. Sie nutzen dieses Lernen. Sie erteilen Ihrem Patienten minimale Reize. Wenn er beginnt, auf jene minimalen Reize zu reagieren, widmet er allen weiteren Reizen, die sie ihm anbieten, mehr und mehr Aufmerksamkeit. Und während er Ihren Suggestionen mehr und mehr Aufmerksamkeit schenkt, geht er tiefer in Trance. Die Kunst der Trance-Vertiefung bedeutet*

nicht, dass man ihn anschreit, tiefer und tiefer in Trance zu gehen, vielmehr ihm sanft minimale Suggestionen zu geben, und so achtet der Patient mehr und mehr auf seine eigenen inneren Prozesse und geht tiefer und tiefer.

Ich denke, Sie alle haben gesehen, wie ich den Arm eines Patienten nahm, ihn anhob und auf verschiedenerlei Art hierhin und dorthin bewegte. In dieser Weise induziere ich Trance. Ich habe versucht, einigen von Ihnen zu zeigen, wie Handgelenk und Hand angefasst werden sollen. Sie fassen nicht mit aller Kraft zu, über die Sie in Ihrer Hand verfügen, um dann das Handgelenk Ihrer Patienten niederzudrücken. Stattdessen halten Sie es sehr, sehr sanft und lassen ein Ergreifen des Handgelenks ahnen; Sie umfassen das Handgelenk, indem Ihr Daumen und Zeigefinger es leicht berühren. Mit nur leisestem Druck suggerieren Sie eine Bewegung des Handgelenks sowie eine aufwärts gerichtete Bewegung der Hand. Und wie geschieht das? Sie drücken ganz schwach mit Ihrem Daumen, und gleichzeitig bewegen Sie Ihren Zeigefinger so wie in den Abbildungen 1 und 2 angegeben, um eine Balance herzustellen. Sie bewegen Ihre Finger seitlich, und während der Patient darauf achtet, hebt Ihr Daumen die Hand. Das ist im Wesentlichen eine Ablenkungstechnik: Während der Daumen die Hand sehr leicht und beständig aufwärts lenkt, führen die übrigen Finger leichte Berührungen und ablenkende Bewegungen nach allen möglichen Seiten aus, die dahin gehen, sich gegenseitig aufzuheben.«

Eine weitere Möglichkeit, die Hand aufwärts zu lenken, besteht darin, die bewusste Aufmerksamkeit des Patienten mit festem Druck Ihrer Finger auf die Oberseite seiner Hand zu lenken und nur schwach mit Ihrem Daumen auf der Handunterseite des Patienten zu steuern. Es gibt nur eine Möglichkeit, wie die feste Berührung für den Patienten auch fest bleiben kann, indem er nämlich weiterhin seine Hand aufwärts gegen den Druck Ihrer Finger bewegt. Gleichzeitig wird die untere Berührung Ihres Daumens vom Patienten so sanft erhalten, indem er sich beständig aufwärts bewegend von ihm enfernt. Der Therapeut muss diese Bewegungen immer wieder üben, denn sie ergeben die rascheste und einfachste Möglichkeit, das Bewusstsein des Patienten abzulenken und die Konzentration des Unbewussten sicherzustellen.

Sie heben die Hand auf diese Art und Weise und lassen dabei Ihre Finger hier und da verweilen, sodass der Patient unbewusst ein Ge-

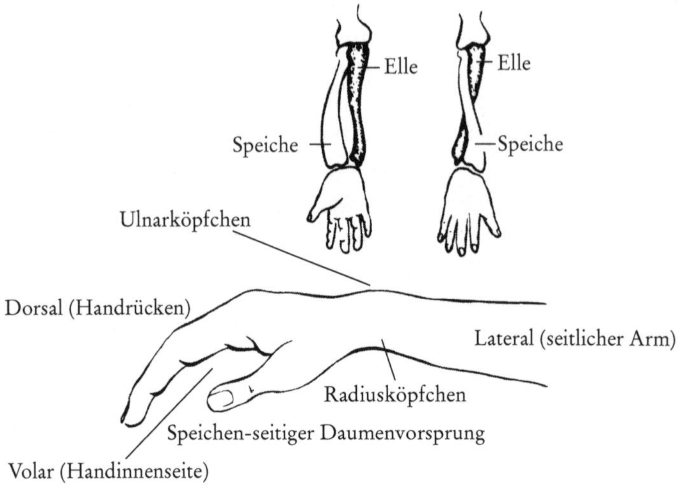

Abbildung 1: Orientierungshilfe zur Anatomie bei der Hand- und Armkatalespie

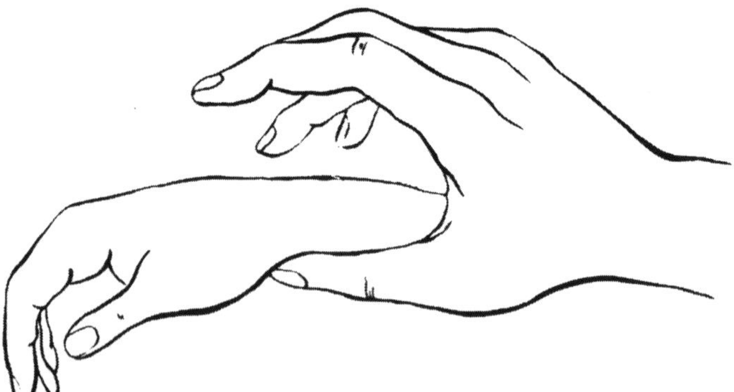

Abbildung 2: Anordnung von Daumen und übrigen Fingern bei der Induktion einer Katalepsie

fühl dafür bekommt. Sie möchten, dass der Patient dieses nette, angenehme Gefühl Ihrer hier und da verweilenden Hand bekommt, denn Sie wollen, dass er mit seiner Aufmerksamkeit dort, bei seiner Hand, ist, und Sie wollen, dass sich jener Zustand des ausgewogenen Muskeltonus, nämlich der Katalepsie, entwickelt. Ist jener Zustand des ausgewogenen Muskeltonus erst einmal erreicht, um Katalepsie zustande zu bringen, so haben Sie die Mithilfe des Unbewussten im ganzen Körper des Patienten gewonnen. Erreichen Sie Katalepsie in einer Hand des Patienten, dann ist es auch sehr wohl möglich, die andere Hand kataleptisch werden zu lassen. Haben Sie sie erst in der anderen Hand, dann ist die Katalepsie wahrscheinlich auch im rechten Fuß, im linken Fuß und überall im Körper, im Gesicht und im Nacken. Sobald Sie diesen ausgewogenen Muskeltonus erreicht haben, ist der physische Zustand gegeben, welcher es dem Patienten gestattet, Erschöpfung und andere störende Empfindungen nicht zu bemerken. Normalerweise ist es schwer, diesen ausgewogenen Muskeltonus aufrechtzuerhalten und gleichzeitig auf Schmerzen zu achten. *Sie wollen die gesamte Aufmerksamkeit Ihres Patienten auf diesen ausgewogenen Muskeltonus konzentrieren, denn das lenkt ihn ab von Schmerz und anderen propriozeptiven Reizen, sodass in Verbindung mit Katalepsie oft Taubheit, Analgesie und Anästhesie erlebt werden. Wenn der ausgewogene Muskeltonus und die Katalepsie sich über den ganzen Körper ausgebreitet haben, dann sind alle Körperempfindungen reduziert zugunsten derjenigen, die der Aufrechterhaltung dieser Katalepsie dienen. Dann ist der Patient deutlich einer Fülle von Ideen zugänglich.*

Die introspektiven Äußerungen von Versuchspersonen, die eine Katalepsie-Induktion nach diesem Muster erlebt haben, unterstützen Ericksons Ansichten zur Wirkung der Ablenkung in diesem Prozess. Die meisten Versuchspersonen berichten, dass ihre Hand eine eigenartige Tendenz gehabt habe, sich von selbst aufwärts und hin und her zu bewegen, denn sie konnten den beständigen Druck nach oben, ausgeübt vom Daumen des Therapeuten, nicht von den ablenkenden Berührungen und Bewegungen der übrigen Finger unterscheiden. Die minimalen Hinweise des Therapeuten und die darauf folgenden Reaktionen des Patienten laufen in rascherem Tempo ab, als die gedankliche Verarbeitung beim Patienten folgen kann. Die meisten taktilen Stimuli und Reaktionen werden automatisch propriozeptiv im Kleinhirn vermittelt, und so wird das Ich-Bewusstsein des Patienten auf kortikaler Ebene umgangen.

Katalepsie beim Widerstand leistenden Patienten fördern

Sprechen wir von Widerstand, so ist damit gewöhnlich nicht das klassische psychoanalytische Konzept im Freud'schen Sinne gemeint, bei welchem eine vorbewusste oder unbewusste Kraft das Eindringen bestimmten Materials ins Bewusstsein aktiv verhindert. Widerstand gegen hypnotische Arbeit hat meist mit dem fehlenden Verständnis des Patienten zu tun, welche Reaktionen gefragt sind oder wie sich die erwünschten Reaktionen von selbst ergeben können. So benötigen beispielsweise viele hochintelligente Patienten einige Hintergrundinformationen, ehe sie eine Katalepsie zulassen. Diese Hintergrundinformationen gibt Erickson in einem Gespräch vor der Induktion etwa folgendermaßen:

E.: **Sie können alles vergessen. Sie vergessen, dass Sie als kleines Kind lernen mussten, wie Sie Ihren Arm heben können. Sie mussten lernen, wie Sie Ihre Hand bewegen können. Es gab eine Zeit, da wussten Sie nicht einmal, dass das Ihre Hand ist. Es gab eine Zeit, da wussten Sie nicht, wie Sie sie heben können. Es gab eine Zeit, da waren Sie überrascht, dieses interessante Ding (den eigenen Arm des kleinen Kindes) sich bewegen zu sehen. Es gab eine Zeit, da versuchten Sie, Ihre rechte Hand auszustrecken und Ihre rechte Hand zu berühren. Sie wussten noch nicht einmal, dass sie an Ihnen angewachsen war.**

R.: Sind das die frühkindlichen Erinnerungen, die Sie reaktivieren, sodass sie genutzt werden können, um Katalepsie zu bewirken?

E.: Ja. Wenn Sie das diesen hochintelligenten, skeptischen Probanden erst einmal nahe gebracht haben, dann erkennen sie den Wahrheitsgehalt und die Möglichkeiten eines derartigen kataleptischen Erlebnisses.

4. Katalepsie nutzen

Im Jahre 1961 führte Erickson in einem Brief an André Weitzenhoffer noch eine Reihe anderer Möglichkeiten zur Induktion von Katalepsie auf sowie zu deren Verwendung zur Induktion von Schlaf oder Trance, um hypnotische Suggestibilität einzuschätzen und als Sprungbrett für andere hypnotische Phänomene. Folgende Notizen sind veröffentlicht:

> Katalepsie als allgemeines Phänomen kann genutzt werden
>
> 1. als Verfahren zum Test der hypnotischen Empfänglichkeit
> 2. als Induktionsverfahren
> 3. als Reinduktionsverfahren
> 4. als Verfahren zur Trancevertiefung
>
> Unbedingt erforderlich zur erfolgreichen Einleitung und Nutzung der Katalepsie ist
>
> 1. Bereitwilligkeit auf Seiten der ausgewählten Versuchsperson
> 2. eine angemessene Situation
> 3. eine angemessene Situation, um die Erfahrung fortzusetzen.

4.1 Katalepsie zur Induktion von Schlaf durch Heben und Senken eines Arms

Erickson fährt in seinem Brief an Weitzenhoffer folgendermaßen fort:

> Ich habe völlig fremde Menschen getestet, während ich irgendwo in der Schlange stand, auf einem Platz im Restaurant, am Bahnhof oder Flughafen wartete. Dabei habe ich ausgezeichnete kataleptische Reaktionen erhalten, gefolgt von Schreckreaktionen und Fragen. Dann habe ich mich einiger beiläufiger Bemerkungen bedient, um einerseits unsere Interaktion zu rechtfertigen und andererseits die Episode abzuschließen.
> Auf dem Flughafen und nur in Gegenwart beider Eltern, mit Kindern unter 6 Jahren (und vorzugsweise dann, wenn die Kinder müde sind), knüpfe ich ein passendes Gespräch mit den Eltern an. Ich gebe mich als Arzt zu erkennen, bemerke, wie müde das Kind ist, dass ich als Mediziner sehen kann, es ist gleich so weit, dass es einschläft und auch gleich einschlafen würde, wenn es nur einen Moment aufhören würde

herumzuzappeln oder zu schreien. Das kann man im Beisein des Kindes oder in seiner Abwesenheit sagen. Weiter erkläre ich, dass man ein Kind nicht still halten kann, dass man seinen Arm sanft hin und her bewegen muss. »Schauen Sie her, ich zeige es Ihnen«, und dabei rücke ich zum Ende der Bank im Warteraum. Das zappelnde Kind richtet seinen Blick auf mich. Ich nehme vorsichtig seinen Arm und tue vielleicht so, als wollte ich den anderen Arm anheben. Behutsam hebe ich den Arm an, um das Kind dazu zu bringen, die Hand anzusehen; dann senke ich die Hand dicht an seinem Körper, sodass das Kind die Augenlider senkt, während ich seine Hand vorsichtig zum Körper hin senke. (Manchmal müssen Sie das noch mit der anderen Hand wiederholen.) Während ich die Hand behutsam auf dem Schoß des Kindes ablege, schließt es die Augen, noch ein tiefer Atemzug, und das Kind ist offenbar eingeschlafen. Rasch bemerke ich beiläufig: »Wissen Sie, dieses Kind war viel müder als ich dachte.« Dann verliere ich offensichtlich alles Interesse an dem Kind und fange mit den Eltern ein Gespräch über sie selbst an.

Ich meide Kinder über 6 Jahren und Mütter unter 25 – zu leicht werden falsche Schlüsse gezogen –, und ich meide auch Mütter, die nicht in Begleitung ihrer Ehemänner sind. Allerdings sah ich einmal an einem großen Flughafen gegen Mitternacht eine abgehetzte Mutter, die ich (zutreffend) als grippekrank diagnostizierte, mit ihren vier Kindern zwischen 4 und 9 Jahren, sämtlich müde, verstört und zappelig. Ich setzte mich neben die Mutter und machte die üblichen Bemerkungen. Sie setzte an, etwas zu sagen, tat es dann aber nicht. Sie schien aufmerksam und interessiert, deshalb erklärte ich, dass die Kinder müde und zappelig seien, und wenn man ihre Aufmerksamkeit gewinnen würde, wären sie in dem Augenblick eingeschlafen, wo sie ruhig wären. Daraufhin zerriss ich ostentativ und voller Eifer ein Stück Zeitung in schmale Streifen, verknotete sie unbeholfen und legte sie auf den Boden. Die Kinder saßen still da und beobachteten den Vorgang. Dann führte ich die Handlevitation dicht an ihrem Körper aus, sodass sich ihre Augenlider gleichzeitig mit den Händen senkten. Alle vier schliefen unmittelbar ein, und ich wandte mich rasch an die Frau, um mich im Gespräch locker aus der Situation zu entfernen, sie aber sagte: »Da kommt mein Mann, er hat sich eine Tasse Kaffee geholt.« Und zu ihrem Mann sagte sie: »Schatz, Dr. Erickson hat mir gerade Kinderhypnose demonstriert.« Sie beide waren Ärzte. Sie hatten mich erkannt, ich sie aber nicht. Sie hatten beide vor ein paar Jahren an einem Seminar unter meiner Leitung teilgenommen. Das war das einzige Mal, dass ich ertappt worden bin.

Katalepsie durch scheinbares Festhalten eines Arms

Eine andere Möglichkeit, bei fremden Erwachsenen leicht eine Katalepsie herbeizuführen, besteht darin, anscheinend einen Arm festzuhalten. Wenn ich auf dem Flughafen jemanden dasitzen und in die Luft starren sehe, was ich als Alltagstrance einschätze, setze ich mich neben ihn und starre ebenfalls vor mich hin, bis er mich wahrzunehmen beginnt. Ich nicke ihm zu und sehe bewundernd auf den Ring an der auf seinen Knien ruhenden Hand. Ich mache eine Bemerkung über den Ring und hebe dann so nebenbei seine Hand, um den Ring genauer zu sehen. Dann gebe ich den Kontakt mit seinem Arm sanft und so behutsam auf, dass es scheint, als hielte ich ihn immer noch. Die Katalepsie ist offenkundig, wenn der Arm des Fremden von selbst einfach und bequem ein oder zwei Minuten lang in dieser Position bleibt, während ich fortfahre, über den Ring zu sprechen.

*Die Händedruck-Induktion**

Einführung: Wenn ich mit dem Händedruck beginne, tue ich das auf normale Weise. Die »hypnotische Berührung« beginnt, wenn ich loslasse. Das Loslassen geht vom festen Griff zur sanften Berührung mit dem Daumen über, zum zögerlichen Zurückziehen des kleinen Fingers, zum sanften Streifen der Hand der Versuchsperson mit dem Mittelfinger – gerade genügend undeutliche Empfindungen, um die Aufmerksamkeit anzuziehen. Wendet die Versuchsperson ihre Aufmerksamkeit der Berührung Ihres Daumens zu, so fahren Sie fort mit einer Berührung mit Ihrem kleinen Finger. Folgt die Versuchsperson nun dieser Berührung, so gehen Sie über zu einer mit Ihrem Mittelfinger und dann wiederum zu einer mit dem Daumen.

Diese Erregung der Aufmerksamkeit ist lediglich eine Erregung, ohne dass daraus ein Reaktionsstimulus würde.

Durch die Erregung ihrer Aufmerksamkeit wird die Versuchsperson davon abgehalten, sich dem Händedruck zu entziehen, weil eine Spannung, eine Erwartungshaltung entsteht.

Dann berühren Sie – um die getrennte neuronale Erkennung sicherzustellen – annähernd, aber doch nicht ganz gleichzeitig den unteren Teil der Handinnenfläche (am Handgelenk) so leicht, dass kaum ein aufwärts gerichteter Druck zu verspüren ist. Darauf folgt ein ähnlicher, äußerst leichter Druck nach unten, und danach gebe ich den Kontakt so behutsam auf, dass die Versuchsperson gar nicht genau weiß, wann das geschieht, und so bleibt ihre Hand kataleptisch, bewegt sich weder

* Dieser Abschnitt aus Ericksons Brief von 1961 an André Weitzenhoffer wurde in Hypnotic Realities (Erickson, Rossi/Rossi, 1976) veröffentlicht; der vorliegende Nachdruck erfolgt mit Erlaubnis des Verlags.

nach oben noch nach unten. Bisweilen berühre ich sie noch seitlich oder in der Mitte, sodass sie noch steifer in ihrer Katalepsie ist.

Beendigung: Wenn Sie nicht wollen, dass Ihre Versuchsperson weiß, was Sie tun, dann lenken Sie sie einfach ab, meist mit ein paar passenden Bemerkungen, und dann kommen Sie so nebenbei zum Ende. Manchmal fragt die Versuchsperson: »Was haben Sie gesagt? Ich war einen Moment abwesend und habe gar nicht aufgepasst.« Das irritiert die Versuchsperson etwas und weist darauf hin, dass ihre Aufmerksamkeit so fokussiert und fixiert war auf die besonderen Stimuli an ihrer Hand, dass sie vorübergehend in Trance war und nicht gehört hat, was geredet wurde.

Utilisation: Jede Utilisation führt zu gesteigerter Trancetiefe; sie sollte stets als Fortsetzung oder Erweiterung der anfänglichen Vorgehensweise weitergeführt werden. Viel kann nonverbal geschehen. Wenn mich beispielsweise eine Versuchsperson geistesabwesend anschaut, wende ich vielleicht meinen Blick langsam nach unten und veranlasse sie, auf ihre Hand zu sehen, die ich berühre, als wollte ich sagen: »Sieh auf diese Stelle.« Das vertieft den Trancezustand. Je nachdem, ob die Versuchsperson nun Sie ansieht, ihre eigene Hand oder einfach ausdruckslos vor sich hin starrt, können Sie mit Ihrer linken Hand die erhobene Hand der Versuchsperson von oben oder von der Seite berühren, und zwar nur so lange, dass Sie gerade eben eine Abwärtsbewegung suggerieren. Gelegentlich ist ein leichter Schups oder Stoß nach unten nötig. Wenn es eines kräftigen Stoßes oder Schubses bedarf, sollte geprüft werden, ob Anästhesie besteht.

Es gibt einige Kollegen, die mir nicht die Hand schütteln würden, ehe ich sie nicht beruhigt habe, denn sie haben eine tiefe Handschuhanästhesie entwickelt, als ich mit ihnen dieses Vorgehen praktizierte. Ich schüttelte ihnen die Hand, sah ihnen in die Augen, ließ meinen Gesichtsausduck langsam und doch unvermittelt bewegungslos werden und fokussierte einen Punkt weit hinter ihnen. Dann entfernte ich meine Hand langsam und unmerklich von der ihren und bewegte mich langsam seitlich aus ihrem unmittelbaren Gesichtsfeld. Das ist bereits verschiedentlich beschrieben worden, aber die folgende Schilderung ist überaus anschaulich. »Ich hatte von Ihnen gehört, wollte Sie kennen lernen, Sie sahen so interessiert aus und ihr Händedruck war so herzlich. Ganz plötzlich war mein Arm weg und Ihr Gesicht veränderte sich und ging weit fort. Dann begann die linke Seite Ihres Kopfes zu verschwinden, ich konnte nur mehr die rechte Seite Ihres Gesichtes sehen, bis auch sie verschwand.« Zu diesem Zeitpunkt waren die Augen der Versuchsperson starr nach vorn gerichtet, als ich mich demnach nach links aus ihrem Gesichtsfeld bewegte, verschwand zunächst meine linke Gesichtshälfte und dann die rechte. »Langsam kam Ihr Gesicht zurück, sie kamen nahe heran, lächelten und sagten, Sie hätten mich am Samstag gern als Versuchsperson. Dann bemerkte ich meine Hand und fragte Sie danach, denn ich konnte meinen gesamten Arm nicht mehr spüren. Sie sagten einfach, ich solle ihn eine Weile so lassen, um der Erfahrung willen.«

Sie suggerieren der erhobenen rechten Hand (die in der Position des Händedrucks nun kataleptisch ist) mit einer leichten Berührung eine Abwärtsbewegung. Gleichzeitig vermitteln Sie der linken Hand der Versuchsperson mit einer sanften Berührung Ihrer anderen Hand eine Aufwärtsbewegung. Damit hebt sich nun die linke Hand, die rechte senkt sich. Wenn die rechte Hand auf dem Schoß ankommt, hält sie inne. Die Aufwärtsbewegung der linken Hand kann zum Halten kommen oder weiter gehen. Wahrscheinlich berühre ich sie ein weiteres Mal und lenke sie Richtung Gesicht, sodass ein Teil ein Auge berührt. Das bewirkt den Lidschluss und ist sehr effektiv als Induktion tiefer Trance, ohne dass ein einziges Wort gesprochen worden wäre.

Es gibt weitere nonverbale Suggestionen. Was geschieht beispielsweise, wenn die Versuchsperson auf meine Bemühungen mit ihrer rechten Hand keine Reaktion zeigt und die Situation hoffnungslos erscheint? Wenn sie mir nicht ins Gesicht sieht, werden meine langsamen, sanften, nicht im Einklang mit der Situation stehenden Bewegungen (merke: nicht im Einklang mit der Situation stehend) die Versuchsperson zwingen, mir ins Gesicht zu sehen. Ich lasse meine Miene einfrieren, konzentriere wieder meinen Blick und lenke ihren Blick mit langsamen Kopfbewegungen zu ihrer linken Hand, zu welcher meine rechte sich langsam und anscheinend ohne Absicht hin bewegt. Während meine rechte Hand ihre linke mit einer leichten und sanften Aufwärtsbewegung berührt, drückt meine linke Hand mit sehr behutsamer, gerade ausreichender Entschiedenheit ihre rechte Hand einen Augenblick lang nieder, bis sie sich bewegt. So bestätige und bekräftige ich die Abwärtsbewegung ihrer rechten Hand; diese Suggestion akzeptiert die Versuchsperson zugleich mit der taktilen Suggestion zur Handlevitation rechts. Deren Aufwärtsbewegung wird durch die Tatsache verstärkt, dass die Versuchsperson im gleichen Rhythmus mit mir atmet und dass meine rechte Hand ihre linke mit dieser Aufwärtsbewegung in dem Augenblick berührt, wenn sie zum Einatmen ansetzt. Verstärkt wird das noch durch ihr irgendwie peripheres Sehen, aufgrund dessen sie die Aufwärtsbewegung meines Körpers beim Einatmen wahrnimmt und wie ich langsam meinen Körper und Kopf nach oben und zurücknehme, wenn ich ihre linke Hand in dieser aufwärts gerichteten Bewegung berühre.«

Ericksons Beschreibung dieser Händedruck-Induktion ist für den Anfänger schon atemberaubend. Wie soll man das alles im Kopf behalten? Wie entwickelt man so eine sanfte Art der Berührung und ein derartiges Geschick? Und vor allem, wie lernt man all das als Möglichkeit zu nutzen, was sich in der Situation ergibt, um die Aufmerksamkeit der Versuchsperson zu fokussieren und ihre innere Beteiligung aufrechtzuerhalten, sodass die Trance sich entwickelt? Offensichtlich sind Hingabe und Geduld erforderlich, um diese Fähigkeiten zu entwickeln. Das ist nicht nur die Frage eines schlichten, auf bestimmte Art ausgeführten Händedrucks. Dieser ist lediglich der Kontext, in dem Erickson Kontakt zu einer Person herstellt. Dann benutzt er diesen Kontext, um die Aufmerksamkeit unablässig nach innen gerichtet zu halten und damit die Situation für eine mögliche Entwicklung der Trance zu schaffen.

Während Erickson die Hand schüttelt, ist er völlig darauf konzentriert, wo die Versuchsperson sich gerade mit ihrer Aufmerksamkeit befindet, zu Anfang nämlich bei einer gewöhnlichen zwischenmenschlichen Begegnung. Dann stellt sich beim Loslassen der Hand und den unerwarteten Berührungen eine vorübergehende Verwirrung ein, und ihre Aufmerksamkeit konzentriert sich rasch auf seine Hand. An diesem Punkt werden Versuchspersonen mit Widerstand ihre Hand rasch zurückziehen und so die Situation beenden. Versuchspersonen, die bereit sind, Trance zu erleben, werden neugierig sein, was nun passiert. Sie sind aufmerksam und konzentriert, offen und bereit für weitere richtungweisende Stimuli. Die lenkenden Berührungen sind so sanft und ungewöhnlich, dass die Versuchspersonen keine verstandesmäßigen Möglichkeiten haben, sie zu beurteilen. Sie haben eine rasche Abfolge nonverbaler Anreize erhalten, ihre Hand unbewegt in einer Position zu belassen (s. letzter Abschnitt der Einführung), bemerken das aber nicht. Ihre Hand reagiert auf die zu Bewegungslosigkeit führenden Berührungen, sie sind sich dessen aber nicht bewusst. Es handelt sich einfach um eine automatische Reaktion auf kinästhetischer Ebene, die sich anfangs der bewussten Analyse widersetzt, weil die Versuchspersonen keine frühere Erfahrung damit haben. Auf die Bewegung steuernden Berührungen erfolgt eine Reaktion auf derselben Ebene und mit einer ähnlichen Lücke im Wahrnehmen und Verstehen.

Die Versuchspersonen bemerken, wie sie auf ungewöhnliche Art reagieren, ohne zu wissen weshalb. Nun richtet sich ihre Aufmerksamkeit nach innen, auf der intensiven Suche nach einer Antwort oder Orientierung. Diese Ausrichtung nach innen samt dem Suchprozess, das ist das Wesen der »Trance«. Die Versuchspersonen können mit ihrer nach innen gerichteten Suche so sehr beschäftigt sein, dass die üblichen Sinnes- und Wahrnehmungsprozesse, die unsere Wirklichkeitsorientierung ausmachen, vorübergehend aufgehoben sind. Dann können die Versuchspersonen anästhetisch sein, eine Lücke in ihrem Hören oder Sehen erleben, Zeitverzerrung, Déjà-vu, ein Gefühl der Desorientierung oder des Schwindels usw. wahrnehmen. Zu diesem Zeitpunkt sind die Versuchspersonen offen für weitere verbale oder nonverbale Suggestionen, welche die innere Suche (Trance) in der einen oder anderen Richtung verstärken können.

Die folgende Demonstration vor Zuhörern verdeutlicht, wie Katalepsie eingeleitet und genutzt werden kann, um ein Tranceerlebnis oder das Kennenlernen anderer hypnotischer Phänomene zu ermöglichen.

Rapport herstellen

E.: **Und Sie sind?**

J.: **Janet.**

E.: **Sie haben gewiss Eindruck gemacht auf das Tonbandgerät. Es hat das bestmögliche Pfeifgeräusch von sich gegeben. Wie fühlen Sie sich vor einem derart eindrucksvollen Auditorium?**

J.: Ich *fürchte mich zu Tode.*

E.: **Wissen Sie, eigentlich glaube ich, dass Sie diejenige sind, die wahrscheinlich in Trance versetzt wird. Können Sie mir sagen, wie Sie sich fühlen?**

J.: **Besser.**

E.: **Sind Sie noch so geängstigt wie zuerst?**

J.: **Nein.**

R.: Die erste Anrede dient dazu, Rapport herzustellen – eine lustige Bemerkung über das Pfeifen des Tonbandgeräts und eine Frage nach ihrem Befinden vor dem Auditorium, um ihren Gefühlszustand hier und jetzt einzuschätzen. Sie antwortet, sie »fürchte sich zu Tode«. Da sie es in halb humorvollem Ton sagte (als Antwort auf Ericksons witzige Eingangsbemerkung über den zufälligen Pfeifton des Tonbandgeräts), folgt sie bereits Ericksons Führung. Er geht darauf ein, indem er sich bemüht, sie zu beruhigen. Es ist wichtig, dass Beruhigung und Rapport in der ersten Phase einer Induktion stattfinden. Ihre unmittelbaren positiven Antworten, sich »besser« zu fühlen und sich nicht mehr zu fürchten, weisen darauf hin, dass nunmehr ein günstiges Klima für eine formelle Induktion geschaffen ist.

Katalepsie durch Heben des Arms

E.: **Einfach entspannen. Ich werde Ihre Hand anheben, und ich hätte gern, dass Sie sie beobachten.**

R.: Wenn Sie gleichzeitig eine Katalepsie durch Handheben herbeiführen und bitten, sie möge ihre Hand beobachten, dann ist ihre Aufmerksamkeit gebannt und sie ist auf zwei Sinnesmodalitäten konzentriert.

Visuelle Halluzination

E.: **Nun, sehen Sie auf diese Hand. Und beobachten Sie. Und Sie *sehen sie genau da.***

R.: »Sehen sie genau da« ist eine Suggestion auf zwei Ebenen: Auf der einen bedeutet das einfach: Sehen Sie die Hand. Auf der anderen ist es die Suggestion einer möglichen visuellen Halluzination, die Hand auch weiterhin »da« zu sehen, selbst wenn sie nicht mehr da ist.

Katalepsien durch Fixieren der Arme

E.: **Und ich werde sie nicht ablegen. Ich werde sie genau da lassen. Und beobachten Sie nur weiter diese rechte Hand da. Und Sie können Ihre Hand beobachten. Und Sie beobachten weiter Ihre rechte Hand. Und ich werde Ihre linke Hand recht genau hier lassen. Und nun, langsam …**

R.: Viele Versuchspersonen halten ihren Arm anfangs nicht in einer bestimmten Position, sondern lassen ihn schwer auf den Schoß zurückfallen, wenn der Therapeut es zulässt. Erickson gibt dann eine indirekte Suggestion, um den Arm kataleptisch zu halten.

Hat man erst eine Katalepsie des rechten Arms gelernt, so ist eine Katalepsie mit dem linken Arm rasch hergestellt, um die innere Beteiligung der Versuchsperson zu verstärken.

Dissoziation

E.: **... werden sich Ihre Hände öffnen. Das ist gut. Und ich hätte gerne, ...**

R.: Eine Hand »langsam« zu öffnen, während man sie sorgfältig beobachtet, ist eine reichlich ungewöhnliche Aufgabe, die üblicherweise einen dissoziativen Zustand und eine automatische Reaktion fördert.

Fragen zum innneren Fokus

E.: **...dass Sie Ihre Hände beobachten. Ihre Hände öffnen sich. Würden Sie gern Ihre Hand beobachten?**

R.: Normalerweise müssen wir unsere Hände nicht so sorgfältig beobachten, so entwickelt sich die eigenartige dissoziative Haltung weiterhin, angespornt durch eine Frage, ein hypnotisches Mittel, das die Aufmerksamkeit der Versuchsperson nach innen, auf die eigenen assoziativen Prozesse hinlenkt.

Indirekter Lidschluss

E.: **Und Sie können weiter Ihre Hand beobachten, wenn Sie wollen, mit geschlossenen Augen. Und Ihre Hände öffnen sich mehr und mehr.**

R.: Diese indirekte Suggestion zum Schließen der Augen wurde abgestimmt (1) auf ihr fortgesetztes Beobachten der Hand (d. h., eine bildliche Vorstellung oder eine Halluzination soll in ihr aufrechterhalten werden) und (2) auf ihren eigenen Wunsch hin. Ersteres ist ein weiterer Schritt zum Erlernen visueller Halluzinationen, Punkt zwei mobilisiert gewöhnlich die positive Motivation. Wenn sie nun ihre Augen schließt, damit sie sich von der Anstrengung dieser seltsamen Situation erholen kann, dann bedeutet das implizit, dass sie ihrem eigenen Wunsch entspricht. Ericksons Lidschluss-Suggestion wurde zum Wunsch der Versuchsperson; die Suggestion wurde gänzlich internalisiert im Sinne einer ich-syntonen Reaktion.

Pause zum Erlernen automatischer Reaktionen

(47 Sekunden Pause)

E.: **Wenn es irgendetwas gibt, wovon Sie möchten, dass ich es verstehe, dann können Sie nicken oder den Kopf schütteln.**

R.: Das sehr langsame Sich-Öffnen der Hände ist ein positives Anzeichen für Trance-Verhalten. Sie lernt Bewegungen erneut – von der willentlichen, selbst gesteuerten Kontrolle zu jener automatischen Art und Weise, bei der die Hände sich auf die Suggestion des Therapeuten hin langsam, wie von selbst, öffnen.

Signalisieren mit dem Kopf

E.: **Und damit Sie ein wenig in Übung kommen, hätte ich gern, dass Sie sehr langsam mit dem Kopf nicken. Und nun drehen Sie Ihren Kopf sorgsam von einer Seite zur anderen.**

R.: Das ist eine eigenartige Suggestion mit vielen Implikationen: (1) Sie beginnt ideomotorisches Signalisieren mit dem Kopf zu lernen. (2) Sie soll nur in dieser eingeschränkten Weise kommunizieren, die meisten ihrer Fähigkeiten können weiter »schlafen«. (3) Wenn sie Erickson etwas verständlich machen will und ihn das einfach durch Nicken oder Kopfschütteln wissen lässt, so bedeutet das eine Menge vorgestellter oder halluzinierter Kommunikation, die zwischen den beiden stattfindet. »Langsame« Kopfbewegungen einzuüben ermöglicht die Entwicklung der automatischen Anteile hypnotischen Verhaltens.

Fragen zum Motivieren und Vertiefen der inneren Beteiligung

E.: Und nun, gibt es etwas Bestimmtes, das Sie gern lernen würden oder das ich nach Ihrem Wunsch tun soll? (Sie schüttelt verneinend den Kopf.)

R.: Solche Fragen erlauben der Versuchsperson eine gewisse, sie respektierende Kontrolle der Situation. Warum sollte ihrem Ich nicht erlaubt sein, eine Bitte im Trance-Verhalten zu äußern? Damit wird die Motivation gesteigert und die Beteiligung am Trance-Prozess vertieft.

Wohlbefinden nutzen

E.: Sehr gut, finden Sie *Gefallen* an dem Gefühl? (Sie nickt bejahend.) *Genießen* Sie, sich wohler zu fühlen? (Sie nickt bejahend.)

R.: Fragen nach »gefallen«, »genießen« und »sich wohl fühlen« sind tatsächlich kraftvolle Suggestionen, die die Versuchsperson befähigen, ihre eigenen kinästhetischen Erinnerungen an Wohlbefinden hervorzurufen und zu nutzen und damit die gegenwärtige Trance zu erleichtern. *Wohlbefinden ist ein natürliches Kennzeichen der Trance.*

Kontingente Suggestionen zum Aufwachen

E.: Und nun, *was ich mir von Ihnen wünschen würde, was Sie tun sollten,* ist zu *entdecken, dass Sie Ihre Hand* zum Schoß *sinken lassen können, nachdem* Sie Ihre Augen geöffnet haben, und wenn Ihre Hände Ihren Schoß erreicht haben, können Sie aufwachen.

R.: In diesem einzigen Satz gibt es eine Reihe von Suggestionen. »Was ich mir von Ihnen wünschen würde, was Sie tun sollten« suggeriert, dass sie Erickson folgt. Während sie die folgende Reihe einander bedingender Suggestionen umsetzt, verstärkt sie ihre Neigung, Erickson zu folgen.

»Entdecken Sie, dass Sie Ihre Hand sinken *lassen* können« bedeutet auch, dass die Versuchsperson lernt, wie sie das automatische Verhalten, die Hand zu senken, erleben kann.
Die Hand *nach* dem Öffnen der Augen sinken zu lassen vermittelt der Versuchsperson üblicherweise ein dissoziatives Gefühl, denn sie beobachtet, wie ihre Hand sich automatisch bewegt, während sie noch nicht vollständig wach ist.
Die implizite Anweisung wird benutzt, sodass eine Kontingenz von Aufwachen und der Hand, die den Schoß erreicht, hergestellt wird. Wenn sie »aufwachen« muss, heißt das auch, dass sie in Trance gewesen sein muss.

Strukturierte Amnesie

E.: ***Wie fühlen Sie sich?* Wie fühlen Sie sich?**

J.: **Gut.**

R.: Indem man zur gleichen Frage zurückkehrt »Wie fühlen Sie sich?«, wie sie gestellt wurde, ehe mit der Katalepsie-Induktion begonnen worden ist, erreicht man gewöhnlich eine Amnesie für alle Trance-Ereignisse, die zwischen den beiden gleich lautenden Fragen liegen.

5. Zusammenfassung

Obgleich Katalepsie aus historischer Sicht eines der frühesten definierenden Kennzeichen der Trance war, so hat sich unser Verständnis ihrer Bedeutung und Nutzung doch in den vergangenen Jahrzehnten geändert. Während Katalepsie von den frühen Forschern als »passiver« Zustand eines »stumpfen Willens« und als bezeichnend für bestimmte Trance-Stadien galt, betrachten wir heute die Leichtigkeit, mit der Menschen lernen können, einen Körperteil bequem im Zustand eines wohl ausgewogenen Muskeltonus zu halten, als Maß ihrer Empfindlichkeit und Empfänglichkeit für Suggestionen. Ericksons Vorgehen bei der Katalepsie dient dazu, die

Aufmerksamkeit des Patienten zu gewährleisten, sie nach innen zu richten und eine staunende und erwartungsvolle Bereitschaft für weitere Suggestionen zu wecken. So gesehen ist Katalepsie ideal zur Induktion von Trance und um die entsprechende Empfänglichkeit des Patienten zu untersuchen. Katalepsie kann als Grundlage angesehen werden, auf der weitere hypnotische Phänomene entwickelt werden können.

Katalepsie steht in besonderer Beziehung zur Amnesie, Analgesie und Anästhesie. Wir gehen von der Annahme aus, dass der besondere Aufmerksamkeits-Fokus, der während der Induktion und Aufrechterhaltung der Katalepsie auf minimale Reize gerichtet ist, die Aufmerksamkeit des Einzelnen ablenkt und beschäftigt, sodass er oder sie andere Reize eher ausblendet. Gelegentlich wird so eine Amnesie für andere Ereignisse angeregt, die gleichzeitig mit der Katalepsie geschehen. Wenn der Patient sich völlig auf die minimalen propriozeptiven Reize eines wohlausgewogenen Muskeltonus konzentriert, wie er für Katalepsie charakteristisch ist, dann ist er gewöhnlich analgetisch oder anästhetisch für andere Körperempfindungen oder Schmerz.

Es bestehen, wie bei allen hypnotischen Phänomenen, große individuelle Unterschiede in der Reaktion auf Katalepsie. Begleitphänomene wie starrer Blick, Leichtigkeit, Schwere oder Steifheit der Gliedmaßen, ein Gefühl automatischer Bewegungen oder Dissoziation, wobei ein Körperteil als nicht mehr zugehörig empfunden wird, visuelle und auditive Wahrnehmungsveränderungen, spontane Altersregression etc. – all das kann beim Einzelnen in jeweils unterschiedlichem Ausprägungsgrad mit der Katalepsie einhergehen. Viele dieser Begleiterscheinungen treten spontan auf, anscheinend als Folge des teilweisen oder allgemeinen Realitätsverlustes, der sich vollzieht, wenn die Versuchsperson diese neuen, unerwarteten und überraschenden Stimuli der Katalepsie-Induktion erlebt. Der gut ausgebildete Hypnotherapeut lernt, die spontan einsetzende Entwicklung dieser Begleitphänomene zu erkennen, die weiter unterstützt und genutzt werden können, um therapeutische Ziele zu erreichen.

6. Übungen mit Katalepsie

Ein Anfänger kann sich leicht überwältigt fühlen von der Beschreibung der unglaublich kunstfertigen Katalepsie-Induktionen Ericksons. Man muss sich allerdings der Tatsache bewusst sein, dass Erickson diese Geschicklichkeit allmählich über Jahrzehnte seines Lebens unter schmerzlichem Versuch und Irrtum entwickelt hat (s. z. B. Erickson & Rossi, 1974, 1975). Deshalb kann der Studierende davon ausgehen, dass sehr viel geduldiges Beobachten und wirkliches Üben erforderlich sind, um diese Fertigkeiten zu erwerben. Sie entwickeln sich ein Leben lang in der klinischen Praxis weiter und sind der Lohn für die Hingabe des Therapeuten an die Heilkunst.

Wichtig ist, dass Anfänger ein gewisses Maß an Professionalität und Vertrauen in ihre Fertigkeiten erlangen, indem sie zunächst mit Freiwilligen in Seminaren an der Universität oder in Ausbildungs-Workshops (wie sie von der American Society of Clinical Hypnosis oder in der Bundesrepublik Deutschland von der Milton-Erickson-Gesellschaft für klinische Hypnose angeboten werden) üben. Man versucht sich nicht an fremden Personen oder Patienten. Erickson machte erst dann mit ihm unbekannten Personen Erfahrungen, nachdem er bereits Meister seines Fachs war. Patienten haben ein Recht zu erwarten, dass Kliniker bereits die nötigen Fähigkeiten erworben haben, um bei jeder therapeutischen Begegnung vertrauenswürdig und effektiv zu sein und für Wohlbefinden zu sorgen.

6.1 Katalepsie zur Trance-Induktion durch geführtes Auf- und Abwärtsbewegen eines Arms

Am einfachsten kann Katalepsie zur Fokussierung der Aufmerksamkeit und zur Trance-Induktion hervorgerufen werden, indem man den Arm einer Versuchsperson behutsam bis zu einem Punkt über Augenniveau führt und dann erlaubt, dass sich der Arm langsam in eine Ruheposition senkt. Die Versuchsperson wird gebeten, die Hand sorgfältig zu beobachten, ohne dabei den Kopf zu bewegen. Während der Arm gesenkt wird, senken sich auch die Lider.

Während der Arm eine tiefere Position erreicht, kann der Therapeut suggerieren, dass die Versuchsperson ihren Augen erlaubt, sich völlig zu schließen – wenn sie nicht bereits geschlossen sind. Therapeuten entwickeln ihre Fertigkeiten, indem sie lernen, zu beobachten und die Reaktionen der Versuchspersonen während des gesamten Ablaufs zu erkunden.

a. Beobachten Sie die Bereitschaft und Mitarbeit der Versuchspersonen, während sie dem Therapeuten gestatten, ihren Arm nach oben zu führen. Während der Arm zum höchsten Punkt geführt wird, kann der Therapeut einen Augenblick zögern und ganz behutsam den Kontakt mit dem Arm aufgeben. Zeigt der Arm die Tendenz, in dieser Position kataleptisch zu bleiben, wobei der Therapeut ihn anscheinend dort hält?

b. Wie leicht und gut sind Versuchspersonen in der Lage, den Suggestionen zu folgen, die Augen auf ihre Hände zu fokussieren? Das ist ein weiteres Kennzeichen ihrer Empfindlichkeit und Empfänglichkeit für Suggestionen. Der Therapeut beobachtet sorgfältig die Augen der Versuchsperson, um die Suggestion zu bekräftigen, falls die Aufmerksamkeit der Versuchsperson abirrt. Damit wird der Rapport zwischen Therapeut und Versuchsperson erleichtert, und sie kann sich darin üben, den Suggestionen des Therapeuten zu folgen.

c. Während sich der Arm senkt, kann der Therapeut wiederum die Katalepsie testen, indem er behutsam die Berührung abschwächt, während er doch offensichtlich Kontakt hält. Hält der Arm der Versuchsperson inne und bleibt er von selbst kataleptisch an einer Stelle? Senkt er sich weiterhin im gleichen Tempo, wie der Therapeut ihn bewegt hat? Beide Male ist das ein befriedigendes Zeichen, dass die Versuchsperson Folge leistet; allerdings ist die bewegungslose Katalepsie wohl ein empfindlicherer Hinweis auf Trancefähigkeit.

d. In welchem Ausmaß beginnen die Versuchspersonen den typischen Trance-Ausdruck in den Augen und im Gesicht zu zeigen, während sie beobachten, was sich mit ihren Händen entwickelt? ... Dazu gehören: ein leerer Blick, Blinzeln, möglicherweise Pupillenerweiterung, Tränen, ein weicherer oder schlafferer Gesichtsausdruck usw.

e. Der Therapeut lernt abzuschätzen, wie viel Erwartung und Bedürfnis die Versuchsperson nach weiteren Suggestionen hat. Alle Eltern, Lehrer und Therapeuten lernen erkennen, wann jemand eine Frage stellen will: Vielleicht ist da ein Stirnrunzeln, ein schiefer oder angespannter Zug um den Mund, oder die Zunge tritt ein wenig hervor, die Augen blicken unverwandt, der Atem wird etwas angehalten usw. Der Therapeut entspricht dann diesen Hinweisen mit Suggestionen zur Förderung der Trance oder sonstiger hypnotischer Phänomene oder therapeutischer Ziele, was immer im Moment gerade angemessen sein mag.

Anfänglich lernen Therapeuten, indem sie nur ein oder zwei solcher Phasen beobachten. Wenn ihnen der geamte Prozess geläufig ist und sie auch mit der ganzen Bandbreite möglicher Reaktionen bei verschiedenen Versuchspersonen vertraut sind, gelingt es ihnen besser, mehrere Beobachtungen abzuschätzen und jede einzelne Versuchsperson individuell und optimal zu geleiten.
Wie fassen Therapeuten ihre Suggestionen in Worte, um die Trance-Induktion zu fördern, bei der der Arm auf und ab geführt wird? Offensichtlich wird ein Therapeut eine gewisse Zeit brauchen, um zu lernen, wie er die verschiedenen, zuvor beschriebenen hypnotischen Vorgehensweisen anwenden kann. Therapeuten können damit anfangen, jede einzelne Form zu benutzen (Binsenwahrheiten, miteinander verbundene und sich gegenseitig bedingende Feststellungen, Fragen usw.), um während des Armhebens und -senkens Suggestionen zum Wohlbefinden, zur Entspannung oder was immer zu erteilen. Sie können u. a. folgendermaßen lauten:

Und wie wohl kann sich dieser Arm fühlen,

Eine *Frage* zum Wohlbefinden fördert dieses normalerweise,

wenn er hier ruht?

während *implizit* nahe gelegt wird, dass der Arm in einer statischen, kataleptischen Position bleibt.

Sie sehen diese Hand an

Eine Binsenwahrheit, die eine Ja-Haltung fördert.

und

Eine Verbindung, mit der die folgende Suggestion eingeleitet wird,

Sie brauchen nichts anderes zu sehen.

die eine negative visuelle Halluzination für alles außer der Hand beinhaltet und die in Worte gefasst wird mit der Wendung *»nichts tun«*. Sind Trance und eine Wort-Wörtlichkeit der Wahrnehmung gegeben, so wird die Versuchsperson auch nichts außer der Hand sehen. Andernfalls ist auch nichts verloren, denn die meisten Versuchspersonen werden nicht einmal erkennen, dass eine negative visuelle Halluzination suggeriert wurde.

Während Ihr Arm sich weiter in eine Ruheposition senkt, können Sie sich mehr und immer mehr wohl fühlen.

Eine *kontingente* Suggestion, bei der Wohlbefinden verknüpft wird mit dem laufenden, unvermeidlichenVerhalten des sich senkenden Arms. Außerdem handelt es sich hierbei auch um eine *Binsenwahrheit*: Wir fühlen uns gewöhnlich wohler, wenn wir Gliedmaßen in eine Ruheposition bringen. Der Schlüsselbegriff *»Ruhe«* führt alle Gefühle des Wohlbehagens assoziativ zusammen.

6.2 Katalepsie durch Führen des Arms in eine statische Position

Ein weiterer Schritt im Können besteht darin, eine Katalepsie herbeizuführen, wobei ein Arm nach oben geführt wird, und dann nonverbal suggeriert wird, dass er von selbst bequem in einer statischen Position bleibt. Dabei ist all die Beobachtungsgabe der ersten Übung erforderlich und zusätzlich die weitere Geschicklichkeit, den Arm der Versuchsperson mit *lenkenden* und *ablenkenden* Berührungen zu steuern. Hier gibt es ebenso viele individuelle Unterschiede im taktischen Vorgehen der Therapeuten, wie es Reaktionen auf Seiten der Patienten gibt. Anfänger können zunächst den in diesem Kapitel beschriebenen Anweisungen von Erickson folgen, sie werden aber bald ihre eigene Art und Weise finden, ihre Hände zu platzieren und zu bewegen etc., um eine statische Katalepsie zu ermöglichen. Es gibt zahlreiche kreative Variationen, mit denen man experimentieren kann. Beispielsweise kann der Daumen des Therapeuten, anstatt tatsächlich die Hand zu heben, einfach seitlich am Vorsprung der Elle (Daumenseite) aufwärts streichen. Die Versuchsperson erkennt dieses leichte Aufwärtsstreichen vielleicht gar nicht, doch kann es als Signal für die Aufwärtsbewegung von Hand und Arm dienen.

Bei Versuchspersonen, deren Arm schwer und schlaff bleibt und Anstalten macht, auf ihren Schoß zurückzufallen, wenn er losgelassen wird, ist eine Wortwahl wichtig, mit deren Hilfe man eine statische Katalepsie erzielen kann.

Wie bequem kann er hier bleiben?

Und ich sage Ihnen nicht, ihn herunterzunehmen.

Er bleibt hier ganz von selbst.

Wird der Arm hier richtig fest bleiben?

Und Sie müssen ihn nicht bewegen.

Wenn man lernt, Katalepsie zu induzieren, und wenn man mit Freiwilligen arbeitet, ist es für den Therapeuten wichtig, Rückmeldung von ihnen zu erhalten. Inwieweit sind dem Therapeuten ablenkende Berührungen gelungen, sodass die Versuchsperson nicht merkte, wie der/die Therapeut/in die Armbewegungen mit seinem/ihrem Daumen lenkte? In welchem Maß empfand die Versuchsperson Dissoziation im Arm, sodass dieser sich von selbst zu bewegen schien? Inwieweit schien es, als gehöre er nicht zum Körper der Versuchsperson? Welche anderen hypnotischen Phänomene begleiteten die Katalepsie vielleicht spontan? Wie kann der Therapeut die weitere Erfahrung mit diesen hypnotischen Begleitphänomenen fördern und steigern?

Der Erfolg des Therapeuten beim Einsatz ablenkender Berührungen, um die Hand in eine statische Katalepsie zu bringen, kann auf interessante Art getestet werden, indem man die Versuchsperson während der Arbeit die Augen geschlossen halten lässt. Zeigt die Versuchsperson beim Öffnen der Augen spontan Überraschung über ihre merkwürdige Armposition, so hat der Therapeut erfolgreich ihren kinästhetischen Orientierungssinn verwirrt. Je mehr Konfusion man für diesen Sinn schafft, umso mehr verlieren die Versuchspersonen allmählich ihre allgemeine Realitätsorientierung und werden für das Trance-Erleben zugänglich.

6.3 Katalepsie in Bewegung

Eine weitere Stufe des Könnens ist mit der Katalepsie in Bewegung erreicht, wobei der Arm der Versuchsperson eine bestimmte Bewegungsrichtung einschlägt, die dann ganz von selbst beibehalten wird, wenn der Therapeut den Kontakt aufgegeben hat. Der Therapeut lernt erkennen, wann Hand oder Arm des Patienten sich im Handgelenk, im Ellbogen oder in der Schulter leicht zu drehen beginnt, und nutzt dann diese Leichtigkeit der Reaktion, um dem Arm eine bestimmte Bewegung zu vermitteln. Der Therapeut gibt dann so behutsam den Kontakt auf, dass die Versuchsperson nicht erkennen kann, wann genau das geschehen ist. Die meisten Versuchspersonen erleben sogleich ein Gefühl der »Unwirklichkeit« oder Dissoziation, wenn sie beobachten, wie der Arm angenehm vorüberschwebt.

Wichtig ist, dass die Versuchsperson hier genügend freundliche und einfühlsame Unterstützung vom Therapeuten erhält.

Und das kann so angenehm sein, sich ganz von selbst zu bewegen.

Sie können es genießen, sich einfach darüber zu wundern.

Ist es nicht interessant, einfach weiter Ihre Hand zu beobachten?

Und Sie können sich frei fühlen, so viel über diese interessante Bewegung mitzuteilen, wie Sie möchten.

Während die Bewegung weitergeht, wächst die innere Beteiligung, und der Therapeut kann nun andere Worte finden, um der Arm-, Hand- und Fingerbewegung ihre Richtung zu geben. Wenn beide Arme einbezogen sind, können sie in eine umeinander kreisende Bewegung versetzt werden, eine traditionelle Bewegung zur Trance-Induktion und -Vertiefung.

Hat eine Versuchperson erst einmal erlebt, wie Gliedmaßen sich von selbst bewegen, oder war sie Augenzeuge einer entsprechenden Demonstration, so kann ihre Feinfühligkeit entsprechend gesteigert werden, indem Arme nicht einfach angehoben werden, sondern nur mehr leicht seitlich am Arm aufwärts gestrichen wird, um eine Aufwärtsbewegung anzuzeigen. Der Therapeut kann sich sogar modifizierter »passes« bedienen (s. Messmers »passes«: streichende Bewegungen in gewissem Abstand über einem Bereich des Körpers. Anm. d. Übers.), indem er mit seiner Handinnenfläche oder seinen Fingerspitzen vom Ellbogen der Versuchsperson entlang der Unterseite des Unterarms und über den Handrücken hinaufstreicht. Damit wird der Versuchsperson eine leichte Aufwärtsbewegung des Arms angezeigt, der sich dann heben wird, als wäre er an der Hand des Therapeuten festgeklebt. Haben Versuchspersonen diese Erfahrung gemacht, so werden die meisten auf immer leichtere »passes« reagieren, bis der Therapeut sie überhaupt nicht mehr zu berühren braucht, sondern nur mehr eine »passe« etwa 3 bis 6 Zentimeter oberhalb des Arms der Versuchsperson andeutet, damit ihr Arm sich hebt. Ihr Arm wird dann einfach der Hand des Therapeuten folgen. Bei einer empfindsamen und willigen Versuchsperson kann der Therapeut seine Bewegungen sogar noch weiter reduzieren, sodass schließlich ein »bedeutungsvoller Blick« oder ein Wink mit der Hand oder mit einem Finger ausreicht, den Arm der Versuchsperson zum Schweben zu bringen.

Es ist interessant, die subjektiven Erklärungen ahnungsloser Versuchspersonen zu hören, warum ihr Arm und ihre Hand der des Therapeuten folgen. Manche sagen, sie fühlen eine »Verbindung«, »eine magnetische Kraft«, »eine Wärme« oder »eine geheimnisvolle Macht«, die ihre Hand zieht. Tatsächlich können einige Versuchspersonen ihre Augen schließen, so fest, als wären sie zugebunden und sie können nicht verstohlen unter der Binde hervorblinzeln; dabei folgen ihre Gliedmaßen weiterhin dem Therapeuten, selbst wenn gar kein wirklicher Kontakt durch Berührung mehr besteht. Es scheint tatsächlich so, als gäbe es eine Art geheimnisvoller magnetischer Kraft! Wir können unschwer verstehen, warum frühere Forscher dazu kamen, dergleichen zu glauben. Womit erklären wir uns ein solch einfühlsames, Folge leistendes Verhalten? Diese Frage ist noch ungelöst. Reagiert die Versuchsperson auf die von der Hand des Therapeuten ausgehende Wärme oder auf das Geräusch? Kann die Versuchsperson den Luftzug spüren, der durch die Hand-

bewegung des Therapeuten entstanden ist? Oder wirkt das alles zusammen, gemeinsam mit weiteren Faktoren?
Für den Therapeuten ist es leicht, bei derart gesteigerter Sensitivität weiter zu experimentieren und zu den sich bewegenden Gliedmaßen noch andere Begleiterphänomene hinzutreten zu lassen. Inwieweit können auch Prickeln, Wärme, Kühle, Druck, Taubheit und andere Empfindungen erlebt werden? Gibt es auch visuelle und auditive Veränderungen?

6.4 Die Händedruck-Induktion

Wenn die vorausgegangenen Übungen an etlichen Hundert Versuchspersonen durchgeführt worden sind, sind Therapeuten nunmehr wohl bereit für die Händedruck-Induktion. Jeder Therapeut wird seine persönliche Variante und seine eigenen Möglichkeiten finden, die einzelnen Schritte im Vorgehen zu koordinieren, nachdem er zunächst mit Ericksons bereits beschriebenem Ansatz experimentiert hat.
Erickson hat der Händedruck-Induktion noch andere Aspekte der *Konfusion* hinzugefügt und nennt das »die Zerstreute-Professor-Induktion«. Wenn Erickson die Hand in dieser sanften, unbestimmten Art loslässt, schaut die Versuchsperson ihm natürlich ins Gesicht und in die Augen, um Klarheit für ihre aufkommenden Fragen zum Geschehen zu erlangen. Erickson trägt aber weiter zur Verwirrung bei, indem er seinen Blick unverwandt auf einen Punkt jenseits der Versuchsperson richtet. Sie sucht vergeblich Augenkontakt, und es beschleicht sie das seltsame Gefühl, nicht wahrgenommen zu werden, dass man durch sie hindurchsieht; mit der immer verwirrenderen Situation vervielfachen sich die Fragen. Erickson trägt auch weiter zur Verwirrung bei, indem er zusammenhanglos etwas vor sich hin murmelt, sodass die Versuchsperson nun verzweifelt versucht zu verstehen, was der zerstreute Professor sagen möchte. Genau in diesem Augenblick, wenn die Versuchsperson völlig kataleptisch verharrt, gebannt ist und nach Aufmerksamkeit verlangt, erteilt Erickson eine klare, präzise und deutliche Suggestion, welche die Versuchsperson sogleich für sich nutzt, damit sie ihre unangenehme, unsichere Situation beenden kann.

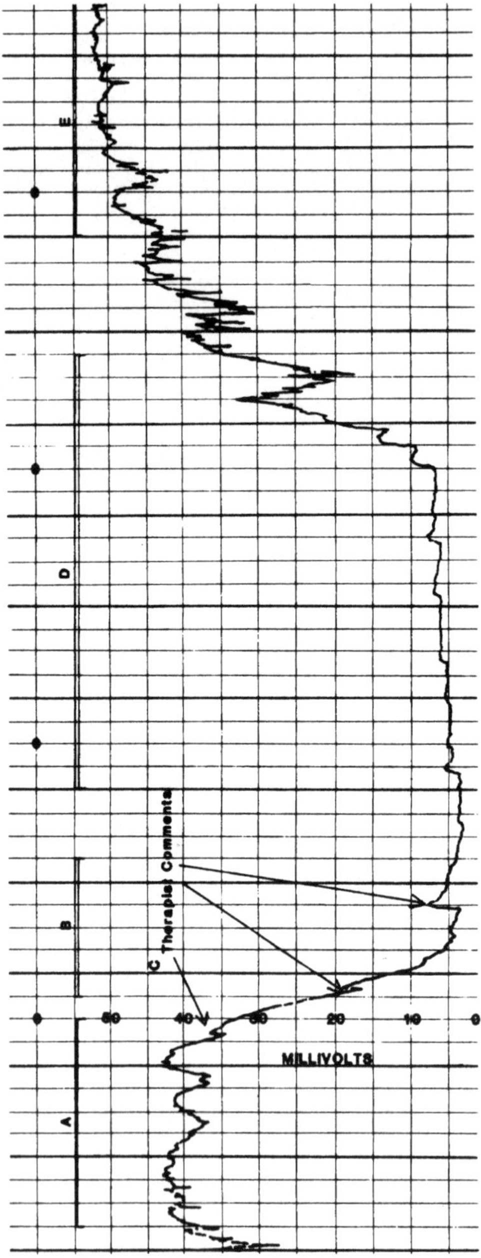

Abbildung 3: Elektronische Aufzeichnung von Gleichstrom-Körperpotenzialen während der Katalepsie – Millivolt auf der Vertikalachse, Zeitskala mit 1,3 cm/min auf der Horizontalachse: (A) normaler Wachzustand; (B) Abfall im Gleichstrompotenzial während der Entspannung; (C) kurze Reaktion auf eine Bemerkung des Therapeuten; (D) charakteristisch niedrige Aktivität während der Katalepsie; (E) typisches Muster in der Aufwachphase auf höherem Niveau als in (A).

6.5 Elektronische Messung der Katalepsie: Eine Zwei-Faktoren-Theorie des hypnotischen Erlebens

Während das Pendel im derzeitigen wissenschaftlichen Denken in Richtung der Meinung ausschlägt, dass es keine objektive Messung der hypnotischen Trance gibt*, besteht eine lange wissenschaftliche Tradition, Katalepsie zu messen. Bereits 1898 veröffentlichte Sidis bemerkenswert klare und überzeugende Sphygmographie-Aufzeichnungen**, die normales Wachsein von Katalepsie während Hypnose unterschieden. Ravitz veröffentlichte (1962, 1973) Kurven von der direkten elektrischen Aktivität des Körpers (gemessen mittels Impedanzaufzeichnung; [Impedanz = Wechselstromwiderstand]), wobei sich charakteristische Veränderungen während der Katalepsie-Induktion ergaben. Ich (Rossi) habe einige Jahre ein Hoch-Impedanzgerät verwendet (Inputwechselstromwiderstand von 10 bis 1000 Megaohm mit nichtpolarisierenden Elektroden, die an Stirn und Innenfläche einer Hand angebracht wurden), das sich in der klinischen Praxis als zweckmäßiger und überzeugender Indikator für objektive Veränderungen während der Trance erwiesen hat. In Abbildung 3 werden die Aufzeichnungen einer hoch intelligenten, normalen, 24-jährigen weiblichen Versuchsperson während ihrer ersten Hypnose-Induktion dargestellt. Die ungleichmäßige rasche Aktivität zu Beginn der Aufzeichnungen (A) ist charakteristisch für normales Wachbewusstsein. Jeder Aktivitätsimpuls scheint mit einem Anstieg zusammenzuhängen, der abfällt, sobald der Impuls abgeklungen ist. Während gewöhnlicher Entspannung, Meditation und Hypnose verflacht die Aufzeichnung und fällt gewöhnlich dramatisch ab, wenn die Versuchsperson jegliche aktive Anstrengung aufgibt, Geist oder Körper zu steuern (B). In Abbildung 3 sind einige langsame Anstiege während des Beginns der Hypnose-Induktion aufgezeichnet, als die Versuchsperson sich angestrengt hat, den Bemerkungen des Therapeuten zu folgen (C). Diese fallen mit der Vertiefung der Trance ab, und die Aufzeichnung zeigt dann das typische flache, niedrige Plateau, nur mehr mit langsamen Wellen und niedriger Amplitude (D). Mit mehr Trance-Erfahrung

---

* Daran hat sich bis heute nichts geändert. (Anm. d. Übers.)

** Durch Pulsschreiber aufgezeichnete Pulskurven (Anm. d. Übers.)

fällt sogar noch die Aktivität mit niedriger Amplitude ab, und man erhält eine glatte Linie als Aufzeichnung einer glatten Linie. Solange die Versuchsperson mental ruhig und mit unbewegtem (kataleptischem) Körper verharrt, zeigt die Aufzeichnung keine Gipfel oder Täler. Wenn die Versuchsperson beginnt, geistig aktiv zu werden oder sich zu bewegen, dann werden gewöhnlich auch wieder Gipfel und Täler aufgezeichnet. Auch die Aufwachphase zeigt ein typisches Muster (E). Die rasche Aufwach-Aktivität erscheint gewöhnlich auf höherem Niveau als die anfängliche Basis des Wachzustands. Dieses höhere Niveau bleibt für einige Minuten bestehen, bis die Aufzeichnung sich wieder dem Normalniveau nähert.
Die Schwierigkeit, derartige Aufzeichnungen als valides Maß für Trance zu akzeptieren, besteht darin, dass solche Maße sich auch ergeben, wann immer die Versuchsperson ruhig wird, während der Entspannung, der Meditation oder im Schlaf, ob nun Hypnose formal eingeleitet wurde oder nicht. Deshalb möchten wir eine 2-Phasen-Theorie des hypnotischen Erlebens vorschlagen. Zuerst muss ein Zustand der Offenheit und Empfänglichkeit gegeben sein, in welchem Versuchspersonen keine eigenständigen Anstrengungen unternehmen, um in ihre eigene autonome mentale Aktivität oder in die Suggestionen des Therapeuten einzugreifen. Die Aufzeichnungen von Ravitz wie auch die in Abbildung 3 sind wahrscheinlich ein treffender Hinweis auf diesen Zustand ruhiger Empfänglichkeit. Den zweiten Faktor könnte man »assoziative Beteiligung« nennen. Es ist der Prozess, bei dem der Hypnotherapeut die Assoziationen, jene mentalen Mechanismen und Fähigkeiten der Versuchsperson, aufgreift und nutzt, um ein hypnotisches Erlebnis zu ermöglichen. Diesen Prozess der Nutzung der eigenen mentalen Assoziationen des Patienten sehen wir als das Wesentliche der Suggestion an. Hypnotische Suggestion bedeutet nicht, Andeutungen zu machen oder etwas in den Geist der Versuchsperson einzuschleusen. Hypnotische Suggestion ist vielmehr ein Prozess, der Versuchsperson zu helfen, ihre eigenen geistigen Assoziationen und Fähigkeiten so zu nutzen, wie das ihrer persönlichen Kontrolle zuvor nicht zugänglich war.
Studenten und Laborpersonal mit Zugang zu geeigneter elektronischer Ausrüstung (Heath-Schlumberger Modell SR-255B Strip Chart Recorder ist geeignet*) können eine Reihe interessanter Zu-

* Diese Instrumente sind heute nicht mehr gebräuchlich. (Anm. d. Übers.)

sammenhänge zwischen hypnotischer Erfahrung und der elektronischen Aufzeichnung von Gleichstrom-Körperpotenzialen erforschen. Steht der niedrige Teil der Kurve in Beziehung zur Trancetiefe? Es wird sich zeigen, dass einige Versuchspersonen in der Lage sind, während des niedrigen Kurventeils zu sprechen, ohne dass das Gleichstrompotenzial ansteigt. Sind sie die besseren hypnotischen Versuchspersonen? Zeigen irgendwelche anderen hypnotischen Phänomene außer der Katalepsie charakteristische Kurvenverläufe? Können die klassischen hypnotischen Phänomene während des niedrigen Plateaus der Kurve leichter hervorgerufen werden?

7. Demonstration zum Einsatz von Katalepsie bei der hypnotischen Induktion: Handlevitation bei einer blinden Versuchsperson

Dr. Z., ausgebildete Psychiaterin, war blind seit ihrem zweiten Lebensjahr; jetzt war sie in den Fünfzigern. Sie kam zu Erickson, um herauszufinden, ob sie mit Hilfe von Hypnose etwas von ihren frühen visuellen Bildern erinnern könne. Vor allem, würde sie lernen können, das Gesicht ihrer Mutter zu erinnern? Es war der erste Besuch bei Erickson. Nachdem sie auch mit Rossi bekannt gemacht worden war, gab sie ihm die Erlaubnis zur Aufzeichnung dieser Sitzung. Diese begann mit einer zwanglosen Unterhaltung über Unterschiede in den Abläufen bei sehenden und bei blinden Menschen, und Erickson erzählte ein paar Geschichten über seine reichen Erfahrungen mit Behinderten. Dann begann er beiläufig mit der Induktion, so als sei das ein natürlicher Teil der Unterhaltung. Der Leser sollte vorgewarnt sein, dass es sich um die erste Induktion handelte und es nur eine geringe Reaktion gab. Tatsächlich reagierte Dr. Z. so wenig, dass Erickson sich herausgefordert sah, eine Fülle von Techniken aus seinem verbalen Induktions-Repertoire mittels Handlevitation einzusetzen. Diese Formulierungen verdienen das sorgfältige Studium des Hypnoseanfängers, da sie (1) eine ausgezeichnete Demonstration der Vielfalt verbalen Vorgehens sind, über die ein Profi verfügen muss, wenn die Situation es erfordert, und weil sie (2) den Gedankengang Ericksons während einer Induktion sichtbar machen, wenn er nach dem geeigneten Weg sucht, der Dr. Z. in ihrer besonderen Individualität helfen wird, eine Handlevitation zu erleben. Ericksons Wortwahl folgt keiner Routine, ist kein Fachjargon voller Klischees, sondern der Ausdruck intensiver Beobachtung und durchdachter Schlussfolgerungen zur Dynamik dieser realen Person, mit der er hier und jetzt arbeitet.

Aufbau einer akzeptierenden und explorierenden Haltung

E.: Nun, können Sie aufrecht sitzen mit geschlossenen Füßen vor sich auf dem Boden? Legen Sie die Hände auf die Oberschenkel, die Ellbogen bequem seitlich an Ihrem Körper. Und etwas über Trance zu lernen ist im Wesentlichen zu lernen, wie Sie Erfahrungen machen. *Sie wissen nicht,* wie Veränderungen in Ihrem Fühlen vom bewussten zum unbewussten Zustand vor sich gehen.

R.: Sie machen eine Kollegin mit Hypnose bekannt, indem Sie betonen, sie werde etwas über die Art und Weise lernen, wie sie Erfahrungen macht. Damit schaffen Sie Bedingungen für das Lernen und Explorieren, die wahrscheinlich sehr akzeptabel für sie sind. Dann aber betonen Sie unvermittelt, »Sie wissen nicht«, wie Veränderungen stattfinden. Damit sagen Sie implizit, ihr Erfahrungslernen wird nicht das übliche bewusste Lernen sein, das typisch ist für ihre Berufsausbildung.

Indirektes Vorgehen, um Erwartung zu wecken, um Konfusion, Empfänglichkeit und das Bedürfnis hervorzurufen, etwas abzuschließen

E.: Nun, der *unbewusste Geisteszustand,* die Tatsache, dass der Geist - Sie wissen, wie man Schnürsenkel bindet, aber wenn Sie gebeten werden, die Bewegungen der Reihenfolge nach zu benennen, dann wissen Sie nicht, wie. (Pause)

R.: Sie beginnen diesen Teil mit zwei offenen Fragen (»Nun, der unbewusste Geisteszustand, die Tatsache, dass der Geist ...«), die das vorzubereiten scheinen, was folgt; ich habe mich allerdings gefragt, ob das Fehler in Ihrem Satzbau sind?

E.: Das ist eine Technik. Keiner mag zögerndes Verhalten. (Erickson demonstriert dies jetzt nonverbal, indem er seine Hand ausstreckt und sie dann zögerlich über einigen Nippessachen auf seinem Schreibtisch in der Schwebe lässt. Da sein Arm teilgelähmt ist, war Rossi offensichtlich erleichtert, als Erickson es schließlich geschafft hatte, einen Gegenstand aufzuheben und ihm zu überreichen.) Hier, ich wusste, Sie würden es gern annehmen, denn Sie haben, während Sie beobachteten, wie ich gekämpft habe, es zu ergreifen, eine akzeptierende und begehrende Haltung entwickelt.

R.: Ein offener Satz schafft bei den Patienten eine erwartungsvolle und akzeptierende Haltung, denn sie wollen etwas begreifen, wollen, dass etwas abgeschlossen wird.

E.: Ja! Sie wollen, dass ein Abschluss zustande kommt. Sie denken: »Warum, in aller Welt, beenden Sie den Satz nicht?« Das macht auch die Grundlage der Konfusionstechnik aus.

R.: Auf bewusster Ebene sind sich Patienten aber lediglich ihrer beunruhigenden Ungewissheit und Konfusion bewusst. Sie bemerken nicht die Tatsache, dass das Ihr indirektes Vorgehen ist, um Konfusion zu erzeugen, die dann automatisch eine erwartungsvolle, empfängliche Haltung und ein Bedürfnis, etwas abzuschließen, hervorruft. Dann werden die Patienten bereit sein, jegliche Suggestion anzunehmen, die Sie ihnen geben können und die dieses Bedürfnis nach Abschluss stillt.

Verlust der Körperorientierung als ein erster Hinweis auf Trance: Zweifel und Nicht-Wissen als explorative Haltung

E.: *Sie wissen nicht,* was Körperorientierung bei der Entwicklung von Trance bedeutet. (Dr. Z. rutscht allmählich unbeholfen auf ihrem Stuhl zur Seite, ohne ihre Position wieder zu korrigieren.) Ich muss auf unterschiedliche Ausrichtungen Ihrer körperlichen Reaktionen achten. Nun, Sie haben keine Eile. Es eilt nicht.

R.: Die Tatsache, dass sie ihre Körperorientierung verliert, bedeutet, dass sie sich bereits in verändertem Bewusstseinszustand befindet. Zum dritten Mal innerhalb der ersten beiden Sätze dieser Induktion sprechen Sie von etwas, das sie nicht weiß, und Sie behalten das die ganze Sitzung über bei.

E.: Sie wissen das alles nicht, aber Sie würden gern etwas wissen, stimmt's?

R.: Das regt wiederum eine erwartungsvolle und begehrende Haltung bei der Patientin an.

E.: Außerdem bedeutet das auch, dass hier etwas zu lernen ist, auch wenn ich noch nicht weiß, was.

R.: Indem Sie Zweifel und Nichtwissen einführen, entwickeln Sie eine explorative Haltung bei der Patientin, die dann mehr lernen will über das, was Sie andeuten.

Nichts tun: Indirekte Suggestion zur Entspannung und zum Wohlfühlen

E.: Sie warten einfach. *Das Reden überlassen Sie mir.* Wenn es an der Zeit ist, werde ich Sie bestimmte Dinge fragen. Und während Sie das als ganz natürlich empfinden, werden Sie antworten, in Ihrer eigenen Art. (Pause)

E.: Wenn Sie warten und wissen, dass Sie warten sollen, können Sie sich genauso gut auch wohl fühlen. Ich musste ihr gar nicht sagen, dass sie sich entspannen solle.

R.: So schließen Sie also das Sich-Wohlfühlen mit ein, ohne es direkt anzusprechen.

E.: »Das Reden überlassen Sie mir« bedeutet, dass sie gar nichts zu tun braucht.

R.: Sie wollen von der Patientin die Haltung, nichts tun zu müssen, denn Trance spielt sich auf automatischer, unwillkürlicher Ebene ab; genau dadurch ist Trance-Verhalten gekennzeichnet.

E.: Ja.

Auf die Individualität des Patienten eingehen: Indirektes Vorgehen, um automatische unbewusste Prozesse hervorzurufen

E.: Nun werde ich Ihre Aufmerksamkeit auf Ihre Hände lenken. Es gibt Erinnerungen, die mit Ihren Händen, mit Ihren Ar-

men und mit Ihren Ellbogen verknüpft sind. Es wäre unmöglich, all diese Erinnerungen zu benennen. Nun werde ich eine Äußerung über Ihr Verhalten machen.

E.: Welche Erinnerungen haben Sie, wie Sie auf einem Stuhl sitzen?

R.: Es ist unmöglich, jede einzelne Muskelbewegung in Worte zu fassen. Aber weshalb bringen Sie das hier ins Spiel?

E.: Da sie blind ist, muss sie sich darauf verlassen, wie sie ihr Sitzfleisch auf dem Stuhl spürt usw.

R.: Sie passen also Ihre Formulierung zur Induktion an ihre Besonderheit an.

E.: Ja. Sie muss wissen, ob sie sich genau vor dem Stuhl befindet oder seitlich davon. Aufgrund ihrer früheren Erinnerungen weiß sie, wie ihre Ellbogen im Verhältnis zu den Armlehnen stehen usw., aber weil sie seit ihrem zweiten Lebensjahr blind ist, sind diese Erinnerungen heute automatisch, auf unbewusster Ebene.

R.: Bei einem sehenden Menschen würden Sie nicht diese speziellen Sätze gebrauchen?

E.: Nein, nein! Ich hätte etwas genommen, das er beobachten, aber *nicht sehen* kann, z. B. Schuhe zubinden oder den Mantel zuknöpfen. Wie macht eine Frau das mit ihrem BH – erst rechts oder erst links? Oder nimmt sie beide Seiten gleichzeitig?

R.: Warum möchten Sie etwas hervorheben, das der Patient ausführen kann, wobei er aber nicht bewusst in Worte fassen kann, wie er das macht?

E.: Das Wissen ist im Unbewussten vorhanden. Das Unbewusste kann verstehen, aber der bewusste Verstand weiß nicht.

R.: Das ist Ihr indirektes Vorgehen, um anzuregen und es ihr zu erleichtern, dass sie sich auf unbewusste Prozesse verlässt: Sie heben Dinge hervor, die ihr Unbewusstes weiß, ihr bewusster Verstand jedoch nicht. Ihr Unbewusstes hat wesentliche Antworten auf Ihre Fragen bereit, auch wenn ihr bewusster Verstand keine Antwort weiß. Deshalb rufen Ihre Fragen und Bemerkungen zu ihrem Verhalten eine Reihe automatischer, unbewusster Verhaltensmuster hervor, die ja das Rohmaterial für hypnotische Reaktionen sind.

Unterschiede im bewussten und unbewussten Verhalten; Erwartung wecken

E.: Als Sie eben die Haare aus dem Gesicht gestrichen haben, war Ihre Handbewegung die einer exakten, bewussten Haltung. Das Unbewusste bewegt die Hand *auf andere Art.* Ich werde Ihre Aufmerksamkeit wieder auf Ihre Hände lenken. Ich möchte, dass Sie *warten,* bis eine von beiden beginnt, sich sehr langsam zu Ihrem Gesicht hin zu bewegen. Welche von beiden? Sie werden es herausfinden müssen.

E.: Wenn Sie Schüler im Klassenzimmer beobachten, werden Sie solche Unterschiede bemerken. Eine Schülerin kann ihre Haare absichtlich zurückstreichen, als wollte sie sagen: »Ich hoffe, dieser Mistkerl ist bald zu Ende mit seiner Rede.« Und dann gibt es auch dieses unbewusste Haare-Zurückstreichen, das zeigt, dass man Ihnen zuhört.

R.: Das gleiche Verhalten in unterschiedlicher Ausführung kann Unterschiedliches aussagen. Es läuft darauf hinaus, dass der Hypnotherapeut den Unterschied zwischen bewusst gesteuertem, absichtsvollem und mehr oder weniger automatischem Verhalten erkennt, das unbewusst vermittelt wird, wenn der bewusste Verstand anderweitig beschäftigt ist. Hier heben Sie hervor, dass die Handbewegung der Patientin, als sie die Haare zurückstrich, auf bewusster Ebene geschah, und so lernt sie, dass unbewusste Bewegungen anders sind.

E.: Wenn Sie sie »warten« lassen, wecken Sie den Wunsch, es möge etwas geschehen. Und das ist verlässlich, denn sie kann warten, bis ihre Hand anfängt, sich zu heben. Sie wartet nun mit der Aussicht, dass ihre Hand sich heben wird.

R.: Und es ist etwas in ihr, das dies bewirkt und nicht Sie. Sie sind nicht übermäßig direktiv.

E.: Ja. Ihre Geschichte ist, dass sie jede Bewegung sorgsam und vorsichtig steuern muss.

R.: Um eine erfolgreiche Trance zu erleben, muss sie sich lösen von ihrer langen Geschichte wachsamen Bewusstseins, das mit ihren Körperbewegungen verbunden ist.

Die Illusion der Wahl: Eine Doppelbindung, die alle Reaktionsmöglichkeiten abdeckt.

E.: ***Es wird eine Wahlmöglichkeit geben.***

E.: Das ist eine illusionäre Wahl. Tatsächlich gibt es keine Wahl, denn mit den nächsten drei Sätzen hebe ich die »Wahl« auf. Es kann die rechte Hand sein oder die linke, wie auch immer, eine Hand wird sich heben!

R.: Es ist eine illusionäre Wahl für ihr Ich-Bewusstsein insofern, als Sie bestimmen, es wird eine Reaktion geben. Wenn Sie solche Wahlmöglichkeiten anbieten, wie Sie es im nächsten Abschnitt tun, schaffen Sie damit eine Doppelbindung, wobei es ihrem Unbewussten überlassen bleibt, eine Reaktion zu wählen.

»Pingpong«: Das Bewusstsein entkräften, um unbewusste Aktivität zu fördern

E.: **Vielleicht Ihre Rechte, vielleicht Ihre Linke. Wenn Sie Rechtshänderin sind, kann es Ihre Linke sein. Wenn Sie Linkshänderin sind, kann es Ihre Rechte sein. Oder es kann die dominante Hand sein. Sie wissen es wirklich nicht.**

E.: Nun muss ihr bewusster Verstand hin und her springen: rechts, links, rechts, links.

R.: Was bewirkt das? Haben Sie erreicht, dass sie Ihnen folgt?

E.: Ja, sie springt hin und her. Sie halten sie im Zustand hin und her wechselnder Gedanken, und so übernimmt ihr Unbewusstes, denn ihr bewusster Verstand springt hin und her.

R.: Sie spielen Pingpong mit ihrem Bewusstsein; Sie bringen das Bewusstsein derart zum Hin- und Herspringen, dass es entmachtet wird und damit dem Unbewussten die Übernahme ermöglicht und tatsächlich eine Hand hebt.

E.: Das stimmt.

Warten, um Erwartung aufzubauen

E.: **Sie *warten einfach* und lassen Ihr Unbewusstes die Wahl treffen. Und langsam werden Sie gewahr, dass die Hand an-**

fängt, leichter zu werden. (Pause, da keine erkennbare Bewegung oder sichtbare Veränderungen des Pulsierens in der Hand oder der Mikrobewegungen der Finger vorhanden ist.) *Es kann* sich vielleicht etwas anders anfühlen. (Pause) Und Sie spüren eine Regung im Ellbogen, eine *Verhaltensregung. Vielleicht bemerken Sie das oder auch nicht.*

E.: Ich sage hier, »Sie warten einfach«, um wiederum Erwartung aufzubauen, dass etwas geschehen wird.

R.: Diese erwartungsvolle Haltung macht die Patientin bereit, etwas aus dem Unbewussten heraus zu tun. Das ist die ideale psychotherapeutische Einstellung für den Patienten, denn die Heilung kommt von innen, wenn die rigiden irrigen Gedankengänge des Bewusstseins erst einmal umgangen sind. Das ist typisch für Ihr Vorgehen: Wenn der Patient nicht bereitwillig reagiert, bitten Sie ihn einfach zu »warten«. Das Warten bewirkt automatisch eine Erwartungshaltung mit der Tendenz, die Reaktion zu fördern.

E.: »Es kann vielleicht …« ist eine klare Anweisung.

R.: Obgleich es nach beiläufiger Bemerkung klingt.

E.: »Eine Verhaltenstendenz« ist eine fürchterlich schwer fassbare Wendung.

R.: Es ist eine vollkommen abgesicherte Formulierung; gleich was geschieht, Sie sind immer in Einklang mit ihrem Verhalten.

E.: Das stimmt, die Patientin wird Ihnen Glauben schenken, was immer auch geschieht. Sie »können vielleicht oder auch nicht« ist eine weitere solche sichere Formulierung.

Bewusste Haltungen entkräften und autonome Reaktionen fördern

E.: ***Es genügt, dass nur Ihr unbewusster Verstand etwas bemerkt.* (Pause) Und willens sein, zunehmend eine bestimmte Wahl erkennen zu lassen. (Pause – keine erkennbare Bewegung). Warten und genießen zu warten. Gewisse Dinge haben sich ergeben, die Sie nicht bemerkt haben. Ihr Blutdruck hat sich verändert. *Das haben Sie nicht bemerkt. Ihr Blutdruck hat sich verändert. Das ist bei allen Versuchspersonen selbstverständlich. (Pause – ihre Hände zeigen geringfügige Bewegungen)***

E.: Mit dem Satz »Es genügt, dass nur Ihr unbewusster Verstand etwas bemerkt« schalte ich ihren bewussten Verstand wirklich aus.

R.: Sie entkräften die bewussten Haltungen, indem Sie implizit mitteilen, dass sie, gemessen am Unbewussten, unwichtig sind.

E.: Ich pusche sie nicht. Wir warten beide. Worauf? Auf irgendetwas. Sie merkt vielleicht nicht einmal, dass das Warten Druck auf sie ausübt, dass etwas geschieht.

R.: Erwartungsvolles Warten kann unbewusste Reaktionsbereitschaft fördern: Autonome Reaktionstendenzen können offenkundig werden, sobald wir einige unserer üblichen bewussten Haltungen entkräften.

Indirekte Assoziationen zur Förderung ideomotorischer Reaktionen

E.: Ihre Hand reagiert jetzt ein bisschen mehr, und *bald wird Ihr Ellbogen ins Spiel kommen.* * Sie *können* merken, dass Ihre Atemfrequenz sich verändert hat und Ihr Atemmuster. Und nun ist der Punkt, Ihr Herzschlag hat sich verändert. Ich weiß das aufgrund der Tatsache, dass ich Ihren Puls am Hals beobachten kann. Ich kann ihn auch an den Knöcheln wahrnehmen. Manchmal kann ich ihn an der Schläfe sehen.**

E.: »Bald wird Ihr Ellbogen ins Spiel kommen.« Wie spielen Sie mit Ihrem Ellbogen? Um die Bedeutung des Satzes herauszufinden, muss sie anfangen, über ihren Ellbogen nachzudenken; dieses Nachdenken ist der Beginn ideomotorischer Reaktionen, nämlich des Beugens und Bewegens des Ellbogens.

R.: Einfach nur in animierender Weise über Bewegungen zu sprechen ist ein indirekter Weg, Bewegungsreaktionen zu ermöglichen: Das ist die ideomotorische Reaktion.

E.: »Sie können« bedeutet: Ich gebe ihr die Erlaubnis. Ich ordne es auch an. Was ist im allgemeinen Sprachgebrauch und in Kinderspielen gemeint mit: »Du kannst jetzt schauen«? – »Schau jetzt!«

R.: Dennoch klingt es nicht, als ob man befehlen würde.

An Stellen, die mit drei Sternen gekennzeichnet sind, wurden in der Originalausgabe und in der Übersetzung Abschnitte ausgelassen.

Vielfache Bedeutungsebenen: Das Paradoxon, unbewusste Prozesse zu fördern: das Wesentliche des Erickson'schen Vorgehens

E.: **Wesentlich für Sie ist indessen zu entdecken, dass die *Hand sich langam hebt.* Es ist genügend *Dominanz* in einer Hand, damit Sie das bemerken. *Sie werden geduldig* (»patient« – auch Patient; Anm. d. Übers.) sein, denn das Unbewusste lernt zum ersten Mal, wie es die Leitung übernimmt, reagiert *absichtlich* auf eine andere Person. *** *Ihr Körper hat auf unbewusster Ebene in vielfältiger Weise ohne Ihr Wissen reagiert.* Wenn Sie jemandem zum ersten Mal begegnen, spannen sich bestimmte Muskeln an, andere Muskeln lösen sich. Und Sie reagieren unterschiedlich auf verschiedene Leute. (Die Hand geht ein wenig nach oben, etwa 1 Zentimeter.) Nun hebt sich Ihre Hand vom Oberschenkel. *Hebt sich.* Und geht höher und höher.**

R.: Sie sprechen hier gerade über zwei unterschiedliche, dicht beieinander liegende Dinge – über Handlevitation und Handdominanz. Der Begriff *dominieren* kann sich in diesem Zusammenhang auf die dominante Hand beziehen oder auf die Tatsache, dass eine Hand bei der Levitation die Oberhand gewinnt. Es spielt keine Rolle, für welche Bedeutung sie sich entscheidet.

E.: Es ist nicht wichtig, wie sie es auffasst: »Kopf« heißt, ich gewinne – »Zahl«, du verlierst. Wenn ich sage: »Sie werden geduldig sein«, nutze ich die Tatsache, dass ein blinder Mensch gelernt hat, geduldig zu sein.

R.: Sie fördern den Rapport, indem Sie beiläufig Dinge ansprechen, von denen sie weiß, sie sind wahr; so muss sie mit Ihnen übereinstimmen. Sie benutzen eine für jeden Blinden gültige Binsenwahrheit, um eine Ja-Haltung zu erreichen.

E.: Ohne dass sie das bemerkt.

R.: Alles, was sie weiß, ist, dass sie sich mit Ihnen in Einklang fühlt, aber sie kennt nicht das Wie und Warum Ihres metapsychologischen Gebrauchs von Alltagswahrheiten.

E.: Nehmen Sie beispielsweise den Begriff »absichtlich«. Das ist etwas ganz Neues für sie: denn vor kurzem dachte sie noch, dass man absichtlich nur die Leitung mit dem bewussten Verstand übernehmen könne.

R.: Da gibt es eine interessante Paradoxie: Das Unbewusste, das *»autonom«* funktioniert, soll *»absichtlich«* die Leitung übernehmen. Eine solche Paradoxie kann für den Augenblick die bewussten Gedankengänge eines Patienten außer Kraft setzen. Das ist für jemanden, der hypnotische Trance lernen will, entscheidend und wichtig zu lernen: Erlaube dem Unbewussten, die Leitung zu übernehmen: Lass das Unbewusste dominieren, damit die latenten therapeutischen Reaktionsmöglichkeiten hervortreten. Das ist doch das Wesentliche Ihres therapeutischen Ansatzes?

E.: Ja.

R.: »Ihr Körper hat unbewusst auf vielfache Weise ohne Ihr Wissen reagiert« ist eine sehr zuverlässige Aussage. Sie klingt bei Ihnen tiefsinnig und bedeutsam. Und damit kann sie natürlich weitere unbewusste Prozesse fördern.

Der bewusste Prozess erleichtert den unbewussten Prozess

E.: Und nun *denken Sie daran, sie geht hoch,* sie geht hoch ...

R.: Wenn Sie sie bitten, »denken Sie daran, sie geht hoch«, dann verpflichten Sie tatächlich ihre bewusste bildliche Vorstellung, der unbewussten oder willkürlichen Levitation behilflich zu sein. Es ist so, als würde die bewusste Motivation oder Energie sich ins Unbewusste ausbreiten, um dessen Lernen zu erleichtern.

E.: Ja. Es ist genau so, wie wenn der Held eines Cowboy-Films den Bösen anbrüllt: »Pass auf, hinter dir!« Damit löst er eine Schreckreaktion aus, ein unbewusstes Sich-Umwenden aufgrund eines Befehls auf der bewussten Ebene.

Die Individualität spontanen Verhaltens betonen

E.: ... und vielleicht *fühlen Sie, wie sie sich auf einen Gegenstand zubewegt,* gerade über Ihrem Kopf. (Pause) Ein bisschen höher. Nun macht sich der Ellbogen bereit, und das Handgelenk wird sich heben. All Ihr Lernen hat etwas Sorgfäl-

tiges. Langsamkeit, Genauigkeit, Ihrem Lernmuster eingeprägt. Dies ist ein Bereich des Lernens, bei dem Sie nicht lernen müssen, verantwortlich zu sein, und hier gibt es kein starres Muster zu befolgen. Das ist eine rein *spontane* Angelegenheit. Spontaneität der Muskelaktivität wurde bei Ihnen nur in einer Richtung, der Sorgfalt, ausgebildet. Eine Sache, die geändert werden muss. (Dr. Z.'s Hand ruckt einige Male sichtbar nach oben.)

E.: Bei einem blinden Menschen ist der Zweck der Bewegungen zielgerichteter als bei einem sehenden Menschen, der es sich erlauben kann, sich spontan zu bewegen, weil er sehen kann. Bewegung bei Blinden ist völlig verschieden von der bei Sehenden. Die Suggestion »fühlen Sie, wie sie sich auf einen Gegenstand zubewegt« ist eher zielgerichtet und deshalb besonders passend für eine Blinde.

R.: In den folgenden Sätzen über Langsamkeit und Genauigkeit der Bewegung passen Sie wiederum Ihre Ausdrucksweise ihrer besonderen Individualität an. Ein Mensch, der seit seinem zweiten Lebensjahr blind ist, hat wohl notwendigerweise eine gewisse Vorsicht und eine gezieltere Ausrichtung der Körperbewegungen gelernt.

E.: Ich erkläre ihr starres Lernmuster und sage ihr, das sie das nicht beibehalten müsse. Der Begriff *spontan* ist für sie assoziiert mit *unwillkürlich* und mit *dissoziiert*. Für einen Blinden sind dergleichen Bewegungen normalerweise eine Katastrophe, da sie sie nicht so frühzeitig korrigieren kann wie ein Sehender.

R.: Bewegungen, die für einen Menschen normal sind, der seinen Gesichtsssinn zur automatischen Korrektur und Kontrolle benutzen kann, sind für einen Blinden dissoziiert und unwillkürlich, er verfügt nicht über die automatischen Kontrollmechanismen der Rückkoppelung in seiner visuell-motorischen Koordination. Das ist ziemlich schwerwiegend: Was für Sehende »normal« ist, wird für Blinde dissoziativ. Es besteht ein enger Zusammenhang zwischen Sinnesvorgängen und dem Kontinuum willkürlich-unwillkürlichen (dissoziierten) Verhaltens.

Spontaneität und Individualität stärken

E.: Und nun machen Sie *noch mehr Fortschritte!* (Pause) Indem Sie Ihr eigenes besonderes Muster der Handlevitation zeigen. Und Sie zeigen auch, Ihre Ellbogen-Bewegungen sind nicht die von Sehenden. Das ist Ihr Muster der Ellbogen-Bewegung. Das ist schön, denn Ihr Arm ist nach oben gegangen. Und Sie fangen an sich zu fragen, wann Ihre Hand sich ganz von Ihrem Kleid entfernen wird. Oder Sie können sich fragen, wo zuerst der Kontakt mit Ihrem Kleid verloren geht. Sie verliert den Kontakt, hier – da. *Ich weiß noch nicht einmal, ob Sie wissen, welche Hand es ist,* aber das ist *nicht* wichtig. (Pause)

R.: Ihre Suggestion ist offenbar erfolgreich, denn dieses bislang stärkste aufwärts gerichtete Zucken scheint als unmittelbare Reaktion auf ihre Worte zu erfolgen. Sie verstärken das natürlich sogleich, indem Sie Ihre »Fortschritte« ansprechen.

E.: Das stimmt. Ich betone, dass ihre Ellbogen-Bewegungen nicht die einer Sehenden sind. Ich hebe wiederum ihre Individualität und Spontaneität hervor.
Wenn ich eingestehe, dass ich nicht weiß, welche Hand sich heben wird, bedeutet das, was sie lernt und erlebt, das ist wichtig.

Pausen, die Fragen hervorrufen, deren implizite Bedeutung bewusste Haltungen entkräften kann

E.: Ihr Lernmuster ist vielleicht, dem Ausschluss Ihres eigenen Bewusstsein den Weg zu versperren. (Pause) Der Ausschluss Ihres Bewusstseins ist nicht falsch, er ist nicht notwendig. Die Erfahrung hat Sie gelehrt: Sei dir *sehr bewusst,* als wäre das Bewusstsein in dieser Situation wichtig. Aber Sie vollbringen jetzt etwas. Sie geht mehr und mehr nach oben. Sie haben bereits genug vollbracht, um sich bewusst zu werden, falls das ein notwendiger Teil Ihres Lernens ist. (Pause) Für mich ist wichtig, dass Sie in jeder Weise lernen, wie immer Sie können. Und mir ist ganz und gar bewusst, dass es Ihr Part ist, ein Reaktionsmuster zu lernen, das mir nicht geläufig ist.

(Es sind Aufwärtsbewegungen erkennbar.) Sie hebt sich *höher* und höher! Ihr Unbewusstes hat die Hand bewegt. Es hat bereits den Ellbogen sich bewegen lassen, (Pause) und es verändert den Kontakt mit Ihrem Kleid.

R.: Hier suggerieren Sie direkt den möglichen Ausschluss oder die Verhinderung des Bewusstseins.

E.: Ja.

R.: Sie fahren fort, ihr Bewusstsein zu entkräften, indem Sie den Ursprung ihres Trainings, »sehr bewusst« zu sein, bestimmen und ihr sagen, dass das hier eine andere Situation ist. Hypnose ist eine andere Situation, für die ein sorgfältiges Training zum Bewusstwerden nicht gilt.

E.: Während der Pausen in diesem Teil gebe ich ihr die Zeit, sich zu fragen: »Warum sollte ich mir bewusst werden?« Ich sage ihr, dass das nicht notwendig sei. Ich pausiere hier (die zweite Pause), während sie sich das überlegt. Bei Kindern sieht man immerzu Bewegungen, ohne dass sie sich dem völlig bewusst sind. So kann ein Kind beim Essen fragen: »Darf ich ins Kino gehen?« Während es die Antwort auf diese spannende Frage erwartet, bemerkt man, wie es ein Glas Milch genommen hat, es zu den Lippen führt, und erst, wenn diese berührt werden, zeigt es ein winziges Zeichen der Überraschung, dass die Milch schon bereit ist und getrunken werden kann.

R.: Kinder neigen zu automatischem Handeln ohne bewusste Wahrnehmung.

E.: Ja, als automatische Reaktion.

R.: In Trance schlägt man aus dem Handeln auf automatischer Ebene Kapital.

Druck und Zug bei der Handlevitation

E.: **Und nun wird es früher oder später einen Druck, ausgehend von Ihrem Unbewussten, geben. Es wird Ihre Hand nach oben *drücken oder ziehen.* (Pause) Und jetzt steigern Sie Ihr Lernen. In gewisser Weise haben Sie einen zweifachen Grund, und das ist sehr hübsch. Sie spüren die Tendenz, mehr zu lernen, als Ihnen bewusst ist. Sie können sich dessen bewusst sein, zum Teil bewusst sein, zum Teil nicht.**

R.: Indem Sie sowohl den Zug als auch den Druck einbeziehen, decken Sie mehr als eine mögliche Reaktion ab; Sie erlauben ihr, den Reaktionsmodus zu benutzen, der sich aufgrund ihrer zurückliegenden Lebenserfahrung stärker entwickelt hat.

E.: Ihr doppelter Grund ist (1) zu lernen, auf motorischer Ebene verantwortlich zu sein, und das (2) ohne bewusste Wahrnehmung. Für einen blinden Menschen ist es so notwendig, sich jeder motorischen Bewegung bewusst zu sein. Er muss sich bewusst sein: dies oder jenes ist genauso weit von meiner Schulter, meinem Rücken, meinen Schenkeln etc. entfernt. (Erickson demonstriert das nonverbal mit Körpereinsatz.) Sehende dagegen verfügen über peripheres Sehvermögen und sind sich nicht einmal bewusst, dass sie es haben, um mit dergleichen Problemen umzugehen. Blinde müssen ihre Bewegungen zielorientiert als bewussten Akt einsetzen; das ist eine ganz andere Art der Bewegung als bei Sehenden. Bei der Handlevitation bitte ich sie nun, Bewegungen ausführen zu lernen, die kein Ziel haben.

Wenn Sie Versuchspersonen zur Handlevitation befragen, empfinden manche eine Kraft, die Druck auf ihre Hand ausübt, während andere einen Zug verspüren. Blinde Menschen wissen, was Zug und was Druck ist. Bei ihnen ist das mit Zielorientierung verknüpft. Sie isolieren also dieses Wissen über Zug und Druck in Richtung eines nicht zielorientierten Bereichs.

R.: Eine nicht zielorientierte Ausrichtung ist das, was wir in Trance wollen.

Unsicheres Lernen bei der Handlevitation nach dem Prinzip von Versuch und Irrtum

(Dr. Z.'s Hand hat sich ein paar Zentimeter erhoben, und obgleich sie ungewiss in der Luft schwankt, unternimmt sie jetzt ständig »aktive Versuche«, selbst wenn sie für den Moment auf ihren Schenkel zurückfällt.)

E.: Höher hinauf und *rascher hinauf.* Und nun hebt sie sich sehr fließend. Und Ihr Kopf neigt sich sehr langsam hinunter zu ihr.

E.: Dieses unsichere Auf- und Abschweben, Versuch und Irrtum, ist für jedes Lernen typisch. Man versucht etwas Neues, aber es gibt viel einseitige Kräfte, die auch zum Scheitern führen können …

R.: … ehe man eine glatte, autonome Handlevitation erreichen kann.

E.: Mit den eindringlichen Worten »rascher« lenke ich sie in ihrer Aufmerksamkeit ab vom Heben der Hand und hin zur Frage der Geschwindigkeit.

R.: Deshalb die Implikation, dass die Hand sich heben wird, sodass das jetzt nur mehr die Frage ist, wie rasch das geschieht.

Autonome Kopfbewegungen als Hinweis auf Trance

E.: Zu Ihrer Hand hinabneigen, und während Ihr Kopf sich neigt, wird Ihre Hand sich mühelos heben. Sehr langsam hinabneigen und die Hand heben, um das Gesicht zu erreichen. (Pause. Dr. Z. hat ihren Kopf tatsächlich recht langsam geneigt. R. musste Dr. Z. sehr sorgfältig beobachten, um sicher zu sein, dass das tatsächlich stattgefunden hat.)

E.: Wie führen Sie die Hand zum Gesicht? (R. zeigt eine direkte Handbewegung hin zu seinem Gesicht, ohne dabei den Kopf zu bewegen.)

R.: Aha, Sie meinen, in Trance besteht da ein Unterschied: In Trance bewegen Menschen eher auch ihren Kopf hin zur sich hebenden Hand. Wenn man also beobachtet, dass der Kopf sich auf die sich hebende Hand zubewegt, dann kann man das als Indiz der beginnenden Trance werten?

E.: Ja. Ihr Gast bei Tisch wird nicht um ein zweites Stück Kuchen bitten. Sie können beobachten, wie er Sie nicht bittet: Sein Kopf bewegt sich in Richtung Kuchen, seine Augen blicken da hin, seine Lippen öffnen sich. Aber er fragt nicht mit Worten.

R.: Und der Gast weiß auch nicht immer, was er tut. Manchmal geschehen diese Kopf-, Augen- und Lippenbewegungen unwillkürlich.

E.: Ja.

R.: Diese Kopfbewegungen in Trance sind demnach unwillkürlich. Deshalb also ziehen Sie Kopfbewegungen zum Signalisieren eines Ja oder Nein den Finger-Signalen vor; Kopfbewegungen sind viel mehr im Menschen verankert und können so leichter auf unwillkürlicher Ebene erfolgen.

E.: So ist es.

Rhythmische Induktion: Yo-Yo-Spiel mit dem Bewusstsein, in den Rhythmus des Therapeuten zu gelangen

E.: Hinunterneigen, langsam, hinunter, hinunter, hinauf, hinunter, hinunter, hinauf, hinunter, hinauf. (Pause) Ihr Kopf senkt sich tiefer. Ihre Finger sind in etwa bereit, den Kontakt zu verlieren. Mehr von diesem leichten Zucken, und einige Finger sind weg. Gehen hoch. Gehen hoch. (Pause)

E.: Was ich mit dem hinauf, hinab, hinauf, hinab etc. bezwecke ist, eine Verbindung zwischen Kopf- und Armbewegung herzustellen. Das wirkt auch auf das Denken der Patienten wie ein Yo-Yo; sie können es nicht in Griff bekommen. Sie können nicht denken: »Nun geht sie hinunter, nun hinauf«, denn ich habe dieses Hinauf-Hinunter übernommen, und es ist jetzt meinem Rhythmus überlassen. Nur wissen sie nicht, dass das mein Rhythmus ist. Sie geraten einfach hinein in den Rhythmus des Therapeuten.

R.: Es ist wichtig für den Patienten, in den Rhythmus des Therapeuten zu gelangen, denn es versetzt ihn in die Lage, eine Suggestion zu befolgen, die dann schließlich auch kommt.

E.: Stimmt. Ich bringe sie ab von ihren gewöhnlichen bewussten Mustern.

R.: Und das ist das Wesentliche Ihres gesamten Vorgehens.

E.: Was ich allerdings vermeiden würde: »Ich werde Ihnen sagen, wann Sie ein- und ausatmen sollen«, denn damit würde ich ihr ihren Rhythmus bewusst machen! Der Vater eines Mädchens, mit dem ich arbeitete, setzte medizinische Hypnose ein. Als ihr Vater sie nach den Unterschieden in unser beider Vorgehen fragte, antwortete sie: »Papa, du sagst mir, ich soll schlafen, aber Dr. Erickson atmet mich in den Schlaf.« Man nimmt den Atemrhythmus des Kindes auf, dann beginnt man, den eigenen Rhythmus zu verändern und lässt das Kind dann folgen. Wir haben alle eine Menge Rhythmen, und Rhythmus ist eine gewaltige Kraft. *(Vgl. Bd. I der Gesammelten Schriften von Milton H. Erickson, Der Atemrhythmus in der Trance-Induktion, S. 502 ff.)*

R.: So können wir also den Rhythmus als Methode zur Induktion oder Vertiefung der Trance nutzen. Diese Methode ist besonders wirksam, weil sie (1) indirekt ist, d. h., die Versuchsperson weiß nichts von deren Einsatz; (2) natürlich und biologisch in uns verankert ist. Wenn wir uns in synchronen Rhythmus mit dem einer Versuchsperson begeben (ob es sich nun um Atmung, Bewegung oder verbale Muster etc. handelt) und dann nach und nach erreichen, diesen Rhythmus zu verändern, dann verändern wir eine tief greifende Funktion und sind damit möglicherweise fähig, eine erhebliche therapeutische Veränderung zu bewirken.

Implizite Anweisung zur Verstärkung hypnotischen Lernens

E.: Wenn Ihre rechte Hand weg ist, *werden Sie eine Menge* über Hypnose *gelernt haben.*

R.: Hier nutzen Sie geschickt ihren Eifer und ihre Motivation, Hypnose zu erlernen, indem Sie sagen, sie »wird eine Menge gelernt haben«, wenn ihre rechte Hand sich gehoben hat. Das ist eine Art impliziter Anweisung, die verdecktes inneres Lernen verstärkt. Gewiss wird sie zu dem Zeitpunkt bereits ein wenig gelernt haben, da ihre Hand sich von ihrem Kleid entfernt und hebt – nicht viel, aber doch immerhin etwas –, und so wenig das auch sein mag, so wird es doch enorm verstärkt durch Ihr Lob: »Sie werden bereits eine Menge gelernt haben.« So hervorgehoben und bestätigt wird das wenige Gelernte zur Grundlage für zukünftiges Lernen.

Autoritäre Suggestionen verschleiern

E.: *Nur werden Sie nicht wissen*, was genau Sie gelernt haben. Es wird aber doch ein beachtlicher Teil sein, mit dem Sie arbeiten können. Wenn Sie wissen möchten wie, so ist's *gut!* Ein hübscher *Ruck!* Und bald kommt ein weiterer. (Pause)

R.: Sie machen diese Bemerkung »nur werden Sie es nicht wissen«, um die neu erlernte Hypnoseerfahrung vor dem neutralisierenden und destruktiven Einfluss des zweifelnden Bewusstseins zu bewahren.

E.: Ja, und das ist eine unmittelbar autoritäre Bemerkung, die aber nicht so aufgefasst wird. Das Wort »nur« nimmt ihr den autoritären Klang. Selbst wenn Sie eine direkte Suggestion erteilen, verschleiern Sie sie, indem sie abschwächen (nur), eine Möglichkeit ansprechen (es kann sein, vielleicht), subtil negativ formulieren (es wird oder nicht), um die üblichen Zweifel zu entkräften, die so kennzeichnend sind für die erlernten Grenzen des Patienten.

Direkte Verstärkung unwillkürlichen Zuckens

E.: Ihr Kopf neigt sich ein wenig tiefer. Die Hand hebt sich. (Die Hand von Dr. Z. zeigt ein erkennbar stärkeres Zucken nach oben.) *So ist's gut! Noch ein Zucken!* (Pause) Sie fragen sich, weshalb es zu solchen Zuckungen kommt? Körperliches Lernen geht immer auch mit Zuckungen einher. (Pause)

R.: Eine sehr hübsche unmittelbare Verstärkung eines offensichtlich unwillkürlichen Zuckens nach oben ist vorrangig gegenüber allem, was Sie sonst gerade sagen, so fallen Sie sich selbst ins Wort.

E.: Ja. Ich sage ihr vielleicht gerade etwas, wechsle aber sogleich das Thema, indem ich auf ihr Verhalten eingehe.

R.: Dieser Satz »So ist's gut« im Flüsterton und mit intensiver Beteiligung und Überzeugung wurde zum Stichwort bei den Mitgliedern der American Association of Clinical Hypnosis, die Ihre Arbeit beobachtet und bei Ihnen persönlich gelernt haben. Als ich diesen Satz anlässlich einer Trance von Ihnen gehört habe, empfand ich einen Ausbruch reiner stärkender Freude und fühlte mich in einem Maße motiviert, dass alles möglich schien.

E.: Ja, das ist die Kraft der zur rechten Zeit eingesetzten Verstärkung. Dieses Zucken in ihrer Bewegung ist kennzeichnend für jegliches Lernen – es hilft den Patienten insofern, als man ihnen das dann mitteilen kann.

Die Langsamkeit normalen Lernens und klinischen Neu-Einübens

E.: **Ruhige Bewegungen und Langsamkeit zu erlernen ist nichts, was einem Kummer bereiten muss. (Pause) So ist's gut. *Anheben!* Ganz von selbst geht sie hinauf. Und nun breitet es sich aus auf Ihren Unterarm und Ellbogen. (Pause)**

E.: (Er beschreibt, wie wichtig es ist zuzulassen, dass das Lernen langsam vonstatten geht, so wie es natürlich ist. Stotternde und sprachbehinderte Kinder beispielsweise können lernen, normal zu sprechen, indem sie eine Übungphase durchlaufen, während der ihnen beigebracht wird, sehr langsam zu sprechen.) Gut sprechen zu lernen hängt von der Bereitschaft ab, langsam zu lernen. Alle kleinen Kinder können sprechen lernen, weil sie gewöhnlich bereit sind, sich ein oder zwei Jahre Zeit zu lassen, »Wasser trinken« zu sagen anstatt »Wassa kinke«.

R.: Normales Lernen, sei es Sprechen, Gehen, Lesen, Arithmetik, Buchstabieren usw., erfordert die Koordination zahlloser Neuronen, Muskeln und Sinnesorgane. Unser ganzes Leben lang findet in unseren Synapsen im Gehirn eine Reorganisation statt (Hubel, Torsten & LeVay, 1977; Changeaux & Mikoshiba, 1978; Greenough & Juraska, 1979). Aus diesem Grunde erfordern dergleichen Fertigkeiten gewöhnlich Jahre der Entwicklung. Beim klinischen Neu-Einüben müssen wir deshalb hervorheben, dass eine normal langsame und geduldige Lernphase ein natürliches organisches Wachstum und eine Neuorganisation gestattet. Auch beim hypnotischen Training ist bisweilen eine solche Geduld erforderlich. Ich erinnere mich, wie Sie bei mir zum ersten Mal eine Handlevitation zur Induktion eingesetzt haben – es dauerte tatsächlich eine Stunde, bis mein Arm ganz oben war. Aber in dieser Stunde habe ich wirklich eine Menge über Tranceerfahrung gelernt, die Grundlage unserer weiteren Arbeit.

Anspannung für die Handlevitation

E.: Und die Spannung nimmt im Ellbogen zu. (Pause)

R.: Das erinnert mich daran, dass eine gewisse Spannung im Arm zur erfolgreichen Handlevitation nötig ist. Dr. Robert Pearson baut die erforderliche Anspannung auf mittels einer Variation der Handlevitation; er lässt den Patienten damit anfangen, dass er dessen Fingerspitzen leicht auf den Schenkeln liegen lässt. Dabei besteht natürlich mehr Spannung im Unterarm, der die Hand halten muss, sodass lediglich die Fingerspitzen die Schenkel berühren.

E.: Ich weiß, ich habe ihm das gezeigt.

Bewusste Haltungen mittels Suggestionen entkräften, die nur das Unbewusste umsetzen kann: Bewusstsein und Unbewusstes bei ihren jeweiligen Aufgaben

E.: Nun brauche ich nicht zu Ihnen zu sprechen. Sie haben gehört, was ich Ihnen zu sagen hatte. (Pause) Ihre Lernerfahrung besteht darin, das Gesagte zu behalten, und Sie können es sich wieder und wieder durch den Kopf gehen lassen. (Pause) Und passen Sie Ihre Reaktionen Ihren Erinnerungen an, während meine Worte Ihnen ins *Gedächtnis* kommen. (Pause)

R.: In diesem Abschnitt lehren Sie sie, Ihre Suggestionen zu verinnerlichen und Ihre Worte mit ihren eigenen »Erinnerungen« zu verknüpfen, wie nämlich Reaktionen zustande kommen. Natürlich wird sie wohl nicht bewusst wissen, wie sie ihre Reaktionen ihren Erinnerungen anpassen soll. Sie suggerieren ihr etwas, das nur ihr Unbewusstes umsetzen kann. Auf diese Weise entkräften Sie wiederum indirekt ihre bewusste geistige Haltung zugunsten unbewusster, autonomer Prozesse. Das soll stattfinden, während ihr bewusster Verstand weiterhin Ihre Worte rekapituliert. So haben Sie sowohl ihrem bewussten Verstand als auch ihrem Unbewussten eine Aufgabe gegeben.

Mit dem Bewusstsein zurechtkommen und gewohnheitsmäßige bewusste Haltungen entkräften; der eingefügte Befehl zur Verbesserung des Lernens

E.: Auf diese Art werden Sie Ihr *Lernen verbessern.* (Pause, da ein leichtes Zucken der Hand zu bemerken ist.) So ist's gut. (Pause, es ist ein weiteres sehr leichtes Zucken der Hand wahrnehmbar.) So ist's gut. (Pause)

E.: Das ist ein Beispiel für einen *eingefügten Befehl.* Ich habe hier eine allgemeine Bemerkung über das Lernen gemacht, dabei aber das Wort ›verbessern‹ gebraucht, womit ein Befehl daraus wird.

R.: Es ist Ihre besondere Betonung des Wortes ›verbessern‹ und dazu diese winzige Pause, ehe daraus der Befehl wird ›Ihr Lernen verbessern‹. Das ist wirklich unglaublich, wie derart geringe stimmliche Veränderungen zu einem so erheblichen Bedeutungswandel führen können, welcher so rasch und unerwartet einsetzen kann, dass das Bewusstsein gewöhnlich nicht zu folgen vermag; es kann meist nicht die Bedeutung erfassen, sie erwägen oder verwerfen. Das ist das Wesentliche Ihres kunstfertigen Umgangs mit dem Bewusstsein: Suggestionen werden so erteilt, dass sie sehr behende durch die bewusste Abwehr hindurchschlüpfen, ohne je erfasst zu werden. Schließlich nisten sich die Suggestionen im Vorbewussten, Unbewussten oder in den Gedächtnisspeichern der Versuchsperson ein, von dort können sie sich mit anderen Assoziationen austauschen und so ihre therapeutische Arbeit verrichten. Der bewusste Verstand sieht sich dann vollendeten Tatsachen von innen her gegenüber – ohne überhaupt je zu wissen, wie das zugegangen ist.

Alle Möglichkeiten einer hypnotischen Reaktion abdecken und verstärken; unbewusste Assoziation und therapeutische Suggestion

E.: *Nun, bald* werden Sie die Bewegungen Ihrer Hand mit den erkennbaren Bewegungen Ihres Kopfes verbinden. (Lange Pause) So ist's gut. Sie versuchen, Ihren ganzen Unterarm,

Ihren Ellbogen und Ihre Hand auszurichten. (Pause) Und ich kann diese Aktion sehen, und ich kann sie spüren. (Pause)

R.: Das ist eine faszinierende Nebeneinanderstellung: »Nun, bald« bedeutet, es könnte eine Reaktion *›nun‹* oder *›bald‹* stattfinden, je nach Bereitschaft der Versuchsperson. Mit zwei Worten haben Sie es wieder geschafft, alle Möglichkeiten einzubeziehen und Verhalten dann zu verstärken, wenn es eintritt.

E.: »Nun, früher oder später, oder früher als Sie denken« gehört auch dazu. Damit hat man wirklich alle Möglichkeiten abgedeckt. Man hat den Versuchspersonen auch uneingeschränkt erlaubt zu »denken«, ohne dass sie merken würden, es ist ihnen erlaubt worden zu denken. Sie achten auf das »nun« oder »bald« oder »später«; das »denken« erkennen sie nicht.

R.: Diese subtile Einfügung des »denken« ist ein weiteres Beispiel dafür, wie Sie Ihre Suggestionen mit dem verbinden, was die Versuchspersonen natürlicherweise tun, und zwar so, dass sie es bewusst nicht erkennen. Allerdings stellt diese unbemerkte Verknüpfung eine starke Verbindung zwischen Ihren Worten und deren Unbewusstem her, sodass Ihre Worte schließlich auf unbewusster Ebene Prozesse bei den Patienten auslösen. Später dann könnten Sie diese Assoziationen auch einsetzen, damit die Patienten zu therapeutischen Zwecken über etwas nach-»denken«, woran sie gewöhnlich nicht denken würden.

Katalepsie bei Blinden und Sehenden: Das Fehlschlagen von Hinweis-Reizen zur Handlevitation

E.: Seien Sie *unbesorgt und uninteressiert* an dem, was ich tue. (Erickson rückt nun näher an Dr. Z. heran und beginnt, die Unterseite ihrer leicht erhobenen Hand mit der seinen zu berühren. Er gibt ein taktiles Signal zum Heben, ohne die Hand wirklich anzuheben.) Ich brauche keine Unterstützung. (Pause) Was ich mache, dafür bin ich verantwortlich, und Sie brauchen das in keiner Weise zu korrigieren oder zu verändern. (Pause) Es wird Sie nicht stören. (Pause) Ich werde mich anstrengen, Sie bestimmte Dinge merken zu lassen, die mit Ihrer körperlichen Orientierung geschehen

sind. (Pause) Fahren Sie fort, sich zu bemühen, auf unbewusster Ebene Ihre Hand zu heben, ohne Sorge, was ich tue. (Pause. Dr. Z.'s Hand nimmt offensichtlich seine taktilen Hinweise nicht an, erhoben zu bleiben und sich weiter zu heben; paradoxerweise fällt sie herab, nachdem er Aufforderungen zur Handlevitation gegeben hat.) Ich platziere Ihre Hand hierhin. (Erickson positioniert ihre Hand entschiedener in kataleptischer Haltung etwa auf halbem Wege zwischen Schoß und Kopf und hält sie hier einen Augenblick lang leicht, dann zieht er seine Unterstützung so unmerklich wie möglich zurück. Die meisten Versuchspersonen, mögen sie nun in Trance sein oder nicht, nehmen dies gewöhnlich als Hinweis für die Hand, sie in dieser Position zu belassen. Dr. Z. allerdings scheint Ericksons nonverbale Hinweise nicht aufzugreifen und in dieser Position zu bleiben, und bei etlichen Versuchen fällt ihre Hand entweder auf den Schoß zurück oder sie sinkt innerhalb wenigerAugenblicke herab.) *Ich platziere sie nirgendwo sonst, genau hierhin.* Und Sie sollen das nicht korrigieren oder verändern. Langsam fangen Sie an zu verstehen (Pause), dass Sie nicht wissen, was ich mit *›sie verändern‹* meine. (Dr. Z.'s Hand gleitet weiterhin herab auf ihren Schoß, nachdem Erickson sie in Position gebracht hat. Dann gibt es wieder eine Pause, in der Erickson ihren Arm wieder platziert, und wiederum sinkt er rasch herab.) Nun war das eine Korrektur, eine Veränderung. (Pause) Und nun lasse ich die Finger hier. (Erickson gibt sich jetzt damit zufrieden, zwei oder drei ihrer Finger erhoben zu lassen, obgleich ihre übrige Hand auf ihrem Schoß bleibt ... Pause. Selbst ihre Finger geben diese Position auf, sodass Erickson sie wieder platzieren muss.)

R.: Warum bitten Sie sie an diesem Punkt, sie solle »unbesorgt und uninteressiert« sein?

E.: Wenn Sie einen blinden Menschen berühren, so ist das nicht das Gleiche, als berührten sie einen Sehenden. Blinde müssen versuchen, der Berührung eine Bedeutung beizumessen. Einem Araber starren sie nicht in die Augen, wenn Sie mit ihm sprechen, denn er betrachtet das als Beleidigung. In bestimmten Gegenden Südamerikas rücken die Menschen so dicht an Sie heran, dass man Bauch an Bauch steht, aber sie rücken nicht weg, das wäre kränkend. Blinde Menschen haben auch ihre eigene Kultur; die Sehenden haben keine Ahnung, was Berührung für die Blinden bedeutet.

Eine Berührung bedeutet für Blinde: »Tu etwas.« Und was ist das, was Sie mit Ihrer Hand tun sollen? Ihre Hand ist aus einem bestimmten Grund berührt worden. Aber was ist das hier für ein Grund? Ich habe bei meiner Arbeit mit zahlreichen blinden Versuchspersonen gelernt, dass Katalepsie schrecklich schwer zu schaffen ist. Katalepsie bei einem Sehenden, der kein Wort von dem versteht, was Sie sagen, ist leicht zu erreichen.

R.: Sie meinen, bei einem blinden Menschen haben Handhaltung und -bewegungen immer eine Ausrichtung auf ein bestimmtes Objekt oder einen bestimmten Zweck. Und dennoch versuchen Sie es (Katalepsie) hier, obgleich Sie wissen, es wird voraussichtlich nicht gehen.

E.: Ja, das ist eine Sitzung zu Lehrzwecken. Jeder, der therapeutisch tätig ist, sollte die Spannweite menschlichen Verhaltens kennen lernen.

R.: Wenn Sie entschieden sagen: »Ich platziere Ihre Hand an keiner anderen Stelle, genau hierhin«, so scheint diese Suggestion so direkt wie nur möglich zu sein, ohne dass Sie sagen: »Bitte, halten Sie Ihre Hand in dieser Position.« Aber erwartungsgemäß geben Sie Ihre Suggestion so indirekt wie möglich, sodass der bewusste Verstand so wenig Anhaltspunkte wie möglich hat, etwas auf seine eigene typische Art zu machen.

Das Scheitern direkter autoritärer Trance – ein paradoxes Anzeichen von Trance

E.: Hier, genau hier! *Genau hier!* (Erickson unternimmt wiederholte Anstrengungen, damit sie diesen Arm oben behält.) Es widerspricht Ihrer ganzen Erziehung, aber halten Sie ihn genau hier hoch, hoch, hoch! Hoch, hoch, hoch, hoch! Sie lernen! (Etliche Hunde Ericksons bellen laut vor seinem Büro, aber zumindest Dr. Z. scheint dem keinerlei Beachtung zu schenken. Nur Dr. Rossi beklagt die Unterbrechung seiner Tonband-Aufzeichnung.)

R.: Im *Extrem* scheint sogar Erickson dazu fähig zu sein, einen ziemlich lauten, autoritären Befehl zu rufen »Genau hier!« Allerdings vergebens! Pech, die Hand fällt saft- und kraftlos zurück. Exakt die Tatsache, dass sie dem direkten Befehl nicht folgen und ihre Hand nicht willentlich in der Luft halten kann, weist darauf hin, dass sie sich in verändertem Bewusstseinszustand befindet.
Sie sind von einer indirekten, permissiven Vorgehensweise zu sehr direkten, autoritären Befehlen übergegangen, sie aber kann Ihnen nun nicht mit einer willentlichen Reaktion folgen. Diese eigenartige Rigidität, selbst auf willkürlicher Ebene nicht reagieren zu können, kann ein Hinweis auf die psychomotorische Verzögerung sein, welche charakteristisch ist für Trance. Tatsächlich läuft hier eine Art Chaos ab, mit den laut kläffenden Hunden, Ihren ungewöhnlich bestimmten eindringlichen Befehlen, der Klimaanlage, die sich direkt über ihren Ohren an- und ausschaltet, sie aber ignoriert das alles, wie es typisch ist für Tranceverhalten. Diese Hunde waren noch nie derartige Quälgeister. Ich frage mich, ob sie nicht Ihren lauten Ton aufgenommen haben und Ihnen zu Hilfe kommen wollen?

Natürliche geistige Vorgänge und Grenzen nutzen

E.: **Sie wissen vielleicht nicht, dass Sie bereits etwas über Hypnose gelernt haben. Sie mögen vielleicht nicht empfinden, dass Sie etwas gelernt haben. Ihr Unbewusstes weiß vielleicht, dass es gelernt hat. (Pause)**

R.: Das ist sehr bezeichnend für Ihr Vorgehen, die zweifelnde Einstellung des Bewusstseins zu umgehen. Bewusst mag der Patient nicht realisieren, dass etwas gelernt wurde. Das Bewusstsein ist sich in typischer Weise latenten Lernens, der Entstehung unbewusster Assoziationen … etc. nicht bewusst. Sie nutzen diese Tatsache, diesen Gemeinplatz als Basis zur Erleichterung einer akzeptierenden Haltung gegenüber ihrem Training in unwillkürlichem Signalisieren im folgenden Abschnitt. Sie bedienen sich der natürlichen Grenzen des Bewusstseins, um eine Reihe unwillkürlicher oder hypnotischer Reaktionen einzuführen. Ich glaube, das ist die Grundlage für die Effektivität Ihrer Arbeit:

Sie nutzen natürliche geistige Abläufe und Grenzen, um die Reagibilität in Bahnen zu lenken, wie es das bewusste Kontrollsystem noch nicht kann.

Doppelbindung in der hypnotischen Induktion; Kriterien für valides ideomotorisches Signalisieren mit dem Kopf

E.: Ich werde jetzt eine Frage aufwerfen, und dann werden wir beide auf die Antwort warten. *Wenn Ihr unbewusster Verstand weiß, dass Sie etwas gelernt haben, wird Ihr Kopf langsam bejahend nicken. Wenn Ihr unbewusster Verstand denkt: Nein, dann wird Ihr Kopf sich langsam verneinend schütteln.* Nun werden wir auf die Antwort warten. Hat Ihr Unbewusstes etwas gelernt über hypnotische Reaktion? (Lange Pause) Nun, eine positive Antwort ist ein Kopfnicken, eine negative Antwort ist ein Kopfschütteln. Was Sie bislang erreicht haben, sind ein leichtes Nicken und ein leichtes Schütteln des Kopfes, was so viel heißt wie: Ich weiß nicht. Nun hat unser unbewusster Verstand eine Menge unterdrücktes Wissen. Deshalb nennen wir ihn das Unbewusste. Nun bewegen Sie Ihren Kopf langsam hinunter, hinunter, bis Ihr Kinn Ihr Kleid berührt. Nicht rasch, schön langsam. (Pause) Jetzt möchte ich Dr. Rossi auf Dinge hinweisen, die er bemerken sollte. Sie brauchen nicht auf das zu achten, was ich Dr. Rossi sage. Für Sie hat das keine Bedeutung.

R.: Sie benutzen ein Double-Bind, um das unwillkürliche Signalisieren mit der Suggestion einzuführen: »Wenn Ihr unbewusster Verstand … wird sich verneinend schütteln.« Das ist diese hübsche Situation, die einen hypnotischen Zustand herbeiführt oder vertieft. Ihr Double-Bind tendiert dazu, eine autonome oder dissoziierte (unwillkürliche) Reaktion aus dem Unbewussten hervorzurufen. Kommt die Antwort, so spielt es keine Rolle, ob es ein Ja oder Nein ist. Allein die Tatsache, dass eine unwillkürliche Reaktion erfolgt, bedeutet, dass die Versuchsperson in einen Trancezustand eingetreten ist – und sei es auch nur vorübergehend, um diese unwillkürliche Reaktion zu zeigen.

E.: Ja. Ein Kopf kann nicken, d.h. Ja, oder sich schütteln, d.h. Nein, und alle möglichen, dazwischen liegenden Bewegungen ausführen für »Ich weiß nicht«. Sie akzeptieren dergleichen Bewegungen nur dann als valide, wenn sie (1) *langsam* und (2) *wiederholt* ausgeführt werden. Erfolgen sie rasch und nicht wiederholt, so bedeutet das, sie sind vom bewussten Verstand gesteuert. Das Ja der Trance ist eine wiederholte Bewegung, die eine Minute andauern kann. Es ist nicht nötig, sie zu beenden, denn es geht nichts weiter vor im Trancezustand. Im Wachzustand läuft etwas anderes ab, das das Ja stoppt und an dessen Stelle tritt.

Blinde haben keine Möglichkeit, etwas mit der visuellen Qualität des Kopfnickens in Beziehung zu setzen; nur Sehende können das. Deshalb kann ein Blinder, der weiß, was ein Nicken und ein Kopfschütteln bedeuten, es auch ausführen, er tut es aber, ohne bewusst zu verstehen, was abläuft, weil er nie diese visuelle Verbindung erworben hat.

Bei dieser Patientin kam das Nicken langsam und unmerklich, denn sie brauchte sich dessen nicht bewusst zu werden. Nur der Betrachter sollte die leichte, langsame Bewegung sehen, denn nur er konnte ihre Bedeutung ermessen. Die Tatsache, dass es stattfand, bedeutet, dass das Unbewusste verstanden hat, aber nicht wusste, wie es nicken sollte, um visuellen Erfordernissen zu entsprechen.

Eine sehende Frau kann ihr Kinn senken, um ihr Kleid zu berühren. Das kann als bedeutungsvoll erachtet werden. Eine höfliche Verbeugung kann wahrgenommen und verstanden werden, allerdings keinesfalls von einem blinden Menschen, für den das vollkommen bedeutungslos ist. Sie zu bitten, ihr Kleid mit ihrem Kinn zu berühren, heißt, sie um die Ausführung von etwas zu bitten, das ohne irgendwelche visuelle Bedeutung ist. Die einzige bewusste Bedeutung ist, das Kleid mit dem Kinn zu spüren.

R.: Das ist das einzige nonverbale Zeichen, das sie kennt, die Berührung, aber keine visuellen Signale.

E.: Nun, wenn das einzige Zeichen zur Verständigung die Berührung des Kinns mit dem Kleid ist, wie weit hinunter beugen Sie dann den Kopf, damit er berührt? Es gibt keine Hinweise für sie, bis sie ans Ziel gelangt. Es scheint lang zu dauern.

Bewusste Haltungen entkräften;
Aufgaben ohne bewussten Bezug

E.: **(Zu Dr. R.) Das Lokalisieren ist ungewiss, *verloren gegangen.* Das Bedürfnis zu explorieren ist (zu Dr. Z., deren minimale Kopfbewegung nach unten er beobachtet) tiefer und tiefer und tiefer. (Zu Dr. R.) Nun, so langsam und fließend kann die Bewegung nicht vom bewussten Verstand ausgeführt werden. Das zeigt, dass die Führung seitens des bewussten Verstandes fehlt. (Zu Dr. Z.) Und tiefer. (Zu Dr. R.) Das Zeitgefühl ist verändert. (Pause) (Zu Dr. Z.) Und noch tiefer. (Zu Dr. R.) Ich möchte wetten, die Zeit ist zusammengeschrumpft.**

R.: **Ja.**

E.: **(Zu Dr. R.) Obgleich die Zeit sich bisweilen zieht. Das müssen Sie später von der Versuchsperson selbst erfahren. (Zu Dr. Z.) Weiter, noch tiefer und machen Sie weiter, bis Ihr Kinn das Kleid berührt. (Pause) Es scheint so lang zu dauern und so weit weg, das Kleid, aber Sie können schließlich doch Ihr Kinn dorthin bekommen.**

E.: Die Bewegung ist unbestimmt und der Zweck ist verloren gegangen. Sie tut etwas für mich, was ich verstehen kann, für ihr bewusstes Verständnis hat es indessen jegliche Bedeutung verloren. Ihr bewusster Verstand hat keinen Zusammenhang hergestellt, und sie realisiert es nicht.

R.: Das ist ein weiterer Weg, um bewusste Haltungen zu entkräften. Patienten können in Trance über Bewusstsein verfügen, aber wenn man sie Aufgaben erledigen lässt, die sie nicht verstehen können, wenn man sie zu Verhaltensweisen bringt, die für sie in keinem Zusammenhang stehen oder Orientierung ermöglichen, so setzen Sie ihr links-hemisphärisches Bewusstsein zeitweise außer Stand, in seiner gewöhnlichen Weise zu funktionieren. Vielleicht ist das eine Möglichkeit zu verstehen, was Trance ist: *Trance ist ein Bewusstseinszustand, in dem die normalen ordnenden und strukturierenden Funktionen des links-hemisphärischen Bewusstseins oder des Ich minimal sind.* Folgen wir der jüngsten Forschung, so können wir vermuten, dass es sich charakteristischerweise um die Organisationsfunktionen der linken Hemisphäre handelt, die außer Kraft gesetzt sind (Erickson & Rossi, 1979; Watzlawick, 1978). In diesem geringer organisierten Zustand kann das Bewusstsein seine Aufnahmefähigkeit und bisweilen auch seine Beobachterfunktion beibehalten. Ich frage mich, ob dieser Zustand der »Leere« (»no-mind«) dem ähnlich ist, wonach der Zen-Buddhismus strebt. In diesem rezeptiven Zustand ruhen die Abwehrmechanismen des Patienten und seine fälschlicherweise einschränkenden bewussten Haltungen und Einstellungen. Der Geist ist in diesem Zustand offen, um die Saat therapeutischer Suggestionen zu empfangen, die dann aufgehen soll im Unbewussten und dessen assoziativen Prozessen.

Kontrolle erlangen durch Erlauben

(Lange Pause, während Dr. Z.'s Kopf sich in kaum wahrnehmbarer Minimalbewegung zu heben beginnt.)

E.: **Und langsam beginnt nun der Kopf sich zu heben, *ohne dass* ich irgend um *Erlaubnis gefragt* werde, ein wenig nach links, und ein wenig leichter heben und angenehm, viel leichter, sehr viel angenehmer ... *****

R.: Der Kopf bewegt sich spontan in eine andere Richtung, die Sie nicht vorausgesehen hatten. Sie anerkennen das indessen sogleich, indem Sie erwähnen, er bewege sich, »ohne dass Sie irgend um Erlaubnis gefragt werden«.

E.: Sie warten auf diese Bewegung und sprechen sie dann an, sodass die Blinde weiß, Sie schenken ihr Beachtung. Allein so kann sie Bescheid wissen. Das anzusprechen heißt auch, die »Erlaubnis« zu geben.

R.: Durch das paradoxe Vorgehen, dem Patienten die »Erlaubnis« dafür zu geben, erhalten Sie Kontrolle über Symptome (Watzlawick, Beavin & Jackson, 1967).

Indirektes Generalisieren hypnotischer Effekte durch Implikation; vom Bekannten zum Unbekannten wechseln; Kreativität fördern

E.: … indem Sie Ihre Hand oder Ihren Unterarm oder Ihren Nacken oder Ihre Oberschenkel oder Ihre Waden spüren, indem Sie zuerst einem Teil Ihres Körpers, dann einem anderen Teil Beachtung schenken. Und zuletzt (Pause) spüren Sie das angenehme Gefühl in Ihrem Kopf. (Pause) Empfinden Sie, wie Sie sich ausgeruht fühlen. *Nun, beim Erlernen der Hypnose ist es nicht wichtig zu wissen, was Sie gelernt haben.* (Pause) Was wichtig ist: das Wissen zu erwerben und es bereit zu haben, um es dann zu nutzen, wenn der passende Stimulus kommt.

E.: Zuvor habe ich den Schwerpunkt auf Handlevitation und Kopfnicken gelegt, und nun spreche ich von all ihren übrigen Körperteilen – offensichtlich zur Generalisierung, im Besonderen beziehe ich sie aber auf meine hypnotischen Suggestionen, die Hände, die Arme, die Ellbogen und den Kopf betreffend. Allerdings sage ich der Versuchsperson nicht: »Es wird da eine Verbindung geben.« Wenn ich sage: »Ich sehe, dass zwei Finger Ihrer rechten Hand verschwunden sind«, sage ich damit implizit auch: »Aber die Finger Ihrer linken Hand sind nicht verschwunden.«

R.: Hier generalisieren Sie also Ihre hypnotische Arbeit mit ihrem Kopf und ihren Händen auf andere Teile ihres Körpers, ohne ihr hierzu irgendwelche bewussten Stichworte zu geben. Die Generalisierung der hypnotischen Effekte findet auf unbewusster Ebene statt, denn das Bewusstsein erfasst die Implikationen Ihrer Assoziationen nicht.
Und zu Ihrer Binsenwahrheit: »Nun, beim Erlernen der Hypnose ist es nicht wichtig zu wissen, was Sie gelernt haben«; sie kann ihre gewohnten, bewussten Haltungen entkräften, indem sie implizit vermittelt, dass es wichtiger ist, fähig zu sein, auf einen bestimmten Stimulus angemessen zu reagieren, anstatt einfach nur zu wissen. So kann ein Wechsel vom wissenden bewussten System hin zu unbewussten Prozessen stattfinden, mittels deren das Unbewusste Reaktionen vermittelt. Dieser

ständig wechselnde Schwerpunkt vom Bekannten zum Unbekannten ist besonders kennzeichnend für Ihre Arbeit. Sie geben nicht vor, dass sie es selbst wissen. Indem Sie aber immer wieder das Unbekannte hervorrufen, sprengen Sie unentwegt die Grenzen der bewussten Haltungen und Einstellungen des Patienten und bereiten der unbewussten Kreativität den Boden.

Hinweise des Patienten, die seinen Wunsch nach Beendigung der Trance signalisieren

E.: **Nun da ich weiß, dass Sie gern aufwachen würden, so werden Sie ganz langsam wach. Nicht ganz und gar. Ich möchte, dass Sie lernen zu genießen, (Pause) zu spüren, welche Trancegefühle in verschiedenen Teilen Ihres Körpers sind.**

R.: Wie wissen Sie, wann eine Versuchsperson aufwachen will? Werden die Leute zappelig?

E.: Erfahrung kann sehr lehrreich sein. (Erickson stellt hier einen Vergleich mit der Erziehung zur Sauberkeit her. Mütter spüren bald, wie ihre Kleinen anfangen hochzuschauen und auf eine gewisse Art umhersehen, dass es Zeit ist, sie aufs Töpfchen zu setzen. »Schaut das Baby nach dem Topf?« fragt R. »Nein, nein«, antwortet Erickson, »das Kind blickt umher und fragt sich, woher dieser Druck in der Beckengegend kommt. Es braucht einige Zeit und Lebenserfahrung, bis das Kind seine eigenen Körperempfindungen lokalisieren kann, wobei die Lokalisierung internaler Funktionen eher später kommt.«)
Hypnotische Versuchspersonen mögen die Trance beim ersten Mal bis zu einem gewissen Punkt, und dann lassen sie es Sie irgendwie wissen, durch ihre Bewegungen und Veränderungen der Mimik, den Klang der Stimme, durch veränderten Körpertonus und Atemfrequenz-Änderung, dass sie aus der Trance herauswollen. Wenn Sie zwei Personen beim Reden beobachten, bemerken Sie plötzlich, wie eine von beiden das Interesse verliert, Sie können sehen, wie das Interesse verfliegt.

Trance ratifizieren: Die Körperempfindungen der Trance bewahren lernen

E.: Sie werden nicht sämtliche Gefühle zugleich und in allen Bereichen haben. Das ist ein Lernprozess. (Pause) Ich hätte gern, dass Sie, sobald Sie bereit sind, in Ihrer eigenen Art und Weise sprechen und sagen: »Ich bin wach«, dann, wenn Sie sich *wach fühlen.*

Z.: Ich bin wach (leise geflüstert, während sie sich wieder auf ihren Körper orientiert).

E.: Wie wissen Sie das?

Z.: Soweit ich weiß, war ich das die ganze Zeit, aber, oh, ich weiß beispielsweise, dass diese Hand (Pause), die hatte ein Gefühl, als wäre sie erhoben gewesen. *Aber ich wagte nicht, meine Finger zu rühren, um festzustellen, ob es so war oder nicht, denn ich wollte nicht die Illusion zerstören, dass es so war.* Und dann sagten Sie, die Finger bewegten sich vom Kleid weg, also war es offenbar so.

E.: Sie lernen nicht alles auf einmal. Sie lernen in einzelnen Schritten.

R.: Sie werden lernen, dass ein bestimmter Teil ihres Körpers verschwunden ist. Das heißt: ein bestimmter Teil ihres Körpers ist schwer, anästhetisch oder kribbelt wie mit Stecknadeln. Alle diese veränderten Sinnesempfindungen sind Trance-Indikatoren, und die einzelnen Körperteile greifen das zu unterschiedlichen Zeiten auf. Der Therapeut muss klarstellen, dass die Patienten Bescheid wissen, jegliche Veränderung, die sie spüren, ist ein Aspekt der Trance.

E.: Ja, das ist die Absicht, die wir verfolgen, wenn wir sie ihre Empfindungen beschreiben lassen. Damit wird die Trance bestätigt.

R.: Wenn sie sagt: »Ich wagte nicht, meine Finger zu rühren ... denn ich wollte die Illusion nicht zerstören«, so macht sie eine für hoch intellektuelle Versuchspersonen sehr typische Erfahrung beim Erlernen von Trance. Sie möchte ihre Bewegungslosigkeit, die Katalepsie ihres Körpers aufrechterhalten, um die veränderten Körperempfindungen zu erleben. Die Katalepsie erhält einen leicht dissoziierten Zustand des Nicht-Wissens aufrecht, der für die Trance-Erfahrung erforderlich ist. Sie blockiert nun willentlich ihren links-hemisphärischen Orientierungsmodus, um dem eher an Neuem interessierten rechtshemisphärischen Erlebensmodus Gelegenheit zu geben, sich selbst zu vergewissern. Die Versuchsperson aus Abschnitt IV, Dr. Q., veranschaulicht dieses Phänomen detaillierter, wie man Trance erleben lernt.

Die spontane Entdeckung veränderter Empfindungen in Trance

Z.: Später, als Sie versucht hatten, sie (die Hand) dazu zu bringen, oben zu bleiben, ist sie nicht oben geblieben, sondern sie ist so geblieben (ihre Handwurzel bleibt leicht auf ihrem Schoß liegen, mit aufgerichteten Fingern), vollkommen bequem. Bis Sie mir gesagt haben, ich solle mich vollkommen wohl fühlen, *dann war sie plötzlich müde und ging hinunter.*

E.: »Plötzlich war sie müde ...« Das ist ein wichtiger Lernschritt. Sonst noch etwas, woran Sie sich erinnern können?

Z.: Ja. An das Senken meines Kopfes, von dem ich gesagt hätte, dass es willentlich geschah, außer dass Sie sagten, es sei langsamer gewesen, als wenn es willentlich geschehen wäre. Kann sein, und er drehte sich gewissermaßen mit meinem Atem. Ich meine, ich habe nicht versucht, irgendetwas dazu zu sagen, wirklich. Ich habe angefangen, ihn willentlich zu senken, wahrscheinlich weil Sie mir das gesagt haben. *Aber ich weiß nicht, weshalb er dann so langsam war.*

E.: Es war so ganz und gar unwichtig für Sie zu wissen, *weshalb* er so langsam war. Es war sehr hübsch, dass Sie die Idee hatten, Ihre Kopfbewegung auf Ihren Atem abzustimmen.

Z.: Und die Atmung habe ich bemerkt – anfangs sagten Sie, sie habe sich verändert, was *ich allerdings nicht bemerkt hatte.* Aber später, als der Kopf sich senkte, habe ich festgestellt,

***dass der Atem irgendwie mehr so ging wie im Schlaf.* Ich meine, es war eine entspanntere Atmung.**

E.: In diesem Abschnitt gibt es eine ganze Reihe schöner Aussagen eines blinden Menschen. Sie versucht Ihnen mitzuteilen, was für sie Bewegungen bedeuten und wie sie die Realität empfindet.

R.: Sie wussten nicht, dass Ihre Aufforderung, sich wohl zu fühlen, zu völlig schlaffer Entspannung führen würde, das aber war ihre höchst individuelle Reaktion. Vielleicht konnte sich deshalb ihre Hand nicht heben oder eine Katalepsie beibehalten – sie war einfach zu entspannt. Aber war das ein wesentlicher Lerninhalt?

E.: »Plötzlich« bedeutet, dass sie plötzlich den krassen Kontrast ihrer Empfindungen in der Hand im Trancezustand und im eher wachen Zustand spürte.

R.: Ich sehe, das ist die Bestätigung für das Erleben eines Trancephänomens – eine Selbstbestätigung der Trance!

E.: Eine Bestätigung unabhängig von meinen Worten! Normalerweise bringen Sie das Drehen Ihres Kopfes nicht mit Ihrer Atmung in Verbindung, Blinde aber tun das. Sie sehen sich um, um festzustellen, ob sonst noch jemand im Raum ist; Blinde hören auf das Atmen. Wenn sie sagt: »Ich weiß nicht, warum es langsam ging«, dann verifiziert sie wiederum die Trancebedingung. Sie verstand die veränderte Bewegung nicht. Sie kennt ihre Bewegungen, hier aber handelt es sich um eine ganz neue Bewegung.

R.: Dass sie eine veränderte Bewegung nicht versteht, eine Bewegung, die ihrem üblichen Muster fremd ist, beschreiben Sie als durch die Trance bedingt. Das unterstützt unsere Analyse der Trance als einer Bedingung, unter der die üblichen und vertrauten mentalen Mechanismen, die strukturierenden Funktionen unseres links-hemisphärischen Bewusstseins, nur wenig aktiv sind.

E.: Ihre Erkenntnis, dass »die Atmung mehr so ging wie im Schlaf«, ist eine weitere Bestätigung der Trance.

Das Problem der Trancebestätigung für das moderne Bewusstsein; verändertes Erleben und Zeitverzerrung

E.: So ist's gut. Und Sie sind sicher, dass Sie nun hellwach sind?

Z.: Ja.

E.: Kein Zweifel?

Z.: Haben Sie welche? Sie wussten nicht, ob die Zeit schneller vergangen ist oder sich gedehnt hat, *ich aber weiß nicht*, ob sie das eine oder das andere war, ich weiß es natürlich nicht wirklich.

E.: Wie spät ist es Ihrer Meinung nach jetzt?

Z.: Um wie viel Uhr kam ich her, wissen Sie das?

E.: Ja.

Z.: Also, ich würde sagen, es hat eine halbe Stunde gedauert.

E.: Wie gut können Sie die Zeit normalerweise schätzen?

Z.: Manchmal sehr gut, und manchmal liege ich zwei Stunden daneben. Ich nehme an, es hängt normalerweise davon ab, ob ich gewohnte Dinge tue. In mir vertrauten Situationen, besonders bei so etwas wie einer interessanten Diskussion oder beim Spielen mit den Kindern und wenn es keine Termine gibt, kann ich schon erheblich danebenliegen.

R.: In diesem und dem vorangegangenen Abschnitt beschäftigen Sie sich beide mit der Interpretation des Erlebens der anfänglichen Situation, wie es für viele sehr intellektualisierende Patienten typisch ist. Ihre linke Hemisphäre mit ihren charakteristischen Einschränkungen versuchte hervorzuheben, wie sie doch die ganze Zeit über wach und in normalem Zustand gewesen sei. Sie versuchen, diese Versicherung in Zweifel zu ziehen, indem Sie nach den Anzeichen einer Zeitverzerrung suchen. Ich nehme an, dass Sie beide Recht haben können, jeder auf seine Art. Ihre linke Hemisphäre liegt insofern richtig, als sie präsent war und sich zumindest zeitweise in ihrer Beobachterfunktion »normal« verhielt. Ihre linke Gehirnhälfte hat allerdings nicht realisiert, dass dann, wenn sie ihre üblichen Steuer- und Kontrollfunktionen während der Trance vorübergehend einstellt, andere Funktionsweisen (nämlich die klassischen hypnotischen Phänomene) hervortreten, die vom links-hemisphärischen Beobachter nicht erkannt werden können. Ihre Aufgabe als Hypnotherapeut besteht darin, irgendwie zu bestätigen, dass veränderte Erfahrungen stattgefunden haben, ohne dabei aber ihre linke Hemisphäre zu alarmieren, dass sie die veränderten Erfahrungen in Zukunft verhindert. Sie unternehmen etwas, um die Trance zu bestätigen, und bedienen sich des veränderten Zeitgefühls in der Trance.

E.: Ja. Ein blinder Mensch kann die Zeit nicht auf visuellem Weg bestimmen. Er tut das anhand der Bewegungen, der aufgewandten Anstrengung, dem Grad an vorhandener oder fehlender Müdigkeit, welche auch mit Interesse und Vergnügen gleichgesetzt werden können. Zeit kann sich in die Länge ziehen durch Langeweile und verkürzen durch Interesse. Ein blinder Mensch kann sich nie visueller Zeichen bedienen, um Zeit zu erleben, das ist also etwas völlig anderes. Zeit kann man nach Atemzügen bemessen, so wie man ein Getränk an einem heißen Sommertag automatisch daran misst, wie oft man schluckt, nur dass man sich dessen nicht bewusst ist.

Veränderte Empfindungen in Trance: Berührung

E.: Nun, ich möchte, dass Sie – ohne etwas zu verändern – den Unterschied zwischen Ihren beiden Händen spüren, das Gefühl wird unterschiedlich sein. (Pause) Können Sie diesen Unterschied beschreiben?

Z.: Wir wissen offenbar, mit der Position der Hände geht ein Unterschied einher. Die linke Hand hat ein *gewisses eigenartiges Gefühl im linken Finger.*

E.: Das ist richtig.

Z.: Etwa wie das Gefühl fehlender Empfindung.

E.: Das ist richtig.

Z.: Außerdem *fühlt es sich so an, als wäre etwas darum herumgewickelt.* Das ist schwer zu beschreiben.

E.: Das ist richtig. Es ist eine gewisse Schwere in dieser Hand. Es gibt einen Unterschied zwischen Ihrer linken und Ihrer rechten Hand. Wie lang ist dieses ungewöhnliche Gefühl schon da?

Z.: *Ich weiß nicht.* Ich habe nicht Acht gegeben. Als eine Hand nach oben gehen sollte, war es nicht da. Es ist aber keine Frage, dass die Hand entschieden hatte, sich zu heben, nur dass sie es wirklich nicht konnte.

E.: Das ist die Beschreibung eines blinden Menschen. Sie erwähnt zunächst eine Position der Hände, indem sie ihre Lokalisation beschreibt, ehe sie sich dem Gefühl in der Hand widmen kann. Ein sehender Mensch kann sehen, wo sich seine Hände befinden. Er muss ihre Lage nicht erst bestimmen, er sieht sie. Und diese visuelle Orientierung läuft so rasch ab, dass er gar nichts davon weiß. Ein Blinder muss die Position der Hände physiologisch bestimmen.

»Ein gewisses eigenartiges Gefühl im linken Finger« – was sagt sie damit? Wie fühlt eine Blinde so etwas? Ich muss das Gefühl in diesem Finger feststellen. In diesem, in diesem und in diesem Finger. Ein Sehender achtet überhaupt nicht auf die Empfindungen in einem und im anderen Finger, er braucht das nicht. Ein Blinder aber schon. Wie fühlt sich Ihre Hand an, wenn Sie blind sind? Die Hand ist ein fühlendes, ein Sinnesorgan, das etwas ertastet. Wie empfänden Sie das, wenn Ihre Hand »umwickelt« wäre?

R.: Das ist dann also ein weiterer Trance-Effekt. Wenn es sich so anfühlt, »als wäre etwas darumgewickelt« um Ihre Hand, dann können Sie nicht normal fühlen oder tasten. So war also ihr sehr wichtiges Tastorgan als Folge der Trance ausgeschaltet.

E.: Nur teilweise ausgeschaltet, denn sie fühlt ja die Umhüllung, aber es bestand aufgrund der Trance eine veränderte Empfindung.

R.: Aber selbst bei Sehenden sind all diese Veränderungen im Gefühl, in der Empfindung und Wahrnehmung für Sie eine Bestätigung der Trance.

Sprache als Hinweis für die sensorisch-perzeptuellen Unterschiede zwischen Blinden und Sehenden; Heilung und Liebe

Z.: **Im Ellbogen hier bestand Spannung, und in der Handinnenfläche war es kühl, das sagte mir, dass dieser Teil des Arms sich gehoben hatte. Aber der Arm ist nicht nach oben gegangen.**

E.: **In Ordnung. Nun, was an diesem Anheben halten Sie für eigenartig?**

Z.: **Nichts. Offenbar ist es meiner Meinung nach ja nicht geschehen, aber so spürte ich es eben.**

E.: **Normalerweise hebt sich Ihr Arm, wenn Sie spüren, dass er sich hebt.**

Z.: **Nicht immer. *Gelegentlich musste ich mit einem Finger wackeln, um herauszufinden,* wo meine Hand sich wirklich befand, denn ich habe ein bisschen herumprobiert, um zu sehen, ob ich mich selbst hypnotisieren kann. Und wenn ich eine Hand hier ausstrecke und mich auf sie konzentriere oder so, dann *kann ich mir nicht sicher sein,* ob sie sich hebt oder nicht.**

E.: **Stimmt. Nun, lassen Sie mich ein Problem ansprechen, das sich für Sie stellt. Sie haben gelernt, sich auf Ihre Ohren zu verlassen, wenn Sie – sagen wir mal – die Richtung eines fahrenden Autos bestimmen wollen, die Anwesenheit einer Person, die Richtung, aus der ihre Stimme kommt. Diese räumliche Orientierung kontrolliert Sie in erheblichem Maße, da Sie nicht wissen, wie Sie sich spontan, so wie ein**

Sehender, bewegen sollen. Aber Sie können es. Sie haben es gerade getan.

Z.: Sie meinen, ich habe gerade mit dem Kopf genickt?

E.: Ja.

Z.: *Ich weiß nicht,* Sie würden das tatsächlich *spontan* nennen.

E.: Es war nicht danach gefragt worden.

Z.: Nein, es war nicht danach gefragt worden.

E.: Das ist spontan. Und Sie sind sich körperlicher Bewegungen außerordentlich bewusst.

E.: Das ist die Sprache eines blinden Menschen. Spannung im Ellbogen und Kühle in der Handinnenfläche; kein Sehender ist normalerweise so sensibel für Körperempfindungen. Beachten Sie, dass sie »gelegentlich schon mit einem Finger wackeln musste, um herauszufinden, wo meine Hand sich wirklich befindet«! Das ist ein deutliches Beispiel einer Bewegung bei einer Blinden, um die Position zu bestimmen. Deshalb sage ich ja, dass Sprache viel bedeutet!

R.: Diese Sitzung ist insgesamt ein Beispiel für die unterschiedliche Bedeutung von Worten für die einzelnen Menschen. Wie einfühlsam und geschickt muss ein Hypnotherapeut werden, um diese unterschiedlichen Bedeutungen für Menschen mit Behinderungen, mit besonderen Begabungen, mit sozialen und kulturellen Unterschieden handhaben zu können! Wir scheinen alle unsere jeweils spezielle Sprache zu haben: Wir haben ihn hier und jetzt, den Turm zu Babel. Langsam glaube ich, dass unsere Alltagsunterhaltung, in der wir auf die Unterschiede nicht achten, eine Komödie der Irrungen ist, in der wir ständig an unseren jeweiligen Projektionen und Eigenheiten abprallen. Eine wirkliche Beziehung ist schwer zu finden. Wenn sie sich indessen doch entwickelt, dann haben wir jene besonderen Momente der inneren Verbundenheit, die überraschend tief gehende Reaktionen erlaubt – sei es Heilung, sei es Liebe.

Die Entwicklung neuer Induktionstechniken; Hypnose definiert als Kommunikationstechnik, in der automatische Reaktionen genutzt werden

E.: **Das ist aber wirklich nicht wichtig, denn *in Trance zu gehen ist eine neue Art des Lernens.* Und Sie müssen nichts über die Lerninhalte wissen, die Sie brauchen. Sie können Wissen erlangen, ohne auf das bewusste Verständnis dessen angewiesen zu sein, worum es geht. *** Ein Kind erfährt durch seinen Körper, wie oft es einen Schluck von einem guten Getränk nehmen muss, ehe es ihm gelingt, genug davon aufzunehmen. Verstehen Sie? Sie brauchen sich Ihres Lernens also kein bisschen mehr bewusst zu sein als ein Kind, das nicht weiß, wie viel Schlucke Wasser es nimmt. *****

R.: Die übergroße Bewusstheit und das zusätzliche Training von Körperbewegung machen Handlevitation für eine blinde Versuchsperson zu einer eher ungeeigneten Technik. So erscheint die Entwicklung neuer Induktionstechniken noch in anderem Licht. Induktionstechniken stammen gewöhnlich von einem Hypnotiseur, der Kontakt aufnimmt zum Reaktionssystem einer Versuchsperson, was meist unwillkürlich und spontan abläuft. Die Versuchsperson verfügt nicht über allzu viele assoziative Verknüpfungen zwischen Bewusstsein und Unbewusstem, das in der Regel das mehr oder weniger unwillkürliche System kontrolliert. Einige Verbindungen sind aber dennoch vorhanden, die der Hypnotiseur aufgreifen und sehr zur Überraschung der Versuchsperson nutzen kann.

E.: Ja, das ist wohl richtig. Ein blinder Mensch orientiert sich an Bewegung und Berührung, nicht aber an visuellen Hinweisreizen. Der Sehende verlässt sich dagegen auf visuelle Hinweise und beachtet Bewegung und Berührung nicht.

R.: Bewegung und Berührung sind also bei Sehenden eher autonom, und der Hypnotherapeut kann leichter Kontrolle über sie erlangen. Deshalb zeigt sich, dass Handlevitation und der Weg über die Katalepsie bei normal sehenden Individuen so effektive Induktionsmethoden sind.

E.: Man hält Ausschau nach Besonderheiten der jeweiligen Person. Bei einem Stotterer beispielsweise, der nicht an einer Sprachtherapie interessiert ist (weil er sein Stottern akzeptiert hat), werden Sie es sehr viel schwerer haben, wenn Sie ihn mit flüssiger Sprache in Trance versetzen wollen, anstatt selbst auch zu stottern.

R.: Wenn der Therapeut stottert, gewinnt er leichter Zugang zu den assoziativen Mustern des Stotterers.

E.: Das ist richtig! Allerdings müssen Sie sichergehen, dass Sie das Stottern nicht allzu offenkundig machen. Sie sollten es so aussehen lassen, als seien Sie sich dessen, was Sie sagen oder wie Sie es sagen, nicht ganz sicher. Aber Sie versuchen nicht zu stottern.

R.: Vergleichbar dem Umgang mit einer zwanghaften Person?

E.: Sie formulieren zwanghaft, und das erleichtert die Induktion. Mit anderen Worten, Sie nehmen den individuellen Stil und die kulturellen Besonderheiten an, die Sie bei einem Patienten erkennen können. Bei einem Farmer werfen Sie ein paar Ausdrücke aus der Landwirtschaft ein, bei einem Anwalt ein paar juristische Ausdrücke, aber nie in penetranter Weise.

R.: Sie passen sich dem geistigen Milieu des Patienten an.

E.: *Hypnose ist eine Kommunikationstechnik und Sie machen sich den reichen erworbenen Lernvorrat zugänglich, dessen Nutzen vorrangig in den automatischen Reaktionen liegt.* In Hypnose rufen wir diese Lerninhalte direkt ab, die in den Bereich automatisch abrufbaren Materials abgesunken sind.

R.: *Man kann also beliebig viele neue hypnotische Induktionstechniken entwickeln, indem man lernt zu erkennen und zu nutzen, was eine Versuchsperson in der Vergangenheit gelernt hat und was nun automatisch oder halbautomatisch funktioniert.*

Strukturierte hypnotische Amnesie mittels Fragen

E.: Nun, wieviel Uhr ist es nach Ihrer Meinung?

R.: Haben Sie diese Frage zur Uhrzeit einfließen lassen, um sie vom aktuellen Thema abzulenken? Sie scheint in ruheloser Verfassung zu sein, Sie machen eine wichtige Bemerkung und lenken sie dann ab, ehe sie darüber debattieren kann. So bleibt die Bemerkung bei ihr haften, ohne dass sie in ihrer bewussten Voreingenommenheit dazu kommt, darüber zu streiten oder vielleicht sogar abzulehnen.

E.: Ja. Auf diese Art stimmen Sie eine Versuchsperson rasch um: Stellen Sie ihr eine Frage. Damit kommt etwas anderes ins Spiel. Sie stellen eine Frage, und ehe eine Antwort folgen kann, sagen Sie eine Menge bedeutungsvoller Dinge, und dann gehen Sie zurück zur ursprünglichen Frage. Damit haben Sie eine Decke über das bedeutungsvolle Material gebreitet, Sie haben es in Klammer gesetzt. Das ist ein sehr wichtiges Prinzip, um eine hypnotische Amnesie hervorzurufen, damit das Bewusstsein des Patienten daran gehindert wird, die bedeutungsvollen Suggestionen abzulehnen.

R.: Da der Therapeut sie sehr sorgfältig aufgebaut hat, nennen wir sie *strukturierte Amnesie* im Gegensatz zu spontanen oder suggerierten Amnesien, wie sie meist beschrieben werden.

E.: Wenn ich sie in diesem Abschnitt ein zweites Mal nach der Zeit frage, so muss sie dorthin zurückgehen, wo ich ihr zum ersten Mal diese Frage gestellt habe (vgl. den Abschnitt: »Das Problem, für das moderne Bewusstsein eine Trance zu bestätigen: Verändertes Erleben und Zeitverzerrung«). So ist alles, was zwischen den beiden identischen Fragen geschieht, als läge es unter einer Decke verborgen.

Dynamik von Fragen und Antworten: Konfusion erleichtert den kreativen Fluss

E.: Nun, Ihr Kinn hat Ihr Kleid nicht berührt, oder?

Z.: Nein. Ich war neugierig, ich *wusste nicht einmal,* ob es das kann!

R.: Sie haben sie nicht die Frage aus dem letzten Abschnitt beantworten lassen. Warum?

E.: Indem Sie Fragen stellen und deren Beantwortung verhindern, halten Sie die Person im Ungleichgewicht. Sie bleibt offen und hofft.

R.: Ihre bewusste Ausrichtung ist aus der Balance, und Sie erhalten eine erwartungsvolle und aufnahmebereite Haltung aufrecht, sodass Sie wichtige Suggestionen platzieren können, die bereitwillig aufgegriffen werden.

E.: Ja, sie werden besser behalten.

R.: Sie lassen nicht zu, dass Probanden erleben, wie etwas zum Abschluss kommt, indem Sie ihre Fragen beantworten.

E.: Das stimmt! Wenn nämlich eine Frage beantwortet ist, dann ist die Sache abgeschlossen und erledigt.

R.: Es kann kein Lernen mehr stattfinden. Sie lassen alle Fragen offen und ermöglichen damit Lernen auf hohem Niveau.Das ist ein Aspekt Ihrer Verwendung der Konfusion: die erlernten Grenzen des Patienten in Fluss zu halten, sodass das Unbewusste mehr Möglichkeit hat, sich mit neuen und kreativen Reaktionen einzumischen (Rossi, 1972a, 1973b).

Trance mittels Amnesien bestätigen

Z.: Dann wollte ich Sie noch fragen: *Welches Kinn?*

E.: Ich habe hier Dr. Rossi gegenüber Amnesie erwähnt.

Z.: Ja, Sie erwähnten bewusste Amnesie, ich nehme an, Sie meinten, ich würde mich nicht erinnern, aber *ich weiß nicht* sicher, dass Sie das meinten.

R.: Und Sie beantworten wiederum nicht die Frage »welches Kinn?«

E.: Hier ist sie befangen. Sie weiß ja im Grunde nicht, wie sie aussieht, was sie wiegt, sie weiß das einfach nicht. Mit dieser Frage sagt sie Ihnen: »Ich weiß nicht, wie mein Kinn aussieht. Ich habe vom Doppelkinn gehört, vom Dreifachkinn. Aber ich weiß es nicht.« Das ist eine unbewusste Frage, Enttäuschung darüber, dass sie sich körperlich nicht kennt.
Dann gehe ich zum Thema der Amnesie zurück. Schon die ganze Zeit möchte ich, dass sie so viele Amnesien entwickelt wie möglich.

R.: Warum?

E.: Je mehr von meinen Mitteilungen in ihrem Unbewussten haften bleibt, umso besser wird sie als hypnotisches Subjekt sein.

R.: Je mehr Amnesie Sie erzeugen können, umso besser die Versuchsperson. Amnesie ist also nicht nur ein Trancekriterium, sondern sie erleichtert auch zukünftige Trancearbeit. Weil sie abhängig ist vom autonomen, unwillkürlichen Verhalten?

E.: Ja, und Sie haben sie hervorgerufen und benannt und sie ist Teil ihrer persönlichen Erfahrung geworden. So zweifelt der Patient nicht mehr an der Trance.

»Ich weiß nicht«: ein Weg zur Förderung der Amnesie. Stimmrichtung für das Bewusstsein und das Unbewusste; Indirekte Trance-Induktion

E.: Nun, Sie hatten Ihr Körpergefühl verloren, und beim Neigen Ihres Kinns nach unten schwankten Sie von rechts nach links.

Z.: Tat ich das? *Das wusste ich nicht.*

E.: Und Sie haben Ihren Atem geändert – manchmal mehr rechts und dann mehr links.
Deshalb wusste ich, dass Sie sich Ihrer genauen körperlichen Ausrichtung nicht ganz bewusst waren. Recht so, bringen Sie Ihr Kinn nach unten und berühren Sie Ihr Kleid.

R.: Seit Ende der Trance hat sie immer öfter »ich weiß nicht« gesagt. Ich frage mich, ob Sie gemerkt haben, dass Sie das bei ihr bewirkt haben. (»Ich weiß nicht« ist jeweils im Text hervorgehoben.)

E.: Ja, man bringt Versuchspersonen dazu, »ich weiß nicht« zu sagen, indem man ihnen sagt, dass sie nicht wissen, und ihnen Fragen stellt, die sie nicht beantworten können. Sie nehmen so eine »Ich-weiß-nicht«-Haltung ein.

R.: Wozu nützt das?

E.: Wir entwickeln eine »Ich-weiß-nicht«-Haltung, um die hypnotische Amnesie zu fördern. Es ergeht die Bitte an die Versuchsperson, nicht zu wissen, aber bewusst hört sie die Bitte nicht als solche. Es ist nicht wünschenswert zu sagen: »Sie werden das vergessen.« Sie wird entgegnen: »Warum sollte ich das vergessen?« Aber man kann sagen: »Vielleicht erinnern Sie sich nicht, mag sein, dass Sie das nicht wissen.« Damit erhält sie die Erlaubnis, aber keinen Befehl – und auch keine Forderung. Es handelt sich mehr um eine Beobachtung, aber die entscheidenden Worte sind gesprochen.

R.: Man kann also sowohl Trance als auch Amnesie fördern, indem man Wissen und Orientierung des Bewusstseins trennt.

E.: Ja. Es scheint, als teilte ich das Individuum auf in ein bewusstes und ein unbewusstes. Wende ich mich ihm zu, so kann ich zu seinem Bewusstsein oder zu seinem Unbewussten sprechen. Ich ändere die Richtung, aus der meine Stimme kommt; ich neige meinen Kopf zur einen Seite und spreche zum Bewusstsein, zur anderen, um zum Unbewussten zu sprechen.

R.: Dann, wenn die Person in Trance ist?

E.: Sowohl bei der Trance-Induktion als auch während der Trance.

R.: Sie wählen eine unterschiedliche Haltung Ihres Kopfes, wenn Sie zum Bewusstsein oder zum Unbewussten sprechen, und allmählich ergibt das eine Konditionierung bei den Leuten.

E.: Ja, ohne dass sie das wissen, denn das ist zu subtil, als dass sie das merken könnten. Allenfalls könnte das als Eigenheit des Therapeuten aufgefasst werden. Eine Versuchsperson beobachtet Sie vielleicht, wie Sie jemand anderen hypnotisieren, und denkt sich einfach, dass Sie eine bestimmte Marotte haben, Ihren Kopf von einer Seite zur anderen zu drehen. Dieser Beobachter weiß nicht, warum er plötzlich schläfrig wird, denn das alles kommt auch direkt in seinem Unbewussten an. Man sieht also, Kommunikation, das sind nicht nur Worte, nicht nur Gedanken. Das ist Stimulation via Stimme, via Gehör und führt offenbar irgendwohin (beispielsweise unvollendete Sätze, Wiederholungen und dann ein vollständiger Satz), wobei der Patient dazu veranlasst wird, etwas aufnehmen zu wollen.

R.: Diese unvollständigen Sätze zum Beispiel nisten sich im Unbewussten der Patienten ein, oder?

E.: Ja, denn *der bewusste Verstand kann nicht erklären, was sie bedeuten, und die Sache damit abschließen.* Man kann Geschichten verwenden, die ein alter Hut sind, das ist eine wundervolle Technik. Der Patient weiß, dass Sie mit der blöden Geschichte zu Ende kommen werden.

R.: Er will das verflixte Ende!

E.: Ja, er will es wirklich! Selbst wenn er ein Ende macht und einschläft. Da ist der verzweifelte Wunsch nach einem Ende, einem Abschluss. Und vielleicht heißt der Schluss: »Schließe deine Augen.« Ich verwende solche zopfigen Geschichten als Trance-Induktion.

Trance-Bestätigung auf unbewusster Ebene: Ablenkung und Amnesie

Z.: Jetzt wollen Sie, dass ich es normal nach unten neige. (Sie tut es.)

R.: Sie zeigt hier, dass sie den Unterschied zwischen ihren Kopfbewegungen in Trance und im gewöhnlichen Zustand empfindet.

E.: Bloß weiß sie nicht, dass sie das mitgeteilt hat. Sie zeigt durch ihr unterschiedliches Verhalten, dass es sich um etwas anderes handelt; da ist noch etwas anderes im Spiel, und das ist die Trance.

R.: Sie gehen da sehr indirekt vor, ohne ihren bewussten Verstand zum offenen Eingeständnis zu bringen, damit bewiesen sei, sie war in Trance. Warum? Weshalb nicht die Gelegenheit nutzen und ihr sagen, dass dies ein Beweis für Trance ist?

E.: Ich mache mich frei von ihrer bewussten Bestätigung. *Ich werde nicht zulassen, dass ihr bewusster Verstand sich irgendetwas herausgreift, über das sie streiten kann!* Man hält sich besser aus Kontroversen heraus.

R.: Ich hätte mich am Ende dieser Sitzung frustriert gefühlt, weil sie nicht den Eindruck hatte, wirklich in Trance gewesen zu sein. Sie sind allerdings nicht frustriert, wenn ein Patient offensichtlich das Vorhandensein von Trance verrät und es doch nicht zugibt.

E.: Wenn eine Trance offensichtlich vorhanden ist, dann weiß ihr Unbewusstes das auch. Ich muss das nicht beweisen! Zu viele Hypnotiseure versuchen ihr Gesicht zu wahren. Ich sehe Sie nur kurz an und weiß, Sie sind ein Mann. Muss ich dann noch beweisen, dass Sie ein Mann sind? Das ist reine Zeitverschwendung und erweckt Feindseligkeit beim Patienten.

R.: Indem Sie dem bewussten Verstand Beweise für die Trance geben, liefern Sie ihm nur die Munition, um später den Gedanken einer Trance zu bekämpfen.

E.: Das stimmt.

R.: Übrigens, wie tief war diese Trance?

E.: Leicht bis mittel. Da ist der Umstand, dass sie nicht auf das Hundegebell reagiert hat – Sie taten es, ich tat es, sie aber nicht.

R.: Sie fühlen sich wirklich nicht gestört durch derlei Ablenkungen?

E.: Nein. Wichtig ist die Trance. Wenn Patienten auf den Verkehrslärm hören wollen, na schön. Sie sind immerhin in meiner Hörweite. Also muss ich nicht mit meiner Stimme gegen die bellenden Hunde angehen oder gegen den Verkehrslärm oder Autos mit eingeschalteter Sirene – da muss ich meine Stimme nicht erheben. Sie erinnern sich eher an die Sirene, wenn der Dozent die Stimme erheben musste. Vielleicht ist da ein Lärm im Korridor, Sie aber erheben Ihre Stimme nicht und erwecken auch ansonsten nicht den Eindruck, den Lärm zu bemerken. Am Ende der Vorlesung fragen Sie die Studenten einzeln: »Wissen Sie, was das für ein Lärm vor dem Hörsal war?« Sie werden antworten: »Was für ein Lärm?«

R.: Sie haben eine Amnesie, weil sie Ihnen umso genauer zuhören mussten.

E.: Stimmt. Sie haben ihnen keine Gelegenheit gegeben, das zu sehen, darauf zu reagieren oder darüber nachzudenken, da sie Ihnen ja zuhören mussten. Der Lärm machte es nur dringender erforderlich, mit ihrer Aufmerksamkeit bei Ihnen zu bleiben. Das heißt, sie mussten einen Prozess durchlaufen, diesen Lärm auszuschalten. Sie haben also eine Amnesie hervorgerufen, ohne sie im mindesten verbal suggeriert zu haben. Ihre Verhaltensweise bezüglich des Lärms ist Negativverhalten.

R.: Die Abwesenheit von Verhalten hinterlässt eine Amnesie. Sie gestatteten dem Lärm von draußen keinerlei Energiezufuhr in Form von Aufmerksamkeit, und so konnte er sich dem Gedächtnis nicht einprägen.

E.: Ja, wenn Sie sich dessen bewusst sind, haben Sie vielerlei Gelegenheit, das auszuprobieren.

Bewusste Haltungen mit der Frage nach dem dominanten Daumen entkräften; Schwierigkeiten beim Erlernen indirekten Vorgehens

E.: Sind Sie rechts-däumig oder links-däumig?

Z.: Ich bin eher rechts-händig, aber ich *weiß nicht*, was mit den Daumen ist.

E.: Nehmen Sie die Hände über den Kopf, legen Sie die Handballen aneinander und dann verschränken Sie Ihre Finger. Nehmen Sie die Hände herunter. Und nun merken Sie, dass Ihr linker Daumen oben liegt. Sie sind links-däumig.

Z.: In Ordnung?

E.: Ich wusste das, weil Sie so dasaßen und Ihre Daumen lagen so.

Z.: So mach ich es normalerweise, aber *ich wusste nicht*, was rechts- und links-däumig zu bedeuten hat.

E.: Richtig. Ich weiß, dass Dr. Rossi darauf geachtet hat.

R.: Ja, habe ich.

E.: Ich trainiere seine Beobachtungsfähigkeit.

R.: Ja, Dr. Erickson lehrt mich, sorgfältig zu beobachten. (Dr. Z. und Dr. R. plaudern freundlich miteinander, nachdem sie sich näher kennen gelernt haben, und damit endet die Sitzung. Während der Schlussworte bemerkt Erickson nebenbei, dass Dr. Z. mit ihrer Schätzung eine halbe Stunde neben der tatsächlichen Zeit lag.)

E.: Ich habe sie hier in einen ganz anderen Bezugsrahmen überwechseln lassen, weit weg von Trance und Amnesie, und das ist auch interessant. Sie hat zuvor Befehle akzeptiert, und nun ist sie immer noch hoch motiviert dazu. Sie erhält immer noch Befehle und sie ist interessiert!

R.: Mit dieser Frage, ob rechts- oder links-däumig, kommen Sie den Standard-Vorgehensweisen am nächsten. Bewusst haben Patienten gewöhnlich keine Antwort, aber ihr Unbewusstes weiß das – wie beim Verschränken ihrer Hände und Finger ohne dabei hinzusehen deutlich wird. Ihre stillschweigende Implikation ist, dass ihr Unbewusstes mehr weiß, als ihr bewusster Verstand, und ihr eigenes Verhalten das beweisen. Es kümmert Sie nicht, diese Implikation nicht zu diskutieren. Die unbewusste Implikation wirkt nachhaltiger, um die Hybris des bewussten Verstandes zu entthronen.

E.: Ja. Ich hoffe, Sie bekommen allmählich einen Eindruck, was hypnotische Kommunikation ist.

R.: Nun ja, wenn nicht, dann aufgrund meiner eigenen Grenzen und nicht, weil Sie sich zu wenig bemühen würden. Es ist eine Last für mich, von meiner psychoanalytischen Ausbildung, bei der ich lediglich gelernt habe, Botschaften zu empfangen, umzuschalten auf Ihre Vorgehensweise, aktiv und auf indirekter Ebene mit anderen zu kommunizieren. Es ist harte Arbeit, zu lernen, wie man Veränderungen im Bezugsrahmen des Patienten ermöglicht, anstatt sich schlicht nur mit ihren Bewusstseinsinhalten zu befassen. Herkömmliche Therapeuten kümmern sich gewöhnlich nur um die Bewusstseinsinhalte und nicht um Vorgehensweisen zu deren Umdeutung. Sie stellen und beantworten Fragen ganz direkt auf der Objektebene, anstatt den Patienten auf einer Metaebene einzubinden, damit ihm mehr von seinem Potenzial verfügbar wird. Die Effektivität dieses Ansatzes hängt sehr von Ihrem subtilen Vorgehen ab. Wüsste der Patient, was Sie tun, dann würde es nicht funktionieren.
Meine anfänglichen Versuche in dieser Vorgehensweise waren eher ein Reinfall, weil ich damit nicht natürlich umging. Die Patienten spürten sogleich, dass ich ihre Fragen nicht beantwortete. Aus irgendwelchen Gründen gab ich ihnen Rätsel auf, redete in Metaphern usw. Anstatt ihre Bewusstseinsinhalte umzudeuten, schaffte ich nur das Gegenteil: Sie wurden hellhörig (manche sogar alarmiert) und fragten sich, was eigentlich los sei.

Nachwort: Lernen in indirekter Trance, sich auf unbewusste Vorgänge zu verlassen

E.: Dr. Z. hat in dieser ersten Sitzung wirklich eine Menge gelernt, auch wenn es ihr nicht unmittelbar klar war. Etwa eine Woche später bemerkte sie nebenbei zu Frau Erickson, dass sie aus irgendeinem ihr nicht bekannten Grund in der Lage war, sich lockerer auf der Straße zu bewegen – auf der Straße zu gehen, war irgendwie anders geworden. Es war lockerer!

R.: Sie hatte gelernt, sich mehr auf unbewusste Abläufe zu verlassen. Sie hatte gelernt, die bewusste Kontrolle aufzugeben. So sind Sie in dieser Sitzung doch zu ihr durchgedrungen!

E.: Ich bin durchgedrungen! Sie war so erfreut, dass es eine ganz neue Erfahrung für sie ist, auf der Straße zu gehen.

R.: Sie hat wirklich gelernt loszulassen. Sie wussten ja nicht, auf welche Art sie ihr neues Lernen aus der Hypnose erleben würde, aber Sie wussten, es würde etwas geschehen.

E.: Ich wollte, dass sie ihr Unbewusstes nutzen lernte. Ich wusste nicht, wo und wie, und ich versuchte ihr auch nicht zu sagen, wo und wie.

R.: Sie überließen es ihrem Unbewussten, seinen eigenen Weg herauszufinden.

E.: Und sie war so überrascht, dass sie uns teilhaben lassen wollte. Sie bemerkte auch, dass jener Stuhl, auf dem sie saß, irgendwie anders war.

R.: Tatsächlich reagierte ihr Körper anders, spontaner. Wie ich mich erinnere, hatte sie eine reichlich steife Haltung, aber alles wird nun weicher.

E.: Richtig, sie erlebte das Sitzen und Gehen mehr wie eine Sehende.

R.: Sie zeigt jetzt mehr lockere Spontaneität, verlässt sich mehr auf unbewusste Abläufe, anstatt bewusst jede Bewegung zu steuern. Sie wusste nicht, wie es dazu gekommen war, aber es war genau das, was eingetreten war. Das ist ein ausgezeichnetes Beispiel *für indirektes Trance-Lernen:* Dass sich in Trance optimales Lernen ereignet, wobei der Hypnotherapeut die hemmenden Einflüsse allzu starrer bewusster Haltungen löst. Dann wird das kreative Unbewusste frei, Verhalten auf seine eigene Art und Weise und in Bereichen zu ändern, wie es zu diesem Zeitpunkt für den Patienten völlig angemessen ist.

TEIL III

Ideomotorisches Signalisieren in der Hypnose-Induktion und Hypnose-Therapie

1. Ideomotorische Bewegungen und ideomotorisches Signalisieren aus historischer Sicht

Das Geheimnis ideomotorischer Bewegung und ideomotorischen Signalisierens ist in der Geschichte der Menschheit in vielerlei Form entdeckt, vergessen und wieder entdeckt worden. Dass der Geist Antworten und Reaktionen zu signalisieren vermochte, offensichtlich jenseits der Kontrolle des Bewusstseins, war immer geheimnisumwittert und wurde gewöhnlich mit dem Okkulten, der Magie oder mit jenen besonderen Kräften in Verbindung gebracht, die mit dem Göttlichen zu tun haben. Wir können keine vollständige Geschichte der Ideomotorik schreiben, da die notwendigen wissenschaftlichen Studien auf diesem Gebiet noch nicht geleistet worden sind. Indessen können wir drei hervorstechende Perioden der Geschichte beschreiben.

1. Phase: Altertum und Mittelalter, Periode der Prophezeiungen, des Wahrsagens und der Magie

2. Phase: Chevreul und die ideomotorische Bewegung: Hypnose-Theorien des 19. Jahrhunderts

3. Phase: Klinische Forschung zum ideomotorischen Signalisieren im 20. Jahrhundert

1.1 1. Phase: Altertum und Mittelalter, Periode der Prophezeiungen, des Wahrsagens und der Magie

Betrachten wir all jene historischen Formen, in denen offensichtlich zielgerichtete Bewegungen und Verhaltensweisen ohne normales Bewusstsein ausgeführt wurden, so können wir das gesamte Inventar der meisten klassischen hypnotischen Verhaltensweisen finden. Das sind die so genannten Automatismen – offensichtlich sinnvolles Verhalten ohne normales Bewusstsein. Seit dem Altertum wurden die folgenden Phänomene mit Faszination betrachtet: Somnambulismus (Schlafwandeln), Visionen (visuelle und auditive Halluzinationen), Prophezeiungen und Zungenreden (automatisches Reden), Geisterschrift (automatisches Schreiben), Besessenheit (multiple Persönlichkeit), mystische Rituale und Tänze (automatische Körperbewegungen). Häufig gingen sie mit physischem und spirituellem Heilen einher. Eine gewisse Kraft, ein Agens oder Wissen jenseits des gewöhnlichen Bewusstseins erwies sich als therapeutisch wertvoll, wenn alle regulären Zugangsmöglichkeiten des bewussten Verhaltens sich als unzureichend erwiesen hatten.
Entsprechendes Vorgehen beim Heilen war im Altertum, vor der Geburt Christi gut entwickelt. Im Papyrus Eber (1500 v. Chr.) werden magische Beschwörungen und Rituale beschrieben, die den Patienten zum Zwecke der Heilung in einen veränderten Bewusstseinszustand versetzten. In den ägyptischen Tempeln der Isis und Serapis und in den griechischen Asklepios- und Apollotempeln (ca. 400 v. Chr.) wurde im Tempelschlaf Somnambulismus zur Heilung eingesetzt.
Im Mittelalter wurde das Handauflegen als eine Methode der Heilung durch Glauben benutzt, wenn die Medizin keine Hilfe bringen konnte. Albertus Magnus (1206?–1280), Paracelsus (1493?–1541) und Robert Fludd (1574–1637) setzten Beschwörungsformeln, Glauben und Magnetismus ein, um Heilung zu bewirken. Gemeinsamer Nenner all dieser Vorgehensweisen war, wie zahlreiche mittelalterliche Autoren erkannten, die Imagination (Ludwig, 1964). Heute können wir feststellen, dass Ideomotorik und Ideosensorik Grundlage dieser Effekte der Imagination sind: Eine Idee kann die entsprechenden motorischen (Verhaltens-) und sensorischen Re-

aktionen hervorrufen. Die Idee, einen Körperteil zu bewegen, führt tatsächlich zu nicht erkennbaren, aber messbaren motorischen Reaktionen im betreffenden Körperteil; der Gedanke hinzufallen kann eine Angstreaktion des autonomen Nervensystems auslösen; das Wort Zitrone beschwört bei den meisten Menschen mühelos das entsprechende Bild und den sinnlichen Eindruck herauf.
Ärzte, Priester und Propheten, die über die nötige Überzeugung bezüglich ihrer Fähigkeit als Instrument göttlicher oder metaphysischer Kräfte verfügen, konnten diese Überzeugung auch bei ihren Patienten wirksam werden lassen. Auf der anderen Seite waren Patienten dank ihrer unbewussten Prozesse häufig in der Lage, zur nötigen inneren Repräsentation und den ideodynamischen Prozessen zu finden, um Heilung zu bewirken. Die links-hemisphärisch gesteuerte Vernunft konnte nicht verstehen, wie derlei Heilungen zustande kamen. Heute würden wir sagen, dass die Heilungen durch unbewusste Prozesse der rechten Hemisphäre vermittelt worden sind, die in enger Beziehung zu körperlichen und psychosomatischen Vorgängen stehen. Die im Unbewussten vor sich gehenden Heilungen stehen mit Glaubenssystemen in Verbindung, die sich der Bilder, Mythen, Symbole und der Astrologie bedienen, nicht rational und offenbar fantasiegesteuert arbeiten und unserer modernen wissenschaftlich orientierten Mentalität völlig irrig erscheinen. Indessen ist es durchaus möglich, dass diese frühen symbolischen Systeme Reflexionen oder Projektionen nichtrationaler Formen unserer rechts-hemisphärischen Geistes sind, welche psychodynamische Transformationen und damit möglicherweise wirklich Heilung bewirken. Die Studien C. G. Jungs zur Alchemie und den frühen gnostischen und mystischen Lehren scheinen die einzigen modernen, systematischen Untersuchungen zu sein, in denen diese Möglichkeit ernsthaft in Betracht gezogen wird (vgl. C. G. Jung, Gesammelte Werke, Bd. 8, 9, 12, 13, 14, 18).

1.2 2. Phase: Chevreul und die Hypnose-Theorie der ideomotorischen Bewegungen im 19. Jahrhundert

Die erste Phase, in der ideomotorische und ideosensorische Reaktionen als Manifestation besonderer Kräfte angesehen wurden, begann im Altertum und endete nur zögerlich um 1854, als Chevreul seine experimentelle Kritik am Auspendeln und den verschiedenen Formen der Wahrsagerei veröffentlichte. Mit dieser Kritik gab er eine korrekte Interpretation der ideomotorischen Bewegungen als minimaler muskulärer Reaktionen, verursacht durch die unerkannten Gedanken der betreffenden Person. Wir sagen, dass diese erste Phase nur zögerlich endete, weil eben selbst heute noch viele Menschen an einer im Wesentlichen magischen Sichtweise dieser Bewegungen festhalten, ob sie nun einer besonderen magischen Eingebung entspringen oder einem allwissenden, unfehlbaren »Unbewussten«. Seit Chevreuls Tagen allerdings haben ausgebildete Fachleute begriffen, dass die Mechanismen ideomotorischer und ideosensorischer Reaktionen innerhalb der Person angesiedelt sind, was allerdings nicht erkennbar ist, da diese Reaktionen autonom ablaufen.

Diese zweite Periode in unserer Geschichte der Ideomotorik ist die klassische Epoche des Mesmerismus und der frühen Hypnose des 18. Jahrhunderts. Chevreuls Werk bereitete den Boden für klinische Forscher wie Braid und Bernheim, die erkannten, dass das Wesen der Trance und Suggestion als ideomotorisches und ideosensorisches Geschehen erklärt werden kann. Bernheim formuliert dies (1886/1957) folgendermaßen (Hervorhebungen im Text vom Autor; es folgt die Originalübersetzung von S. Freud aus Hippolyte Bernheim, Die Suggestion und ihre Heilwirkung, Archiv der Edition Diskord, Tübingen, 1995):

> »Das Einzige, was man mit Bestimmtheit behaupten darf, ist, dass bei den Hypnotisirten oder bei den der Suggestion zuganglichen Personen eine *besondere Neigung besteht, die mitgetheilte Vorstellung in Handlung umzusetzen.* Im normalen Zustande wird jede neue Vorstellung einer Prüfung unterzogen und vom Gehirn nur sub beneficio inventarii aufgenommen. Nachdem der Eindruck in die Rindencentren gelangt ist, verbreitet er sich so zu sagen auf die Zellen der benachbarten Hirnwindungen, deren besondere Thätigkeit dadurch wachgerufen wird. All die verschiedenen Functionen, deren die graue Substanz des Gerhirns fähig ist, gelangen in's Spiel, und durch eine complicirte Gehirnleistung wird der neu angelangte Eindruck verarbeitet, geprüft und zerlegt, bis er Annahme oder Zurückweisung findet; das psychische Organ kann, wenn es Grund findet, sein Veto gegen die Zulassung des Ankömmlings verfügen. Beim Hypnotisierten dagegen geschieht die Umsetzung der Vorstellung in Handlung, Empfindung, Bewegung oder Sinnesbild so rasch und mit solcher Kraft, dass der kritische Ap-

parat darüber nicht zum Worte gelangt. Wenn das psychische Organ in's Spiel tritt, ist bereits die vollendete Thatsache geschaffen, von der er häufig *mit Verwunderung Kenntnis nimmt,* und die es durch die Constatirung ihrer Realität noch bestärken muss; seine Einmengung ist nicht mehr in Stande, etwas an ihr zu ändern. Wenn ich einem Hypnotisirten sage: ›Ihre Hand bleibt geschlossen‹, so wird diese Vorstellung von seinem Gehirn verwirklicht, sobald er sie vernommen hat. Von der Rindenstelle aus, an welcher diese vom Hörnerven vermittelte Vorstellung angelangt ist, übergeht sofort die Erregung auf das Rindencentrum, welches dem centralen Ursprung der Beuger der Hand entspricht, und setzt die Beugecontractur ins Werk. Es hat also hier eine *Steigerung der ideo-motorischen Reflexerregbarkeit statt, welche unbewusster Weise mit Umgehung der Willensthätigkeit die Vorstellung in Bewegung umsetzt.*

Dasselbe geschieht, wenn ich einem Hypnotisirten sage: ›Sie verspüren ein Kitzeln in der Nase.‹ Die auf dem Wege des Gehörs angelangte Vorstellung wird auf das Centrum der Sensibilität für das Geruchsorgan reflectirt und erweckt dort das Erinnerungsbild des Kitzels in der Nase, *wie es durch frühere Wahrnehmungen geschaffen und seither aufbewahrt wurde. Dieses in solcher Weise belebte Erinnerungsbild kann so lebhaft werden, dass es seinerseits reflectorisch Niesen erzeugt**. *Es findet sich also auch eine Steigerung der ideo-sensitiven oder ideosensoriellen Reflexerregbarkeit, welche die unbewusste Umsetzung der Vorstellung in Empfindung herbeiführt.*

In gleicher Weise führt die suggerierte Vorstellung zur Entstehung von visuellen, akustischen und Geschmacksempfindungen …

Der Mechanismus der Suggestion lässt sich also im Allgemeinen in die Formel fassen: *Steigerung der ideo-motorischen, ideo-sensitiven und ideo-sensoriellen Reflexerregbarkeit …* Die ideo-reflektorische Erregbarkeit des Gehirns wird gesteigert, sodass jede auftauchende Vorstellung sich sofort in Handlung umsetzt, ohne dass das psychische Organ, die höhere Instanz der geistigen Thätigkeit, diese Umsetzung hemmen könnte.« (S. 125–126)

In seinem Werk *De la Baquette Divinatoire* (1854) hat *Chevreul* zahlreiche Formen ideomotorischer Phänomene dokumentiert, allerdings ist ihr Ursprung schwer zu bestimmen. So wird beispielsweise behauptet, im Mittelalter sei es im Schwarzwald (Deutschland) Tradition gewesen, das Geschlecht eines ungeborenen Kindes zu bestimmen, indem man den Ehering der schwangeren Mutter an

* Dieser Abschnitt beinhaltet die Quintessenz der Utilisationstheorie der hypnotischen Suggestion Ericksons.

einer Schnur über ihrem Bauch baumeln ließ. Die anscheinend spontane Bewegung in eine Richtung zeigt das eine Geschlecht an, die in die andere das entgegengesetzte. Das war natürlich ein Vorläufer dessen, was wir heute als Chevreul'sches Pendel bezeichnen. Alexander Dowie war Wanderprediger im Amerika der Siedler-Zeit. Er pflegte den Saloon einer Stadt zu betreten mit dem Angebot, Diebe und Mörder ausfindig zu machen. Alle Anwesenden mussten ihre Hände mit der Innenseite auf den Tresen legen. Er sprach vom jüngsten örtlichen Verbrechen und ermahnte sie dann dahingehend, dass der Schuldige nicht in der Lage war, seinen Zeigefinger flach auf dem Tresen liegen zu lassen. Vielleicht war es auch der Daumen oder der kleine Finger, die den Schuldigen verrieten. Dieses Vorgehen erweist sich als der gelungenste und belegte frühe Niedrigpreis-Lügendetektor, und selbstverständlich handelt es sich um einen Vorläufer des Finger-Signalisierens, wie wir es heute praktizieren.

Auch die »Gedankenlese«-Spiele im Viktorianischen England, die sich selbst heute noch im Handwerkszeug der Zauberer und Hellseher (»psychics« – Menschen mit übersinnlicher Wahrnehmung) finden, gehören in die Kategorie ideomotorischen Signalisierens. Hellseher behaupten, sie können Gedanken lesen. Man bittet alle im Raum Anwesenden, sich auf einen Gegenstand zu einigen und sich auf diesen zu konzentrieren. Dann betritt der Hellseher den Raum und wählt einen der Anwesenden als Führer aus. Der Hellseher fasst den Führer leicht am Handgelenk und lässt sich von ihm im Raum umherführen. Er erspürt die unwillkürlichen ideomotorischen Bewegungen des Handgelenks, der Hand und des Arms seines Führers, und so ist der Hellseher alsbald in der Lage, den Bereich festzumachen, in dem sich das gesuchte Objekt befindet. Indem er sich einfühlt in die unwillkürlichen minimalen Bewegungen seines Führers (die für den Führer selbst und die anderen Anwesenden nicht erkennbar sind) und als dessen Detektor mitgeht, kann der Hellseher bald die exakte Angabe zum vereinbarten Objekt machen. Er behauptet, die Gedanken der Gruppe gelesen zu haben, tatsächlich aber entzifferte er die ideomotorischen Bewegungen seines Führers.

Natürlich funktionieren auch für solche Phänomene wie das Ouija-Brettchen aufgrund ideomotorischer Bewegungen (Oui-ja, oui [frz.], ja [dt.] – Markenbezeichnung für ein Brettchen oder Täfelchen mit Alphabet, Zahlen und anderen Symbolen und einer Zeigevorrichtung; es wird angenommen, dass es bei Berührung mit den Fingern durch eine oder mehrere Personen bestimmte Bewegungen zeigt und damit auf dem Brettchen spirituelle oder telepathische Botschaften übermittelt. Anm. d. Übers.). Die unbewussten oder teilbewussten Wünsche desjenigen, der das Gerät bedient, werden durch nicht wahrnehmbare ideomotorische Bewegungen von den leicht auf die Oberfläche des Brettchens gelegten Fingerspitzen über den beweglichen Zeiger vermittelt, der die Botschaften buchstabiert, indem er auf die einzelnen Buchstaben, Zahlen oder Symbole zeigt. Obskurer noch ist die Auswirkung ideomotorischer Bewegungen beim Fall von Millefolium-Stöckchen oder beim Münz-Wurf; in Verbindung mit psychologischer Projektion ermöglichen sie auch die alten Orakel wie das I Ging.

Dergleichen Prozeduren haben hunderte, ja tausende Jahre überlebt, und zwar deshalb, weil sie, unter den richtigen Umständen angewandt, das Auftauchen interessanter und wertvoller Gedanken fördern – Gedanken, die unbewusst sind oder nur zum Teil verstanden werden, die aber mit solchen Maßnahmen zum vollen bewussten Verstehen gelangen können. Problematisch an solchen Prozeduren ist, dass empfangene Antworten bisweilen unkritisch als eine Art endgültiger »Wahrheit« angenommen wurden, sei es von Gott, von verborgenen Mächten oder in der modernen Version vom kreativen Unbewussten. Tatsächlich entstammen ideomotorische Reaktionen einfach einem anderen Reaktionssystem des Individuums. Es gibt nicht von vornherein Gründe, ideomotorische Reaktionen als gültiger anzusehen als irgendwelche anderen Phänomene (wie logisches Denken, Intuition, Gefühle, Träume etc.). Indessen können ideomotorische Reaktionen bei vielen Individuen Informationen zutage fördern, die für das Bewusstsein des Einzelnen überraschend sind. Das bedeutet lediglich, dass diese überraschende Information bereits im Individuum vorhanden, doch noch nicht völlig erkannt oder vom bewussten Verstand erwogen worden ist. Die überraschenden ideomotorischen Antworten verschaffen dem Einzelnen also Zugang zu seinen eigenen Informationsquellen, deren er sich nicht bewusst war oder die er aus dem einen oder anderen Grund blockiert hatte. Ideomotorische Antworten sind nicht notwendigerweise gültiger als andere, sie entstammen einer anderen Informationsquelle, die Einzelne dazu führen kann, sich gelegentlich in wichtigen Angelegenheiten fundierter entscheiden zu können, denn es steht ihnen mehr von ihrer eigenen Information zur Verfügung. Ideomotorisches Signalisieren kann bei wichtigen Entscheidungen jedoch nicht als einzige Informationsquelle benutzt werden, sondern stellt einfach eine von vielen Möglichkeiten dar, zu Entscheidungen zu kommen. Wenn der Einzelne allerdings nicht weiß oder er sich in seinem Bewusstsein verwirrt fühlt, können ideomotorische Reaktionen einen wesentlicheren Beitrag leisten. Wenn rationales Denken, Intuition, Gefühle etc. einen Menschen im Stich lassen, kann ideomotorisches Signalisieren die einzige klare und prägnante Informationsquelle für Entscheidungen sein. Doch selbst unter diesen Umständen sollte Information aus ideomotorischem Signalisieren geprüft, mit gesundem Menschenverstand und insgesamt mit therapeutischem Verständnis der jeweiligen Person abgewogen werden.

Ebenso wie rationales Denken, Intuition, Träume etc. jeweils einzigartige Informationsquellen sein können, entstammt auch das ideomotorische Signalisieren möglicherweise individuellen Quellen, die von keinem anderen Reaktionssystem erschlossen werden. Derzeit kennen wir die Natur dieser Quellen nicht genau, ebenso wenig wie wir offensichtlich all die anderen Quellen kennen, aus denen Reaktionen (rationales Denken etc.) herrühren. Aufgrund der hohen Wahrscheinlichkeit, dass ideomotorisches Signalisieren einzigartigen individuellen Quellen entstammt, ist es jedoch wichtig, sie weiter zu erkunden und neue Vorgehensweisen zur einfühlsameren und genaueren Erfassung zu entwickeln, sowie angemessene Methoden zur Validierung.

1.3 3. Phase: Experimentelle und klinische Untersuchungen ideomotorischer Bewegung und ideomotorischen Signalisierens im 20. Jahrhundert

Die Tradition, Trance und Suggestion – wie im 19. Jahrhundert – als Ideomotorik und Ideosensorik zu formulieren, fand auch im 20. Jahrhundert eine Fortsetzung, und daraus ergab sich die Grundlage reicher moderner, experimenteller Arbeit. Erickson begann seine Studien hypnotischer Phänomene 1923 als Student in Hull's Labor an der Universität von Wisconsin (Erickson, 1964b). Diese

Untersuchungen initiierten ein Forschungsprogramm, das schließlich zur Veröffentlichung von Hull's bedeutendem Werk »Hypnosis and Suggestibility – An Experimental Approach« (1933) führte. Die Bemühungen galten der experimentellen Erforschung hypnotischer Phänomene mittels der aufkommenden Methoden der experimentellen Psychologie sowie der Integration hypnotischer Konzepte und der Grundlagen der Lerntheorie und Verhaltenstheorie. So entsprachen beispielsweise ideomotorische Bewegungen Grundprinzipien des Behaviorismus, nach denen postuliert wurde, dass vorsprachliches oder inneres Sprechen die motorische Grundlage des Denkens seien (Watson, 1919). Weitzenhoffer (1953) hat die experimentellen Arbeiten zur Ideomotorik und Hypnose dieser Periode zusammengefasst und schreibt Folgendes:

> »Die psychophysiologische Grundlage der Suggestibilität ist das *ideomotorische Geschehen,* das seinerseits eine Form der Konditionierung ist.
> Hypersuggestibilität basiert physiologisch a) auf *neuromotorischer Erregungssteigerung* (Eigenaktivität) und b) auf *abstrakter Konditionierung* (Generalisierung und Fremdaktivität).
> Die psychophysiologische Grundlage der hypnotischen Aufmerksamkeitsveränderung ist eine kombinierte Hemmung und Erregung verschiedener Gehirnregionen, wodurch es zur Dissoziation aller Stimuli im Bewusstsein mit Ausnahme der Stimme des Hypnotiseurs kommt, es sei denn, es wurden anderslautende Suggestionen gegeben.
> Aufgrund der Hypersuggestibilität und Dissoziation des Bewusstseins gewinnen die Worte des Hypnotiseurs die Qualität konkreter Stimulus-Objekte. Dessen Stimme wird sozusagen zur Erweiterung der psychischen Prozesse des Probanden. Damit ist einer Vielfalt von Wahrnehmungsveränderungen der Weg gebahnt.« (S. 159)

Es ist erkennbar, dass diese Ansichten bereits jenen vor 100 Jahren von Bernheim geäußerten auffallend ähnlich sind. Die Terminologie hat sich geringfügig geändert, aber das wesentliche Verständnis ideomotorischer Bewegung als Grundlage hypnotischer Phänomene ist das gleiche.

Ideomotorische *Bewegung* wurde intensiv beforscht wegen ihrer Bedeutung für die grundlegende Theorie des Behaviorismus und der Hypnose. Ideomotorisches Signalisieren indessen, besonders wichtig in der heutigen klinischen Arbeit, wurde nicht untersucht und war den Wissenschaftlern des frühen 20. Jahrhunderts offenbar nicht einmal bekannt.

Erickson berichtet, dass sich sein Bewusstsein für ideomotorisches Signalisieren erstmalig entwickelte, als er noch ein Farmerjunge war. Der Schwanz einer Katze schlug langsam und ausladend hin und her, solange die Katze spielte, ging dann aber zu kurzen, raschen Schlägen über, wenn es ernst wurde. Ganz kurz ehe die Katze einen Satz auf die unglückliche Maus machte, hielt sie in jeglicher Bewegung inne, kataleptisch reglos in vollkommen gebannter Konzentration. Erickson bemerkte, dass Vergleichbares auch bei Fischen wie dem Hecht geschieht: Der normale, rhythmische Schlag seiner Kiemenflossen hört plötzlich auf, einen Augenblick ehe er sich einen Happen schnappt. Die ideomotorischen Signale im Tierreich scheinen schon fast zu gewöhnlich und zu zahlreich, um erwähnt zu werden: das Vorstehen des Jagdhunds, die Gebärden des Primaten etc.

Diese ideomotorischen Signale reichen von den rein reflexhaften und unbewussten – wie das zweifellos bei den erwähnten Fischen und Katzen der Fall ist – bis zu jenen bewusst absichtsvollen, wie den Gebärden der Primaten, die sogar den Wert von Tokens, Gebärdensprache und vielleicht sogar noch mehr lernen können, sofern sie im Labor trainiert werden.

Die Entwicklung, die Erickson auf dem Gebiet des ideomotorischen Signalisierens genommen hat, angefangen beim automatischen Schreiben bis zur Handlevitation und dann zum eigentlichen ideomotorischen Signalisieren, kann anhand seines Beitrags »Historical Note on the Hand Levitation and Other Ideomotor Techniques« (Erickson, 1961; nicht übersetzt) nachvollzogen werden. Wesentliche Teile daraus werden hier in einem späteren Abschnitt über das Fördern ideomotorischen Signalisierens zitiert und können als Einführung in die gegenwärtige Arbeit dienen. Daraus ist zu ersehen, dass Erickson bereits 1938 ein profundes Verständnis der Dynamik des Kopf- und Hand-Signalisierens hatte und beides im klinischen und experimentellen Bereich einsetzte. Die früheste, in unserem Besitz befindliche Niederschrift über ideodynamisches Signalisieren ist ein Transkript aus dem Jahre 1945 von Ericksons »Informal Meetings with Medical Students« (nicht übersetzt), welches im Wayne County Hospital in Eloise, Michigan, stattfand. Teile dieses Transkripts werden hier im späteren Abschnitt über die Utilisation ideomotorischen Signalisierens vorgestellt.

Die früheste Niederschrift über den Einsatz ideomotorischer Fingersignale in unserem Besitz ist das Transkript von Hypnose-Seminaren der Jahre 1952 und 1953 in Los Angeles, wo u. a. Erickson, LeCron und Bordeaux als Dozenten fungierten. Damals stellte LeCron seinen Einsatz von Finger-Signalen vor, um zu bestimmen, wann die Wirkung einer Anästhesie einsetzt (Seminar von 1952) und um psychische Traumata zu ermitteln (Seminar 1953). Er veröffentlichte seine Auffassung unter dem Titel »A Hypnotic Technique for Uncovering Unconscious Material« (LeCron, 1954).

2. Spontanes ideomotorisches Signalisieren erkennen

Wir haben berichtet, wie die frühen Beobachtungen natürlichen ideomotorischen Signalisierens Ericksons dessen spätere Entwicklung des Kopf- und Handsignalisierens in der hypnotischen Arbeit begründeten. Seine Tierbeobachtungen als Farmerjunge führten zu einer geistigen Einstellung, die ihm erlaubte, bei seinen frühen Versuchspersonen in Hull's Labor nonverbales Signalverhalten zu entdecken, desgleichen bei seinen Studenten im Seminar und schließlich auch bei seinen Therapie-Patienten. Wenn wir nun die allgemeine Literatur über nonverbale Kommunikationsformen skizzieren, so geschieht das nur zum Zweck, dem Leser das Studium dieser Phänomene zu erleichtern; damit soll ihm die Möglichkeit gegeben werden, seine Wahrnehmungsfähigkeit für die natürlichen und spontanen Formen ideomotorischer Bewegungen und ideomotorischen Signalisierens zu schulen, die in jeder menschlichen Interaktion stattfinden. Wenn der Leser sich selbst darin übt, im Alltag auf diese nonverbalen Signale zu achten, dann wird er die angemessene Einstellung entwickeln, um diese auch in der experimentellen klinischen Situation zu verstehen.

Im Alltag können wir ein reiches Spektrum nonverbaler Signale beobachten, die jegliche Konversation, jeden Austausch begleiten. Viele dieser Zeichen wurden im Rahmen der neuen Wissenschaft der »Kinesis« von Birdwhistell (1952, 1971) studiert. Sie reichen von offenbar reflexartigen Bewegungen zu Metahandlungen, bei denen

Gesten und körperliches Verhalten eingesetzt werden, um verbale Bedeutung näher zu bestimmen, zu erläutern oder zu verändern (Bateson, 1972, 1979). Die ausgedehnte Literatur, die sich zum Thema der Körpersprache (Fast, 1970; Goffman, 1971) entwickelt hat, geht auf Darwins frühe Untersuchungen zurück, *The Expression of Emotions in Man and Animals* (1872/1955). Der Hypnotherapeut kann aus dem Literaturstudium mehr über die verschiedenen Reaktionssysteme erfahren, die wichtige Kommunikation der Patienten übermitteln. In Hinblick darauf lässt sich erkennen, dass die traditionellen Formen verbaler Kommunikation, die bislang eine Hauptrolle in der Psychotherapie gespielt haben, tatsächlich nur die Spitze des Eisbergs darstellen. Alle Formen von Körpersprache können als Systeme ideomotorischen Signalisierens angesehen werden. Sie entstammen anderen Quellen als die herkömmliche verbale Kommunikation und können somit neue Information über den Patienten in seiner Gesamtheit liefern.
Das alltägliche Verhalten ist reich an vielfältigen Formen ideomotorischen Signalisierens. Folgende offensichtlicheren Formen können in der klinischen Situation erkannt und genutzt werden:

A. Im Alltag erfolgen Nicken und Kopfschütteln häufig automatisch und völlig unbewusst. Eine frisch verheiratete Frau entdeckt vielleicht mit Erstaunen, dass ihr erst halbwacher Ehemann morgens beim Rasieren in einer fiktiven Unterhaltung so putzig seinen Kopf schüttelt und nickt. Ein Verkäufer beobachtet seinen Kunden sorgfältig; nickt der Kunde unbewusst, und mag es auch noch so schwach sein, dann fährt der Verkäufer in seiner Strategie fort; schüttelt der Kunde indessen den Kopf, so ändert der Verkäufer rasch sein Vorgehen. Jeder Redner behält unter seinen Zuhörern diejenigen im Auge, die einverständig nicken. Der kluge Politiker akzeptiert Fragen nur von denjenigen, die zustimmend nicken.

B. Seit den ersten Schultagen haben sich das Heben der Hand und die damit verbundenen Gesichts- und Körperbewegungen als Zeichen für Ja oder für den Wunsch eingeprägt, eine Frage zu stellen oder zu beantworten. Mit dem Älterwerden werden diese Bewegungen sparsamer und laufen eher automatisch ab. Wenn Menschen bereit sind zu reden, heben sie den Kopf, befeuchten die Lippen, bewegen den Körper nach vorn, fokussieren den Blick etc. Eltern, Lehrer oder Diskussionsleiter erkennen mit Leichtigkeit diese Zeichen und nehmen den möglichen Redner zur Kenntnis. Die meisten Verliebten können schon am Blick erkennen, ob das Objekt ihrer Begierde ja, nein oder vielleicht sagen wird.

C. Ideomotorisches Signalisieren spielt auch im Sport eine wichtige Rolle. Es ist sehr vorteilhaft, wenn der Schlagmann an einigen ideomotorischen Signalen die Art des Wurfs erkennen kann, den der Wurfmann ausführt. Bei jeglichem Wettkampfsport kann ein großer Vorteil daraus erwachsen, die Körperbewegungen des gegnerischen Teams als Signale ihres weiteren Spiels »lesen« zu lernen.

D. Im Alltag bewegen wir unseren Körper automatisch so, wie wir wollen, dass die Sache läuft, selbst wenn nicht zu hoffen ist, dass unsere Bewegung tatsächlich helfen kann. So wird ein Beifahrer im Auto mit dem Fuß auf eine imaginäre Bremse treten, Bowlingspieler verdrehen in die Richtung, in die die Kugel laufen soll, und Zuschauer bei einem Boxmatch boxen andeutungsweise mit ihrer geballten Faust.

E. Der Senior-Autor meint, dass er verschiedentlich, nachdem er die Eingangsprozeduren einer Sportveranstaltung beobachtet hatte, in der Lage war, Gewinner und Verlierer vorauszusagen; dabei hatte er einfach das unbewusste Verhalten, die ideomotorischen Signale der Sportler beobachtet, wenn sie den Sportplatz betraten und sich für den Wettkampf vorbereiteten. Der potenzielle Gewinner war derjenige, der seinen Fokus und seine innere Ausrichtung bewahrte, der potenzielle Verlierer hingegen schien hinter dem Sieger in Gleichschritt mit ihm zu verfallen oder sich während der vorausgehenden Aufwärm-Übungen anderen anzupassen.

3. Ideomotorisches Signalisieren fördern

Der Überblick Ericksons über seine schrittweise Entdeckung des ideomotorischen Signalisierens bietet eine schöne Einführung für dessen Erlernen und leichtere Anwendung in der klinischen Situation (Erickson, 1961):

»Im Sommer 1923 begann der Autor sich u. a. für automatisches Schreiben zu interessieren, das er zunächst bei Versuchspersonen in Trance und später mittels posthypnotischer Suggestion hervorrief. Damit ergab sich die Möglichkeit, bei ahnungslosen Versuchspersonen Suggestionen zum automatischen Schreiben als indirekte Technik der Trance-Induktion einzusetzen. Gleichwohl stellte sich heraus, dass die an sich erfolgreiche Induktionstechnik in den meisten Fällen zu langsam und aufwändig war. In Abwandlung wurde der Versuchsperson suggeriert, dass statt des Schreibens die Stiftspitze lediglich auf dem Blatt auf und ab oder hin und her gleiten sollte. Die so erhaltenen vertikalen oder horizontalen Linien erwiesen sich später als ausgezeichneter Ansatz, um schwierige Patienten automatisches Schreiben zu lehren.

Fast vom ersten Versuch an zeigten sich Stift und Papier als überflüssig, vorrangiges Anliegen war die ideomotorische Aktivität. Entsprechend induzierte der Autor bei seiner jüngeren Schwester Bertha, die ihm zum ersten Mal als Versuchsperson diente, mittels einfacher Handlevitations-Technik somnambule Trance. Danach dachte sich der Autor eine Menge verschiedener Techniken zur Trance-Induktion aus, bis deutlich wurde, dass die Wirksamkeit vieler mutmaßlich unterschiedlicher Techniken viel mehr auf den grundlegenden Einsatz ideomotorischer Aktivität zurückzuführen sei als auf Variationen im Vorgehen, wie bisweilen in Unwissenheit geglaubt oder berichtet wird. Allgemein kann man vielleicht sagen, dass unter allen angewandten Variationen ideomotorischer Induktionstechniken die nützlicheren folgende sind: (1) einfache, direkte Handlevitation aufgrund der Möglichkeit, sie visuell zu verfolgen, und (2) die etwas komplexere rhythmische Handlevitation, bei welcher visuelle und auf Erinnerung basierende Beteiligung häufig zu ideosensorischer Reaktion oder auditiver Halluzination von Musik und zur Entwicklung somnambuler Trance führen …

Zur damaligen Zeit erkannte der Autor noch nicht die kinästhetische Erinnerung und kinästhetische Bilder als Möglichkeit der Trance-Induktion, aber das führte zu systematischer und lohnender Erforschung des Einsatzes sämtlicher Sinnesmodalitäten als Grundlage der Induktion hypnotischer Trancen ...

Etwa 15 Jahre nachdem diese frühen Untersuchungen zur Ideomotorik einer Seminargruppe an der Universität von Wisconsin berichtet worden waren, begann eine neue Studie. Den Anstoß gab die Beobachtung, dass besonders bei Vorlesungen mit kontrovers diskutierten Themen jene Zuhörer zu finden sind, die unbewusst langsam nicken oder den Kopf schütteln, weil sie mit dem Vortragenden entweder übereinstimmen oder nicht. Weitere Unterstützung fand diese Beobachtung, indem bestimmte Patienten, während sie ihr Problem schildern, unwillkürlich nicken oder den Kopf schütteln, und das im Widerspruch zu ihren verbalen Äußerungen. Diese Informationen legten nahe, diese Art der ideomotorischen Aktivität als hypnotische Technik einzusetzen, insbesondere bei widerständigen oder schwierigen Patienten, obgleich das natürlich auch bei bereitwilligen und ahnungslosen Patienten möglich ist.

Die eigentliche Technik ist relativ einfach. Der Versuchsperson wird erklärt, dass eine bestätigende oder ablehnende Antwort auch mit einem schlichten Nicken oder Kopfschütteln gegeben werden kann. Weiter wird erklärt, dass Denken separat und unabhängig voneinander jeweils sowohl im Bewusstsein als auch im Unbewussten ablaufen kann und keineswegs in Übereinstimmung sein muss. Darauf werden einige Fragen gestellt, die so formuliert sind, dass eine Antwort unabhängig vom bewussten Denken des Probanden erforderlich ist. Beispielsweise: »Denkt Ihr Unbewusstes, dass Sie lernen werden, in Trance zu gehen?« Nachdem diese Art Frage gestellt ist, wird die Versuchsperson gebeten, geduldig und ohne etwas zu tun darauf zu warten, dass die entsprechende Kopfbewegung kommt, die die Antwort des ›unbewussten Verstandes‹ darstellt. Eine rasche und kräftige Reaktion bedeutet eine Antwort des ›bewussten Verstandes‹. Eine langsame, behutsame Kopfbewegung, die bisweilen von der Versuchsperson gar nicht wahrgenommen wird, stellt eine direkte Mitteilung des ›Unbewussten‹ dar. Mit der Reaktion entwickelt sich Katalepsie, und rasch folgt ein Trance-Zustand nach.

Oder es kann in einfacher Abwandlung vorgeschlagen werden, dass die Levitation der einen Hand ein ›Ja‹ bedeutet, die Levitation der anderen ›Nein‹ und die beider Hände ›ich weiß nicht‹; dann wird die oben genannte oder eine ähnliche Frage gestellt. Die Entwicklung des Trance-Zustandes geschieht gleichzeitig mit der sich entwickelnden Levitation, unabhängig von der Bedeutung der Antwort. Diese Techniken sind von besonderem Wert für Patienten, die Hypnose wünschen, die aber jeder formalen oder offenen Trance-Induktion einen hinderlichen Widerstand entgegensetzen, der umgangen werden muss. Wesentlich beim Gebrauch ideomotorischer Techniken ist nicht, dass sie ausgefeilt oder neuartig sind, sondern einfach, dass motorische Aktivität in Gang gesetzt wird, sei sie nun real oder halluziniert, und zwar zum Zweck, die Aufmerksamkeit der Versuchsperson auf inneres Erfahrungslernen und auf ihre Fähigkeiten hinzulenken und zu konzentrieren.« (S. 196–199)

Erickson glaubt, dass für jedes wirklich autonome und unbewusste ideomotorische Signalisieren die Patienten in Trance oder in irgendeiner Weise abgelenkt sein sollten, sodass sie keine Gelegenheit haben, ihre eigenen Bewegungen zu beobachten. Deshalb zieht er häufig automatisches Nicken oder Kopfschütteln vor, wobei es weniger wahrscheinlich ist, dass die Patienten sich selbst beobachten. Es überrascht, wie oft Patienten nicken oder den Kopf schütteln, um ihren eigenen verbalen Äußerungen zu widersprechen, auch wenn sie nicht direkt Bescheid wissen über ideomotorisches Signalisieren. Häufig lässt sich an der Art des *sehr langsamen, leichten, aber beständigen Nickens oder Kopfschüttelns* erkennen, dass es einer unbewussten Ebene entstammt. Diese langsamen, knappen Bewegungen müssen von den *größeren und rascheren* Kopfbewegungen unterschieden werden, die eher bewusst eingesetzt werden, um verbale Äußerungen zu unterstreichen.

Der Senior-Autor zieht, wenn möglich, die eigenen natürlichen ideomotorischen Signale des Patienten vor. Was an natürlichen und automatischen Bewegungen in einer gewöhnlichen Unterhaltung beim Patienten auftaucht, kann auf den metakommunikativen Wert hin untersucht werden. Neben den offensichtlicheren Kopf- und Handbewegungen können folgende Ausdrucksweisen auf ihren Erklärungswert für die verbalen Äußerungen studiert werden: (langsamer oder rascher) Lidschlag, Änderung der Körperhaltung, Beinbewegungen, Armhaltung (z. B. ›defensiv‹ verschränkt), Lippen befeuchten, Schlucken, Veränderungen der Mimik wie Stirnrunzeln und Spannungen um Mund und Kiefer.

LeCron beschreibt seinen entsprechenden Einsatz von Fingersignalen und dem Chevreul'schen Pendel folgendermaßen (LeCron, 1954):

»Man kann dem hypnotisierten Patienten sagen, dass Fragen an ihn gestellt werden und dass das Unbewusste sie beantworten kann, indem es den rechten Zeigefinger hebt oder hin und her bewegt, um mit ›Ja‹, den linken Zeigefinger, um mit ›Nein‹ zu antworten. (Ist der Patient ein Linkshänder, dann sollte es besser umgekehrt sein.) Wenn die Antwort auf eine Frage dem Unbewussten nicht bekannt ist, soll der rechte Daumen gehoben werden. Wenn es sich um eine Frage handelt, die das Unbewusste nicht beantworten möchte, dann soll der linke Daumen bewegt werden. Letzteres ist sehr wichtig, denn damit wird gewöhnlich Widerstand ausgeschaltet, der andernfalls jegliche Antwort verhindern würde …

Zusätzlich zu den vorgeschlagenen Antworten mit den Fingern kann der Therapeut bewusste Fingerbewegungen mittels unbewusster Bewegungen kennen lernen, die dazu dienen, etwas zu widerlegen oder zu verbergen. Das kann man mit dem Vorschlag erreichen, dass eine Hand, vielleicht die rechte, sich immer dann hebt, wenn die Finger eine falsche Antwort gegeben haben (oder verbal eine falsche Antwort gegeben wurde). Es sollte festgelegt werden, dass eine solche Handbewegung erfolgt, ohne dass der Patient sie bemerkt.

Eine interessante Variante dieser Befragungstechnik ist der Gebrauch des Chevreul'schen Pendels, wobei man einen leichten Ring oder einen anderen Gegenstand benutzt, der an einem 20–25 cm langen Faden befestigt ist. Der Faden mit dem frei schwingenden Pendel soll zwischen Daumen und Zeigefinger gehalten werden, der Arm soll ausgestreckt sein oder mit dem Ellbogen auf dem Knie oder der Armlehne aufliegen. Antworten mit dem Pendel können sogar im Wachzustand erhalten werden, obgleich ein Trancezustand vorzuziehen ist. Zwei von drei Personen oder sogar noch mehr reagieren im Wachzustand. Diese Variante ist von Vorteil, weil Hypnose nicht nötig ist. Therapeuten, die nicht mit Hypnose vertraut sind, können das Pendel sehr erfolgreich anwenden.

Es gibt vier mögliche Pendelbewegungen: Kreisbewegungen im Uhrzeiger- und im Gegenuhrzeigersinn, ein Schwingen nach den Seiten, vor dem Körper, und ein Schwingen im rechten Winkel vom Körper weg. Am besten ist es, dem Unbewussten des Patienten zu erlauben, die Bewegungen, die er zur Antwort benutzt, nach seinem Wunsch auszuwählen. Das geschieht einfach, indem man das Unbewusste bittet, eine der vier Bewegungen für ›Ja‹, eine andere für ›Nein‹, eine dritte für ›Ich weiß nicht‹, und die verbleibende kann dann bedeuten: ›Ich möchte nicht antworten.‹« (S. 76–79)

Weitere Details zum Gebrauch des Chevreul'schen Pendels finden sich bei Weitzenhoffer (1957). Man wird schwerlich jemanden finden, der das Chevreul'sche Pendel nicht erfolgreich einsetzen kann. Gibt es Schwierigkeiten, so gewöhnlich deshalb, weil die Pendelbewegungen nicht völlig klar einem Antwortmuster zuzuordnen sind. Untersuchungen zeigen, dass es für die Versuchsperson wichtig ist, den Schwung des Pendels zu sehen, um ein klar definiertes Antwortmuster zu erhalten. Daraus kann gefolgert werden, dass die Reaktion des Chevreul'schen Pendels bewusstseinsnäher ist als Kopf-, Hand- oder Fingersignale, für die das Bewusstsein nicht wichtig ist, um eine klar festgelegte Reaktion zu erhalten.
Das Chevreul-Pendel und die Fingersignale erfordern keine formale Trance-Induktion. Tatsächlich ist die nötige fokussierte Aufmerksamkeit an sich bereits eine Möglichkeit zur Trance-Induktion. Selbst mit neuen Versuchspersonen gelingen Fingersignale gewöhnlich nach ein paar Augenblicken der Konzentration leicht. Indessen ist meist doch ein gewisses Maß an Lernen und Wiederholung nötig. Die auftretenden Bewegungen sind anfangs meist langsam und zögerlich. Oft zittert der Finger leicht, manchmal bewegt er sich merkwürdig nach einer Seite, zum Mittelfinger hin. Diese Bewegungen können als Kriterium einer echt autonomen Bewegung gelten. Fingerbewegungen, die rasch und anscheinend absichtsvoll erfolgen, sollten vom Therapeuten bezweifelt werden. Die Versuchspersonen freuen sich, wenn sie sich Zeit lassen und den Fingern erlauben können, sich von selbst zu heben. Allerdings kann man gelegentlich eine derart reagible Versuchsperson finden, bei der die Finger tatsächlich rasch, in verblüffend großer Bewegung nach oben schnellen.
Wenn nach einigen Augenblicken keine Bewegung auftritt, kann der Therapeut dennoch ein Zittern oder Zucken auf dem Handrücken wahrnehmen. Das sollte der Versuchsperson mitgeteilt werden, die froh ist, sich entspannen und lernen zu können, ihren Finger einfach loszulassen. Manchmal müssen die Versuchspersonen ihrem Finger auch ›helfen‹, sich zu heben, indem sie ihn die ersten Male absichtlich hochheben, wenn er sich so anfühlt, als wolle er sich von selbst bewegen. Beim Lernen des Finger-Signalisierens spüren Versuchspersonen oft zunächst eine ideosensorische Reaktion in dem Finger, der sich heben ›möchte‹. Diese ideosensorischen Reaktionen können als Anfangsstadium des Erlernens der Fingerbewegungen ermutigt werden.

Sonderbar, aber keineswegs ungewöhnlich beim Finger-Signalisieren ist, dass andere Finger, denen keine Antwortfunktion (ja, nein etc.) zugewiesen worden ist, sich in Reaktion auf eine Frage bewegen. Was können derlei Reaktionen bedeuten? Offensichtlich kommt eine andere Reaktion als die festgelegten Möglichkeiten (ja, nein etc.) zum Ausdruck. Cheek und LeCron (1968) haben berichtet, dass solche Reaktionen *vielleicht* oder *möglicherweise* bedeuten könnten oder dass die Frage nicht verstanden wurde oder dass sie weder zustimmend noch ablehnend beantwortet werden kann. Oft bedeutet das, dass die Frage mehrdeutig ist und so neu formuliert werden muss, dass eine Doppeldeutigkeit oder Wortwörtlichkeit vermieden wird. Bisweilen mag die Versuchsperson eine Ahnung haben, was diese eigenartige Antwort außer der Reihe bedeuten mag. So haben Versuchspersonen berichtet, dass dergleichen Antworten manchmal zeitgleich mit einer wichtigen Veränderung ihrer Gefühle oder Gedanken auftreten. Deshalb ist es wertvoll für den Therapeuten, nach der Bedeutung dieser Reaktionen zu suchen. Wenn die Versuchsperson keine Ahnung hat, kann weiteres ideomotorisches Nachfragen hilfreich sein, um die Bedeutung zu enthüllen. Oft haben diese gesonderten Reaktionen eine nachhaltige und folgerichtige Bedeutung für bestimmte Personen; sie können als Signal zur Vertiefung der Trance dienen, können auf den Beginn eines Traums oder auf eine wichtige Erinnerung, einen in Zusammenhang stehenden Gedanken oder eine Einsicht hinweisen, die vom Therapeuten nicht entdeckt worden ist, etc. Das spontane Auftreten solch individueller Reaktionsweisen – überraschend sowohl für die Versuchsperson als auch für den Therapeuten – ist ein weiterer Hinweis auf die wirklich autonomen Aspekte ideomotorischen Signalisierens.

Wenn eine Form ideomotorischen Signalisierens erst einmal verankert ist, wird der beobachtende Therapeut bemerken, dass die ideomotorischen Reaktionen bisweilen auch zu anderen Gelegenheiten spontan einsetzen, selbst wenn nicht nach ihnen verlangt worden ist. Im weiteren Verlauf eines Gesprächs oder bei späteren Gesprächen bemerken Patienten mitunter nicht einmal, dass sie dem Therapeuten gegenüber gleichzeitig mit den verbalen auch ideomotorische Reaktionen zeigen. Es ergibt sich eine Generalisierung ideomotorischen Signalisierens, das in so natürlicher Weise erfolgt wie jede andere Form des Lernens auch. Auch berichten Patienten gelegentlich mit einigem Vergnügen, dass sich ideomotorisches Signalisieren unerwarteterweise einstellt, wenn sie tagträumen, lesen, einen Vortrag oder Musik hören, Auto fahren, einschlafen etc. Das heißt, spontanes ideomotorisches Signalisieren stellt sich leicht bei Gelegenheiten ein, bei denen Menschen immer wieder im Tagesverlauf jene kurzen Phasen der Selbst-Versunkenheit erleben, die wir als ›gewöhnliche Alltags-Trance‹ bezeichnet haben.

4. Ideosensorisches Signalisieren fördern

Ideosensorische Reaktionen stellen ein einzigartiges Signalsystem dar, das auf interessante Weise genutzt werden kann. Sie können in jedem beliebigen Teil des Körpers erscheinen und auf ganz unterschiedliche Weise erlebt werden, als Wärme, Kühle, Druck, Prickeln, Stechen, Jucken etc. Der Patient kann ideosensorisches Signalisieren benutzen, um sich selbst kennen zu lernen, wobei es seiner eigentlichen Natur nach kein Mittel der Kommunikation mit dem Therapeuten ist. So kann ideosensorisches Signalisieren von besonderem Vorteil sein, wenn Patienten etwas für sich selbst explorieren wollen oder wenn sie noch nicht bereit sind, sich dem Therapeuten mitzuteilen. Tritt ideosensorisches Signalisieren indessen statt des ideomotorischen ein, so kann der Therapeut das dem Patienten erklären und ihn ermutigen, für sich selbst seine innere Exploration fortzusetzen. Später werden die Patienten dann selbst entscheiden können, wie sie dem Therapeuten diese Inhalte mitteilen können.

So gesehen kann ideosensorisches Signalisieren als die Mittelstation im Kommunikationsprozess gelten. Ideosensorische Reaktionen können als erste, einfache somatische Signale aus dem Unbewussten verstanden werden. Wenn sie erst einmal erkannt sind, können sie dem Einzelnen helfen, sich bewusst zu werden, dass etwas im Begriff ist, ins Bewusstsein zu dringen. Diese Signale helfen dem Menschen zu erkennen, dass etwas Wichtiges geschieht, auch wenn sie nicht genau wissen, was das ist. Demnach sollte die Person einen Augenblick innehalten und empfänglich sein für neues Fühlen und kognitive Prozesse, die Aufmerksamkeit erfordern. Aus diesem

Blickwinkel kann man sehen, wie ideosensorisches Signalisieren einerseits ins Reich der Emotionen, andererseits in das der psychosomatischen Reaktionen vordringt. Beispielsweise können alle Anzeichen der Angst als Formen ideosensorischen Signalisierens gesehen werden. Erröten ist eine paradoxe ideosensorische Reaktion, die andern sogar früher als einem selbst als Signal dienen kann.

5. Ideomotorisches Signalisieren nutzen

Ideomotorisches Signalisieren ist ohne Zweifel der nützlichste Indikator für Trance-Erfahrungen, der je entwickelt worden ist. Es ist sehr leicht bei fast jedem Menschen einzuführen und kann eingesetzt werden, um fast jedes Thema zu explorieren, das für den Patienten und den Therapeuten von Interesse ist. Im Folgenden werden wir die Bandbreite seiner Anwendungsmöglichkeiten in Grundzügen beschreiben.

1. Trance induzieren

Allein schon die Bitte an eine Versuchsperson um irgendeine Art ideomotorischer Signale, erfordert ihre konzentrierte und fokussierte Aufmerksamkeit in einer Weise, die trance-induzierend ist. Für den therapeutischen Neuling gibt es keine bessere Möglichkeit, die subtilen Anzeichen der sich entwickelnden Trance zu erkennen: körperliche Bewegungslosigkeit, Entspannung der Gesichtsmuskeln, die das Gesicht wie glattgebügelt oder schlaff wirken lässt, starrer Blick, Verlangsamung von Atmung und Puls und Verzögerung bestimmter Reflexe wie Lidschlag und Schlucken, wortwörtliches Verständnis, Wohlgefühl etc. Das kann man beim ruhigen Beobachten der Versuchspersonen wahrnehmen, die gebeten wurden, ideomotorisches oder ideosensorisches Signalisieren dieser oder jener Art zuzulassen. Wurde keine weitere formale Trance-Induktion gegeben, so wird der Therapeut feststellen, dass viele Anzeichen wie beim Erwachen aus einer formal induzierten Trance auch bei Beendigung der Phase ideomotorischen Signalisierens eintreten. Die meisten Versuchspersonen werden ihre *all-*

gemeine Realitätsorientierung wieder durch Körperbewegungen herstellen, die ihnen das mit dem Wachzustand assoziierte kinästhetische Feedback vermitteln. Sie werden ihre Körperhaltung korrigieren, ihre Finger biegen und spreizen, sich strecken, ihren Blick wieder fokussieren und sich umblicken, ihre Beine zurechtrücken und so fort. Dann berichten die Versuchspersonen möglicherweise über eine Reihe klassischer Hypnose-Phänomene, die sie mehr oder weniger ausgeprägt erlebt haben (Amnesie, Regression, Analgesie, Zeitverzerrung, Traumepisoden, Veränderungen der Sinneswahrnehmung etc.).

2. *Trance-Vertiefung*

Bei aufnahmebereiten und angemessen auf Trance-Erfahrungen vorbereiteten Versuchspersonen ist es nur ein kleiner Schritt vom ideomotorischen Signalisieren in einen tieferen Trancezustand. Der Therapeut kann einfach fragen, ob die Versuchsperson gern tiefer in einen angenehmen Zustand der Entspannung oder inneren Versenkung gehen möchte. Wenn er eine positive Reaktion erhält, wird er die Versuchsperson bitten, weiterzumachen und tiefer zu gehen, bis das Unbewusste mit dem erreichten angenehmen Zustand zufrieden ist und das signalisiert. Dann kann der Therapeut sich jeder anderen klassischen Methode der Trance-Vertiefung bedienen (Hand-Levitation, Lidschluss, eine Abwärts-Fahrt auf der Rolltreppe, Schwere und Wärme der Glieder etc.) und dabei ideomotorisches Signalisieren einsetzen, um die Effektivität jeder einzelnen Vertiefungsmaßnahme zu überwachen.

In den vergangenen Jahren wurde von Rossi eine Art des Handsignalisierens zur Trance-Induktion und -Vertiefung entwickelt, die gut geeignet ist für Therapeuten, die den Gebrauch von Hypnose und indirekter Suggestion erlernen, und auch für ihre Patienten, die damit erste Erfahrungen machen. Von besonderem Wert bei diesen ›Händen in Bewegung‹ ist die Möglichkeit für den Patienten, sein eigenes Unbewusstes wesentlich über die Trancetiefe mitbestimmen zu lassen und zu signalisieren, was er gerade erlebt. Da dieses Vorgehen sich so gut für praktisch jeden Umstand eignet, der dem therapeutischen Anfänger begegnen mag, werden wir im folgenden einige Anwendungsmöglichkeiten genauer beschreiben.

3. *Eine Doppelbindungs-Induktion mit den ›Händen in Bewegung‹. Ein Verfahren des ideomotorischen Signalisierens*

Der Junior-Autor griff ursprünglich Weitzenhoffers (1957) hypnotisches Vorgehen der ›Hände in Bewegung‹ auf, um eine hypnotische Induktionsmethode im Sinne der Doppelbindung zu entwickeln, da umfangreiche Forschung bereits ergeben hatte, dass dieses Phänomen sehr leicht zu erleben ist. Wird es beispielsweise mittels direkter Suggestion, gemäß einem Item der Stanford Hypnotic Susceptibility Scale, hervorgerufen, so gelingt es bei 70% der Probanden. Darüber hinaus haben die beobachtbaren Ausführungsaspekte diagnostischen Wert bezüglich der Qualität der herbeigeführten Trance. Hilgard (1965) hat einige seiner Beobachtungen folgendermaßen beschrieben: »Kennzeichnend für den empfänglicheren Probanden ist, dass er seine Hände langsam und etwas ruckartig bewegt. Die Reaktion kann rasch oder extrem erfolgen; so können die Hände sich z. B. zur Seite bewegen, bis die Arme neben dem Körper ausgestreckt sind. Weniger empfängliche Probanden zeigen oft eine beachtliche Verzögerung, ehe die Arme sich zu bewegen beginnen, oder sie halten inne, nachdem sie nur einen kurzen Weg zurückgelegt haben. Diese quantitativen Unterschiede sind natürlich ein Forschungsgegenstand, doch selbst ohne sie zu studieren wird der erfahrene Hypnotiseur bald Aspekte der Bewegung entdecken, die mit dem hervorgerufenen Trance-Zustand in Beziehung stehen.« (S. 104)

Im Folgenden werden wir ein allgemeiner gehaltenes Beispiel der Vorgehensweise Rossis vorstellen; hier kann die Erfahrung vieler klassischer hypnotischer Phänomene mittels indirekter Suggestion leichter erreicht und mittels ideomotorischen Signalisierens sorgfältiger überwacht werden, sodass der Therapeut jederzeit in der Lage ist, sich in das Erleben des Patienten einzuschalten.

Alltagswahrheiten als Überleitung zur hypnotischen Induktion mittels einer ideomotorischem Form der Doppelbindung

R.: Halten Sie Ihre Hände etwa so, mit einander gegenüberstehenden Innenflächen, gute 20 cm voneinander entfernt.

(Der Therapeut demonstriert das und hält seine Hände in etwa 30 cm Distanz vor seinem Gesicht. Arme und Ellbogen sollten nichts berühren, sodass die Hände und Arme frei bewegt werden können.) Nun wissen wir, dass der menschliche Körper ein magnetisches Feld besitzt. Ich weiß nicht, ob Sie das magnetische Feld wirklich zwischen Ihren Händen spüren können oder ob Ihr Gefühl eher Ihrer Vorstellungskraft entspringt, aber erlauben Sie sich die Empfindung für diese magnetische Kraft, die Sie allmählich zwischen Ihren Handflächen fühlen werden – so als hätten Sie magnetische Hände.

R.: Jeder hat dieses seltsame Phänomen des Magnetismus erlebt. Als ›seltsame‹ und unsichtbare Kraft, die auf geheimnisvolle Art selbstständig wirkt, steht die Metapher des Magnetismus mit allen möglichen ideodynamischen Prozessen in Verbindung, die beim Probanden autonome unbewusste Kräfte wecken können. Es handelt sich hier um *indirektes ideodynamisches Fokussieren,* eine indirekte Art der Suggestion, die sich nicht der semantischen oder kognitiven Bedeutung der Worte bedient, sondern vielmehr ihrer assoziativen, konkreten und ideodynamischen Anteile.

Während der bewusste (links-hemisphärisch, rational gesteuerte) Verstand des Probanden ein wenig verwirrt ist und gebannt das merkwürdige kognitive Konzept der ›magnetischen Hände‹ verfolgt, ruft das (rechts-hemisphärisch, ideodynamisch arbeitende) Unbewusste der Versuchsperson automatisch all jene konkretistischen *Körpererfahrungen* hervor, die mit den Worten ›magnetisch‹ und ›Hände‹ assoziiert sind.

Im Allgemeinen neigen viele Versuchspersonen dazu, all ihre Lebenserfahrungen mit autonomen, unbewussten Kräften zu aktivieren und zum alsbaldigen Ausdruck bereitzustellen; insbesondere Erfahrungen mit automatischen unbewussten Handbewegungen sind zum Ausdruck wie geschaffen. Die Versuchsperson ist sich all der unbewussten, ideodynamischen Kräfte, die in Gang gekommen sind, nicht bewusst, denn der bewusste Verstand rätselt immer noch herum, was mit ›magnetischen Händen‹ gemeint sein könnte.

Alles, was der Therapeut gesagt hat, stimmt, aber was hat das zu bedeuten? Diese offenkundige Frage, die der Proband in seinem Inneren bewegt, ist an sich eine weitere indirekte Hypnoseformel, die sein Bewusstsein in den Induktionsprozess einbindet und *Erwartung* weckt.

Implikation und Verneinung zum Aufbau von Erwartung

R.: Aber erlauben Sie den Händen *noch* nicht, sich zu bewegen. (Pause) Lassen Sie einfach die Kräfte zwischen ihnen erleben. (Pause)

R.: Das Unbewusste braucht Zeit für das volle Erleben zahlreicher ideomotorischer und ideosensorischer Phänomene. Wenn der Therapeut die Versuchsperson bittet, jegliche Handbewegung für den Augenblick aufzuschieben, und dann eine Pause einlegt, so räumt er diesen ideodynamischen Prozessen Zeit ein, sich optimal zu entwickeln. Und achten Sie darauf, dass wir behutsam eine weitere Form *indirekter* Hypnose eingeführt haben: die Implikation. Indem wir sagen: »Aber erlauben Sie den Händen noch nicht, sich zu bewegen!« implizieren wir, dass sie sich bewegen werden. Der Senior-Autor hat betont, dass Implikation etwas ist, das der Zuhörer in sich selbst aufbauen muss. Der Therapeut sagt der Versuchsperson nicht direkt, sie solle ihre Hände bewegen, die Implikation ruft indessen die nötigen ideodynamischen Prozesse bei ihr wach, die die Hände autonom bewegen werden. Die Hände sind jetzt bereit, sich zu bewegen, wenn die Versuchsperson es nur zulässt.

Mit den Worten »erlauben Sie den Händen nicht, sich zu bewegen« haben wir eine Negation eingestreut, die indirekt jeden möglichen Widerstand der Versuchsperson löscht, den Suggestionen des Therapeuten etwa nicht zu folgen. Ambivalenz ist charakteristisch für jegliche hypnotische Arbeit; die Versuchsperson wünscht Hilfe, möchte den Suggestionen folgen, aber es bestehen natürlich Zweifel und Befürchtungen, irgendeinem verrückten Arzt zu folgen. Aus vielerlei Gründen will die Versuchsperson, dass die hypnotischen Phänomene funktionieren, und gleichzeitig will sie es nicht. Besteht der Therapeut unentwegt darauf, dass die Phänomene sich zeigen, dann ist die Versuchsperson natürlich zwiegespalten und trägt die Last, das

Gegenteil zu tun, dass nämlich die Hypnose nicht funktioniert. Indem der Therapeut die negative Möglichkeit ausspricht: »Erlauben Sie den Händen nicht, sich zu bewegen«, übernimmt er sie, sodass sie nicht mehr in der Versuchsperson angesiedelt ist und diese sie auch nicht mehr ausagieren muss. Und so bleibt ihr nur mehr die Neugier und positive Erwartung, wann die Bewegung wohl erlaubt sein wird. Es ist nicht mehr die Frage, ob eine Bewegung stattfinden wird, sondern vielmehr, wenn nicht jetzt, wann dann?

Nonverbale Erwartung und vorangehendes Zittern: Widerstand verdrängen und löschen

R.: Während dieser bedeutsamen Pause beobachtet der Therapeut die Hände der Versuchsperson einfach erwartungsvoll und mit tief gehendem Interesse. Auch diese *nonverbale Erwartung* ist eine weitere hypnotische Maßnahme, die dahin tendiert, bei der Versuchsperson automatische Reaktionen hervorzurufen. Allerdings kann der Therapeut dieses erwartungsvolle, eifrige Interesse nicht nur vorgeben, denn das Unbewusste der Versuchsperson wird das spüren und sich davon beirren lassen. Der Therapeut ist durchaus in der Lage, echte Erwartung zu zeigen, denn er weiß, dass tatsächlich unbewusste ideodynamische Prozesse in Gang gesetzt wurden, und ist wirklich neugierig, wie sie zum Ausdruck kommen werden. Er weiß, dass zur erfolgreich praktizierten Kunst der Hypnose intensive und sorgfältige Beobachtung gehört, und deshalb beobachtet er die Hände der Versuchsperson sehr eifrig auf mögliche Bewegungen hin.

Bemerkt der Patient das echte Interesse des Therapeuten, so *hält er* gewöhnlich ebenfalls *den Blick* auf seine Hände gerichtet. Ist das nicht der Fall, so wird der Therapeut eine kleine nonverbale Kopfbewegung in Richtung der Hände der Versuchsperson machen, um deren Blick dorthin zu lenken. Wenn sie auch dann noch nicht intensiv auf ihre Hände blickt, so deutet der Therapeut direkt auf ihre Hände, um den Blick der Versuchsperson ohne Worte zu steuern, was deren rechts-hemisphärische Prozesse stärkt, während an die linke Hemisphäre gerichtete Worte relativ wenig Wirkung zeigen.

Fokussiert die Versuchsperson nun ihre Hand mit ihrem Blick, so können beide, sie sowohl als auch der Therapeut, einige Augenblicke der Erwartung und sorgsamen Beobachtung genießen. Wie wird diese Versuchsperson in ihrer individuellen Art die nunmehr in Gang gekommenen autonomen Kräfte zeigen und mit ihnen umgehen? Keine zwei Versuchspersonen noch zwei Sitzungen gleichen einander. Eine jede Versuchsperson empfindet jedes Mal ein wenig anders. Bemerkt der Therapeut die ersten winzigen Bewegungen, so seufzt er zufrieden und spricht die Bewegungen an, wie immer sie auch anfallen.

Ideomotorische Bewegungen verstärken: Eine therapeutische Atmosphäre schaffen

R.: So ist's gut, das geschehen lassen. Einige Finger bewegen sich ein wenig von selbst, und das ist gut so, aber erlauben Sie den Händen noch nicht, sich viel zu bewegen. Einfach erleben, es von selbst geschehen lassen.

R.: Indem der Therapeut die winzigen, zittrigen Bewegungen kommentiert, die zu diesem Zeitpunkt gewöhnlich zu sehen sind, verstärkt er sie natürlich. Indem er Zufriedenheit empfindet und sie nonverbal zeigt, gibt er das Beispiel und verstärkt indirekt die Befriedigung und Zufriedenheit der Versuchsperson, autonome Bewegungen zu erleben, die in anderem Kontext wohl meist als seltsam und erschreckend erscheinen. Ist die Versuchsperson nun fähig, ein so ungewöhnliches und möglicherweise furchteinflößendes Phänomen mit Befriedigung zu erleben und ohne es überhaupt so ganz zu bemerken, so wird sie konditioniert, auch andere unterdrückte und möglicherweise erschreckenden Inhalte zu erfahren und auszudrücken; das kann später von therapeutischem Wert sein, wenn es dann leicht und sicher hervorgerufen werden kann. Damit bereitet der Therapeut den sicheren Boden für zukünftige therapeutische Erfahrung.
Der Satz »einfach erleben, es von selbst geschehen lassen« ist eine subtile, *indirekte mehrschichtige Suggestion*. Der erste Teil, »einfach erleben«, ist natürlich eine Binsenweisheit. Wie sollte die Versuchsperson leugnen, dass sie erlebt? Da sie eingestehen muss, etwas zu erleben, führt der erste Satz der mehrschichtigen Suggestion zu einer ›Ja-Haltung‹, sodass das Folgende akzep-

tiert wird, »es von selbst geschehen lassen«. Es sind hier zumindest zwei Bedeutungsebenen vermischt, die zur Erleichterung der ideomotorischen Handbewegungen führen. Auf der einen Ebene läuft das Erleben einfach von selbst weiter und alles Erleben hat einen autonomen Anteil. Auf einer anderen Ebene sagt der Therapeut der Versuchsperson auch direkt und gleichzeitig behutsam und permissiv, sie möge die Hände sich von selbst bewegen lassen. Selbst wenn sie sich nur einer Bedeutungsebene bewusst ist, so lehrt uns doch das ideodynamische Prinzip mentaler Abläufe, dass alle Ebenen und möglichen Assoziationen aktiviert werden, selbst wenn sie nicht offen zutage treten. Weisen indessen viele Bedeutungsebenen und Assoziationen in eine Richtung, so wird wohl eine autonome Bewegung einsetzen.

Einführung der Doppelbindung beim ideomotorischen Signalisieren

R.: Wir wissen, die magnetische Kraft kann Dinge anziehen und abstoßen, und so verhält es sich auch mit dem Unbewussten. Wenn es ›ja‹ sagen möchte, zieht es Menschen zueinander, wenn es ›nein‹ sagen will, stößt es Menschen oder Dinge ab. Wir können diese Handbewegung also nutzen, um Ihrem Unbewussten eine wichtige Frage zu stellen. Wenn Ihr Unbewusstes ja sagen will, werden Sie spüren, wie Ihre Hände dich gegenseitig anziehen werden. Wenn Ihr Unbewusstes nein sagen will, werden Sie spüren, wie Ihre Hände sich gegenseitig abstoßen. Sie erlauben Ihrem Unbewussten einfach, Ihre Hände in die eine oder andere Richtung zu bewegen. Und wie lautet die Frage? (Pause)

R.: Die Doppelbindung besteht darin, dass im Falle einer jeden Antwort, sei es ja oder nein, sich eine ideomotorische Reaktion zeigen wird, und autonome ideomotorische Bewegungen sind per definitionem eine Art hypnotische Reaktion. Gewöhnlich ist die Vesuchsperson so fasziniert von der einsetzenden Bewegung, die sie erlebt, sowie von der Möglichkeit, dass ihr Unbewusstes eine Frage beantwortet, dass sie Doppelbindung gar nicht erkennt. Und selbst wenn sie das Wesen der Doppelbindung erkennt und eine witzige Bemerkung darüber macht (wobei es sich dann meist um Berufskollegen handelt, die die Doppelbindung und deren Anwendung in der Hypnose studiert haben), geht die ideomotorische Erfahrung doch weiter. Manchmal ist eine skeptische Versuchsperson so ungläubig, dass sie die Bewegung bewusst unterbricht, ihre Hände ein wenig knetet, als wolle sie sie aufwecken, und sie dann wieder in die entsprechende Position bringt, um das Phänomen erneut zu untersuchen.

Die Doppelbindungs-Frage

R.: Welche Frage hat das Unbewusste zum Beantworten hervorgebracht, damit sie mit ja beantwortet werden kann, indem die Hände sich aufeinanderzu bewegen oder mit nein, indem die Hände sich auseinander bewegen? (Pause) Die Frage lautet: »Ist es für das Unbewusste in Ordnung, Ihnen zu erlauben, eine angenehme therapeutische Trance zu erleben?« (Pause) So ist's gut. Zulassen, dass die Hände zusammenkommen zum Ja und auseinander gehen für Nein.

R.: Gewöhnlich beginnen die Hände an dieser Stelle, sich langsam aufeinanderzu zu bewegen, manchmal mit diesem leichten Zucken, das für unbewusste Bewegungen so typisch ist. Oft lächelt die Versuchsperson bei dieser Bewegung; es ist eine hübsche Überraschung, das zu erleben.

Lidschluss mittels kontingenter Suggestionen

R.: So ist's gut. Und während Ihre Hände sich weiter sehr langsam aufeinanderzu bewegen, können Sie sich fragen, was mit Ihren Augenlidern ist. Blinzeln sie? Sind sie bereit, sich angenehm zu schließen, während Ihre Hände sich weiter aufeinanderzu bewegen? (Pause) Werden sie sich schließen, ehe Ihre Hände sich berühren?

R.: Den Lidschluss mit der stattfindenden Handbewegung zu assoziieren ist eine indirekte Form *kontingenter Suggestion:* Wir satteln eine neue Suggestion auf ein bestehendes Verhaltensmuster, sodass das Ja des aktuellen Verhaltens das neue mit einbezieht. Wir führen die neue Suggestion in Form einer Frage ein, damit das innere Geschehen der Versuchsperson verantwortlich ist für den Lidschluss. Suggestionen als Frage zu formulieren stellt immer eine Verknüpfung mit dem jeweiligen Verhalten der Versuchsperson her. Und wenn die Versuchsperson blinzelt, so kommentiert der Therapeuten: »So ist's gut, es scheint zu geschehen, nicht wahr? Und wie bald werden sich die Augen nun schließen?«

Schließen sich die Augen an dieser Stelle nicht oder bewegen sich die Hände auseinander oder überhaupt nicht, so heißt das, wir stoßen auf Widerstand. Dieser Widerstand kann untersucht oder etwa folgendermaßen genutzt werden.

Den Widerstand verlagern und entschärfen: Viele Kontingenzen, viele Möglichkeiten der hypnotischen Reaktion

R.: **So ist's gut, diese Hände bewegen sich tatsächlich auseinander, und das bedeutet, dass das Unbewusste jetzt lieber noch nicht in therapeutische Trance gehen möchte. Und zwar deshalb, weil es bewusst oder unbewusst eine Schwierigkeit gibt. Also können die Hände auch weiter diese Schwierigkeit zum Ausdruck bringen, indem sie sich sehr langsam auseinander bewegen. Und während sie fortfahren, sich auseinander zu bewegen, kommt Ihnen dabei der Grund für diese Schwierigkeit ins Bewusstsein? Braucht das Unbewusste etwas Zeit, um sich mit den Dingen zu befassen, ehe die Trance einsetzen kann? (Pause)**

Dann wollen wir einfach die Hände beobachten. Kann das Unbewusste jetzt angemessen mit dem Problem umgehen, ohne mir auch nur etwas darüber sagen zu müssen? Und wird es die Hände aufeinanderzu bewegen, wenn es sich mit dem Problem befasst hat? (Pause)

Kann das Unbewusste diese Bewegung einen Augenblick anhalten, während es sich mit der Angelegenheit befasst? Wird es Ihre Augen offen halten, oder wird es Ihren Augen erlauben, sich zu schließen, um sich intensiver und angemessener mit der Lösung des Problems zu befassen? (Pause)

Möchte Ihr Unbewusstes über das sprechen, was Sie erleben,

selbst während Sie mit dem Erleben fortfahren? Wie leicht können Sie es geschehen lassen zu sprechen, während das weitergeht?

R.: Das sind nur einige Möglichkeiten, zu erforschen und aufzulösen, was immer hinter dem negativen ideomotorischen Signal der auseinander driftenden Hände stecken mag. Der Therapeut geht mit dem so genannten Widerstand um, indem er (1) unentwegt bespricht, wie er sich zeigt, und (2) das widerständige Verhalten mit einer anderen Suggestion verknüpft, die entworfen wurde, um mit dem Widerstand umzugehen und ihn möglicherweise mit einer Reihe von Fragen aufzulösen, die (3) durch eine andere ideomotorische Bewegung beantwortet werden. Solange irgendeine Bewegung stattfindet, ist der hypnotische Zustand gegeben, und der Therapeut kann sich daran erfreuen, die Reaktionsmuster des Patienten zu explorieren. Im sehr seltenen Fall des Fehlens jeglicher Handbewegung kann der Therapeut etwa wie folgt vorgehen:

Keine Reaktion … umgemünzt in Katalepsie

R.: Und was geschieht mit diesen Händen? Bewegen sie sich wirklich nicht? Wie lang können Sie sie ganz starr halten, ohne jegliche Bewegung? So ist's gut, versuchen Sie es, so sehr Sie nur können, sie ganz und gar nicht sich bewegen zu lassen. Gewöhnlich ist der Körper immer im Zustand ständiger Bewegung, selbst wenn wir das nicht bemerken; in Hypnose können wir allerdings paradoxe Reaktionen erhalten – das Gegenteil dessen, worum wir bitten – und der Körper kann für eine ganze Weile völlig unbeweglich und reglos werden. Oder es kann ein Teil des Körpers ruhig werden, während ein anderer Teil die Bewegung erlebt. Was wird in Ihrem Fall geschehen?

R.: So kann also die Bewegungslosigkeit in eine passive Form der Katalepsie umgewandelt werden, wobei die Versuchsperson mit weit geöffneten Augen auf ihre Hände starrt und sich überhaupt nicht bewegt. Während sie wie festgenagelt ist, kann der Therapeut mit weiteren indirekten Suggestionen fortfahren, wie überhaupt das Unbewusste innerlich sehr intensiv die Arbeit an seinen Problemen fortsetzt, während der Körper vollkommen ruhig und unbeweglich verharrt wie im Traum oder im Zustand intensiver Konzentration.

Zeit-Verzerrung und Erwachen: Eine subtile posthypnotische Suggestion

R.: Und das Unbewusste kann weiterhin dieses Problem in dieser besonderen Trance-Zeit bearbeiten, da jeder Augenblick in Trance Stunden, Tagen, ja selbst Jahren gewöhnlicher Zeit entspricht. (Pause) Und interessant ist, dass der bewusste Verstand vielleicht versteht oder vielleicht auch nicht wirklich versteht, was vor sich geht, wenn das Unbewusste es für sich behalten muss. Sie können einfach so bleiben, bis das Unbewusste diesen Teil Arbeit abgeschlossen hat, und Sie werden wissen, wann sie beendet ist, wenn Sie das Verlangen haben sich zu recken und zu strecken und wieder hell wach zu sein.

R.: Was ist hier vorgegangen? Das ursprüngliche Fehlen ideomotorischer Bewegung wurde in eine Trance-Erfahrung umgemünzt, in welcher die Versuchsperson erfolgreich mit jeglichem Widerstand umgeht, der der ideomotorischen Bewegung entgegengestanden haben mag. Es könnte sogar sein, dass überhaupt kein aktiver Widerstand vorhanden war. Vielleicht hat die Versuchsperson einfach nur kein Talent zur ideomotorischen Bewegung. In diesem Falle passiver Katalepsie führt der passendere Weg über die Erlaubnis zur Trance-Erfahrung.
Wie können wir wissen, dass tatsächlich eine Trance stattgefunden hat? Allein schon aufgrund der Ruhe und Unbeweglichkeit des Körpers, häufig auch mit ausdruckslosem Gesicht – dies sind wesentliche Zeichen der Trance. Möglicherweise blinzeln die Augen und schließen sich auch, um dann ruhig zu bleiben, sofern die Erlaubnis gegeben wird. In bestimmten Momenten bemerkt der beobachtende Hypnotherapeut vielleicht auch, wie die Pupillen sich interessiert weiten und erkennen, dass etwas geschieht.
Ein weiterer offenkundiger Trance-Hinweis besteht darin, dass

die Versuchsperson gewöhnlich die behutsamen Suggestionen befolgt, »sich zu recken und zu strecken«, wenn sie erwacht. Bisweilen kann der Therapeut diese posthypnotische Suggestion verstärken, indem er sich selbst räkelt und hin und her bewegt. Beim Erwachen ist die Versuchsperson eher ahnungslos und im Wesentlichen amnestisch für das Erlebte. Auch das ist natürlich ein weiterer Indikator für ein echtes Trance-Erlebnis, und der Therapeut sollte die Versuchsperson nicht drängen, darüber zu sprechen. Tatsache ist, dass gerade ein interessantes hypnotisches Erlebnis stattgefunden hat, die Grundlage für zukünftige Trance-Erfahrungen. Wenn sich Therapeut und Patient das nächste Mal treffen, kann das Erlebnis der ersten Trance wieder zur Sprache gebracht werden im Sinne eines ideodynamischen Vorgehens zur Einleitung der nächsten Trance.

Wenn die Versuchsperson beim Erwachen über ihr Erlebnis reden möchte, kann der Therapeut sorgfältig die einzelnen Erscheinungsformen der Erfahrung des Probanden zusammentragen und sie dazu nutzen, die nächste, sogleich oder später stattfindende Trance zu erleichtern.

Kehren wir aber zurück zur typischeren Situation, in der die Versuchsperson positiv auf die ursprüngliche Doppelbindungs-Frage reagiert, indem sie zulässt, dass ihre Hände sich aufeinanderzu bewegen, und damit zeigen, dass eine angenehme therapeutische Trance erlebt wird. Suggestionen können nun in unzählige Richtungen wirken, wenn die Hände sich erst einmal langsam aufeinander zu bewegen. Der Junior-Autor hat einige typische Möglichkeiten untersucht, die wegen ihres wertvollen Informationsgehaltes bezüglich der Reaktionsfähigkeit der Versuchspersonen im Folgenden dargestellt werden.

Den Konflikt zwischen Bewusstsein und Unbewusstem demonstrieren

R.: So ist's gut. Und während Ihre Hände sich weiter aufeinander zu bewegen und damit zeigen, dass das Unbewusste sie mehr und mehr in einen angenehmen Zustand führt, fragen Sie sich vielleicht, was geschehen würde, wenn Sie versuchen würden, mit Ihrem bewussten Willen dagegen zu arbeiten.

Wie wäre es, wenn Sie sich einen Augenblick Auszeit nehmen würden und dieser Kraft entgegenwirken würden? Ist es Ihrem bewussten Verstand möglich, dieser unbewussten Kraft entgegenzuwirken? (Pause)

R.: Die Pause gibt der Versuchsperson eine bewusste Gelegenheit, der magnetischen Kraft entgegenzuwirken. Es ist interessant und informativ festzustellen, wie die Versuchsperson diese Gelegenheit nutzt. Bewegen sich die Hände weiterhin ohne Unterbrechung aufeinander zu, selbst wenn die Versuchsperson etwas hoffnungslos dreinschaut oder vielleicht ein bisschen lächelt, so kann das bedeuten, dass sie so besessen ist von der ideomotorischen Bewegung, dass sie sich ihr nicht widersetzen kann; bei ihr dominiert vermutlich die rechte Hemisphäre, und sie verfügt über besondere Begabung für hypnotische Suggestion und vermutlich auch über die Fähigkeit, die meisten klassischen Hypnose-Phänomene mit Leichtigkeit zu erleben.

Bei einer anderen Versuchsperson bewegen sich die Hände vielleicht weiter ohne Unterbrechung aufeinander zu, ohne dass das Gesicht einen Hinweis auf entgegengesetztes Bemühen zeigt. Dabei kann es sich um einen Menschen handeln, der sich mit der gegenwärtigen Erfahrung so wohl fühlt, dass er sich lieber nicht die Mühe machen möchte, ihr entgegenzuwirken. Auch diese Versuchsperson ist wohl bereit, die meisten klassischen Hypnosephänomene erleben zu können, aber vielleicht hat sie den meisten Erfolg mit jenen, die ihr erlauben, eher passiv als aktiv zu sein: ideomotorische Hemmung, ideosensorische Reaktionen und imaginative Prozesse. Erfolgreiche Suggestionen werden am besten so formuliert, dass diese Versuchsperson passiv und empfänglich bleiben darf, sei es nun für ihr eigenes Unbewusstes oder für den Therapeuten; vorzuziehen sind Suggestionen, die aktive Beteiligung in Form gewisser Anstrengung erfordern.

Indessen wird sich ein weiterer Probandentyp erleichtert und beflissen auf die Gelegenheit stürzen, den Einsatz der Willensstärke gegen die ideomotorische Bewegung auszutesten. Dabei kann der Therapeut alle möglichen Arten von Testverhalten beobachten: Überwiegend gibt es ein Schwanken zwischen offensichtlich bewusstem Auseinanderziehen der Hände und einer

Pause, wenn sie beginnen, sich langsam wieder automatisch aufeinanderzu zu bewegen. In seltenen Fällen wird die Versuchsperson ihre Hände auseinander ziehen, sie fallen lassen, offenbar aufwachen und so das Erlebnis für den Moment beenden. Diese Versuchsperson sollte dann gebeten werden herauszufinden, ob gegen zukünftige Trance-Erfahrungen ernste Einwände bestehen.

Diese unterschiedlichen und informativen Wege, sich der ideomotorischen Bewegung entgegenzustellen, haben alle eine Gemeinsamkeit: Es ist ohne Unterschied enttäuschend für die Versuchspersonen, wenn sie entdecken, dass sie tatsächlich die ideomotorische Bewegung abbrechen können. Gewöhnlich sagen sie später, dass es ihnen Leid tat, wenn sie spürten, dass die »Magie« oder »Trance« für einen Moment weg war; sie wollten nicht, dass ihr bewusster Verstand sich in die spannenden Möglichkeiten ihres Unbewussten einmischen solle. Es ist nicht so angenehm, wenn der bewusste Verstand seinen Willen aufzwingt.

In dieser enttäuschten Reaktion sieht der Junior-Autor einen weiteren Beweis für die Zustands-Theorie der Hypnose: Trance beinhaltet einen besonderen Bewusstseins- oder Seinszustand, den die meisten als unterschiedlich vom gewöhnlichen Alltagszustand erleben, selbst wenn es ihnen schwer fällt, diesen Unterschied in Worte zu fassen. Dieser Wechsel von der hypnotischen zur üblichen Modalität kann aufgefasst werden (1) als phänomenologischer Wechsel von der rechts- zur linkshemisphärischen Dominanz, oder (2) als Wechsel von der Dominanz des parasympathischen zum sympathischen System, oder (3) möglicherweise als ein Wechseln in der vorherrschenden Nutzung jeweils unterschiedlicher Neurotransmitter, Endorphine oder anderer psychobiologischer Systeme. Was auch immer der zugrunde liegende biologische Ursprung des wahrgenommenen phänomenologischen Wechsels sein mag, er kann hilfreich sein, einen veränderten Zustand zu erkennen, und eignet sich als wertvoller Beitrag zum Selbstverständnis, wie im Folgenden ausgeführt wird.

Einen veränderten Zustand erkennen: Posthypnotische Suggestion zur Förderung therapeutischer Situationen

R.: So ist's gut, es ist immer ein wenig enttäuschend, wenn man sich zwingen muss, einen angenehmen Zustand wieder zu verlassen, in welchem alles von selbst geht. Das ist ziemlich beunruhigend, denn man fühlt sich immer besser, wenn man das Unbewusste tun lässt, was es am besten kann, und es auch arbeiten lässt, ohne dass der bewusste Verstand sich einmischt. Diesen Unterschied erleben Sie nun und lernen, wie Sie das Unbewusste die Angelegenheiten regeln lassen können. Das Unbewusste lässt Ihre Hände sich wieder bewegen, entweder zueinander oder auseinander. Das ist wirklich nicht wichtig, wichtig ist nur, dass wir dem kreativen Teil unseres Unbewussten erlauben zu bestimmen, was auch immer sein wird. Und es ist schön zu wissen: Indem Sie Ihre Hände sich wieder bewegen lassen, können Sie diese neue Sensibilität nutzen, um den Tag über gelegentlich in sich hineinzuhören, wenn Ihr Unbewusstes eine kurze Auszeit nehmen möchte, um auszuruhen und es die wichtigen Dinge tun zu lassen, die Ihnen mehr helfen, als Sie bewusst erfassen können. Immer wieder den Tag über sorgfältig in den Körper hineinhören, und dem Unbewussten die Zeit und Energie lassen, die es braucht, um mit jenen Problemen zurechtzukommen, die so wichtig für sie sind.

R.: Tatsächlich wissen wir, dass der Körper Tag und Nacht einem Neunzig-Minuten-Zyklus folgt (Hiatt & Kripke, 1975). Wenn wir schlafen, durchlaufen wir alle neunzig Minuten eine Traumphase. Und im Wachen erleben wir alle neunzig Minuten eine Phase parasympathischer Dominanz und brauchen eigentlich eine Pause von der Arbeit und vom links-hemisphärischen Denken. Während unserer wachen Stunden werden wir alle neunzig Minuten ein wenig hungrig und hängen unserer Phantasie nach. Das ist natürlich die ideale Zeit für Selbsthypnose, um unserem Unbewussten zu erlauben, alles Nötige zu tun, um uns das Leben leichter zu machen und unserer bewussten, absichtsvollen Haltung eine kleine Ruhepause zu geben. Der Junior-Autor stellte die klinische Hypothese auf, dass viele

Phasen des Unbehagens und psychosomatischen Unwohlseins Folge von Stress sind, der daraus resultiert, dass das Bewusstsein diese Neunzig-Minuten-Zyklen nicht zulässt. Angst, mentale Blockaden, Irrtümer und Erschöpfung können dann eintreten, wenn das bewusstseinsgesteuerte Denken der dominanten Hemisphäre versucht, natürlicherweise stattfindende Gleichgewicht und Ausgewogenheit schaffende Funktionen der nichtdominanten Hemisphäre zu verdrängen.

Gibt man eine posthypnotische Suggestion, diesem Zyklus achtsam zu begegnen, so bedeutet das, *eine posthypnotische Suggestion fest an einen unausweichlichen Bestandteil des Verhaltensrepertoires anzubinden.* Damit kann man die Suggestion verstärken und gleichzeitig einen natürlichen Lebensprozess nutzen und fördern.

Hypnotisches Potenzial erforschen: Körperliche Bewegungslosigkeit und Anästhesie

R.: Und während die Hände weiter zusammen kommen, können Sie sich einstimmen auf das, was sonst noch vor sich geht. Werden die Hände ein bisschen steif und hölzern? Stecken die Hände in dicken, weichen magnetischen Handschuhen, sodass sie gar nichts fühlen? So dick, dass die Polsterung der Handschuhe die Hände stoppt und sie nicht näher als bis auf vier bis fünf Zentimeter zusammen kommen können? (Pause)

R.: Reagiert die Versuchsperson und die Hände stoppen tatsächlich vier bis fünf Zentimeter voneinander entfernt (angenommen die Augen der Versuchsperson sind an diesem Punkt offen, andernfalls wird die Suggestion so formuliert, dass die Augen gleichzeitig mit ihr geöffnet werden und das Stoppen, die Steifheit und Taubheit beobachten können), so hat der Therapeut jetzt die hervorragende Gelegenheit, sich laut und deutlich darüber zu wundern, wie steif und taub die Hände nun sind, sodass die Versuchsperson eine Handschuh-Anästhesie erleben kann. Später, wenn die Hände auf den Schoß gleiten dürfen und gar nichts fühlen, kann die Anästhesie getestet werden. Vielen Versuchspersonen wird es selbstverständlich unmöglich sein, überhaupt etwas zu fühlen, denn wenn sie weiter bei der Handschuh-Suggestion bleiben, werden die Hände den Schoß gar nicht berühren – die dicken magnetischen Handschuhe stören dabei. Gleichzeitig mit der Anästhesie oder auch statt ihrer kann man auch ideosensorische Reaktionen untersuchen.

Ideosensorische Reaktionen

R.: Und während das weitergeht, können Sie sich einfühlen in die Empfindungen Ihres Gesichts. Wir alle kennen die Wärme, die wir bisweilen im Gesicht und auch in Teilen des Körpers spüren, wenn mit den Emotionen das Blut einschießt. Und vielleicht wissen Sie nicht genau weshalb, aber Ihr Unbewusstes weiß, wie es die Wärme fühlt. Können Sie jetzt diese Wärme spüren? (Pause) Und während Sie diese Wärme spüren, gehen Ihre Hände auseinander, um mich das wissen zu lassen, oder wird Ihr Kopf langsam anfangen, bejahend zu nicken? (Pause) Oder wird Ihr Kopf sich ganz von selbst verneinend schütteln?

R.: Es gibt zahllose Möglichkeiten, ideosensorische Reaktionen auszulösen. Bestimmte Prinzipien sind indessen hilfreich: (1) eine Geschichte aus dem Leben anzusprechen, mit einer entsprechenden Körperempfindung (gefühlsbedingte Hitzewallung, Kühle des Windes), die einen inneren Suchprozess auf unbewusster Ebene einleitet, der die zu erwartenden Empfindungen bahnt; (2) die Pause zu nutzen, um der Reaktion eine angemessene Zeit zuzugestehen; (3) ein ideomotorisches Signal zu vereinbaren, damit der Therapeut weiß, wann die Reaktion gespürt wurde. Das sind Grundprinzipien, um hypnotische Phänomene auf permissive Art zu fördern. An dieser Stelle kann der Therapeut hypnotische Reaktionen jeder Art einführen, die er für zukünftige Arbeit als nötig erachtet.

Trance-Vertiefung und Vorbereitung auf zukünftige therapeutische Arbeit

R.: So ist's gut. Und wenn das Unbewusste nun bereit ist zu erlauben, dass die Trance sich vertieft und das Wohlbehagen

sich vertieft, wie beim Schlafengehen, dann fühlen Sie die Hände und Arme ein wenig schwer werden, und noch ein wenig schwerer. (Pause, während der Therapeut auf die leichten zuckenden Bewegungen achtet, die ein Zeichen für die Empfindung von mehr Gewicht ist.) Und während die Hände tiefer hinabgleiten, vertieft sich das Wohlgefühl noch mehr. Die Hände werden aber nicht eher auf dem Schoß ruhen, als bis das Unbewusste wirklich bereit ist zu ruhen und dann andere hypnotische Fertigkeiten zu lernen, die Ihnen für Ihre Zwecke nützlich sein können.

R.: An dieser Stelle ist die Versuchsperson gewöhnlich zu weiterer Arbeit bereit. Üblicherweise führt der Junior-Autor nun ideomotorische Finger-Signale ein, die zur Überwachung des Verlaufs jeglichen Vorgehens dienen können.

4. Messen der Trance-Tiefe

Das Konzept der Trance-Tiefe wurde im Laufe der Hypnose-Geschichte kontrovers diskutiert. In unserer modernen *Utilisationstheorie* würden wir Tiefe als den Zustand der Konzentration oder der Absorption durch relevante Assoziationen und mentale Prozesse definieren, die der Versuchsperson erlauben, ein bestimmtes, sie interessierendes Phänomen zu erleben. »Tiefe« kann demnach als Bereitschaft verstanden werden, eher in *spezieller* Weise zu reagieren, weniger als allgemeine Bereitschaft, irgendein hypnotisches Phänomen zu erleben. Der Begriff einer *generalisierten* Reaktionsbereitschaft mit abgestufter Trancetiefe, die mit den verschiedenen hypnotischen Phänomenen korreliert (angefangen bei den am einfachsten und in leichter Trance zu erlebenden bis zu jenen Phänomenen, die eine tiefere Trance erfordern), ist allerdings gut eingeführt und bietet praktische Leitlinien. Tart (1972) hat einen Überblick über zahlreiche Selbsteinschätzungsskalen zur Trancetiefe erstellt, die nahe legen, dass Versuchspersonen geschult werden können, genaue Auskunft über ihre jeweilige Trance-Tiefe zu geben. Es hat sich gezeigt, dass die Trance-Tiefe ständig schwankt, sodass es von Belang ist, sie während wichtiger Trance-Arbeit zu überwachen. Die individuellen Unterschiede zwischen momentan erlebter Trance-Tiefe und den verschiedenen Trance-Stadien sind indessen so groß, dass es keine allgemein gültige Skala gibt, die jederzeit und auf alle Probanden anwendbar wäre.

Erickson hat Finger-Signale als individuellen Hinweis benutzt, der schrittweise für jeden Einzelnen speziell entwickelt wird. Erickson hat den Patienten, deren Hände bequem seitlich, außerhalb ihres Gesichtsfeldes, lagen, suggeriert, dass ihre Hände die Trance-Tiefe anzeigen können, indem sie sich von selbst ein wenig bewegen. Der Daumen wird ausgespart, weil der Senior-Autor annimmt, dass mit der Daumenbewegung mehr Bewusstsein verbunden ist als mit der der übrigen Finger. Er benutzt den unpersönlichen Ausdruck Finger (digits), weil hier weniger starke Assoziationen auftreten als bei den Bezeichnungen *Mittelfinger, Zeigefinger, Ringfinger* und *kleiner Finger.* Der gleiche Finger jeder Hand kann die Trance-Tiefe anzeigen, womit die erlernten speziellen assoziativen Muster der einen oder anderen Hand eher umgangen werden können; allerdings bestehen hierin große individuelle Unterschiede. Manche Patienten benutzen die Hände abwechselnd, andere sind sehr beständig und gebrauchen stets entweder die Rechte oder die Linke.

Wenn man Hinweiszeichen für die Trance-Tiefe erarbeitet, kann der erste Finger (wobei der Patient das allerdings als »bester Finger« versteht) benutzt werden, um den leichtesten Trance-Zustand anzuzeigen, während die anderen Finger die Trance-Tiefe etwa in folgender Abstufung anzeigen können:

Erster Finger (0–25%): Leichte Trance, in der Entspannung, Behaglichkeit, ideosensorisches und ideomotorisches Signalisieren möglich sind.

Zweiter Finger (25–50%): Ein angenehmer Zustand der Empfänglichkeit für innere Erfahrungen, in dem Gefühle, Gedanken, Tagträume, Farben etc. autonom in Fluss sind. Es besteht eine wohltuende Aufnahmebereitschaft für die Suggestionen des Therapeuten, sodass gängige Trance-Phänomene leicht erlebt werden können und subjektiv als automatisch eintretend empfunden werden, wenn der Therapeut sie suggeriert (z. B. Handlevitation, Schwere, Wärme, sensorisch-perzeptive Veränderungen etc.).

Dritter Finger (50–75%): Ein Zustand gesicherter Empfänglichkeit, in welchem die Versuchsperson alle bekannten Indikatoren der Trance-Erfahrung »durchlaufen« hat und sich fähig fühlt, neue Trance-Phänomene oder nicht vertraute Bereiche ihrer persönlichen Dynamik zu untersuchen (Aufdecken von Erinnerungen, partielle

Altersregression etc.). Trance-Ereignisse finden automatisch statt, obgleich das Ich sie vielleicht beobachtet und beim Erwachen möglicherweise erinnert. Häufig sind Versuchspersonen beim Erwachen begeistert, weil sie merken, dass ihre Trance tiefer oder therapeutischer war als gewöhnlich und weil sie spontan andere hypnotische Phänomene erlebt haben, die der Therapeut noch nicht einmal suggeriert hatte. Sie haben ein tiefes Empfinden für die autonome und dissozierte Natur ihres Erlebens.

Vierter Finger (75–100%): Versuchspersonen berichten, dass sie zeitweise das Bewusstsein verloren haben. Entweder schliefen sie oder sie träumten, waren weit weg oder irgendwie ›ausgeblendet‹. Sie können sich nicht daran erinnern, die Stimme des Therapeuten gehört zu haben, obgleich sie richtig, wenn auch langsam, darauf reagiert haben. Sie können nicht viel von ihrem Erleben erinnern. Manche mögen auch eine Voll-Trance erleben, was relativ selten ist und gewöhnlich eine mehrere Stunden dauernde Induktion erfordert. Das ist ein Zustand, ähnlich als würde das Leben »aussetzen«, Atmung und Puls sind erheblich verlangsamt und es ist eine längere Zeitspanne erforderlich (30 Minuten oder mehr), um die allgemeine Realitätsorientierung wieder zu erlangen.

5. *Forderungen ersetzen*

Das Wertvollste am ideomotorischen Signalisieren ist für die moderne Hypnose vielleicht die Möglichkeit, mit den autoritären Forderungen früherer Jahre Schluss zu machen (»Sie können Ihre Augen nicht öffnen, Ihre Hände nicht auseinander bekommen« etc.); das war eine möglicherweise leicht traumatisierende Methode der Beurteilung der Trance-Tiefe und entmutigend für die therapeutische Beziehung. Mit dem ideomotorischen Signalisieren erhält der Patient selbst die Möglichkeit, aus sich heraus den Hinweis kommen zu lassen, wann Reaktionsbereitschaft besteht und wann Hilfe zur angemessenen Reaktion benötigt wird. So wird ein engerer Rapport möglich, und es kann sich eine angemessenere Zusammenarbeit zwischen Patient und Therapeut entwickeln. Ideomotorisches Signalisieren erschließen dem Praktiker sowie dem Forscher die Trance-Erfahrung der Versuchsperson, und sie verfügen damit über ein geeignetes Instrument zur Untersuchung des Wesens veränderter Bewusstseinszustände.

6. *Ein Indikator für Reaktionsbereitschaft*

Der Wechsel von der älteren autoritären zur moderneren, permissiven Form der Hypnose, deren Pionier Erickson ist, wird nirgends deutlicher als beim Einsatz von Fragen an die Versuchsperson bezüglich ihrer Bereitschaft, eine spezielle Reaktion zu erleben. Der Senior-Autor bietet den Versuchspersonen ständig eine Reihe von Gemeinplätzen über deren Fähigkeit und Motivation, verschiedene Phänomene zu erleben. Selbst wenn er glaubt, eine Versuchsperson sei bereit für ein bestimmtes Erlebnis, wird er doch zunächst eine Frage dazu stellen, um das richtige Assoziations- und Reaktionspotenzial beim Probanden zu aktivieren. Fragen und ideomotorische Reaktionen sind ein Weg, den Einzelnen auf bestimmte Reaktionen vorzubereiten.

Es folgt ein Beispiel zur Veranschaulichung, wie der Senior-Autor anlässlich seines »Informal Meeting with Medical Students« im Jahr 1945 das unbewusste ideomotorische Signal eines Teilnehmers – ein spontanes und automatisches Kopfnicken im passenden Moment – als Hinweis benutzte, dessen Bereitschaft zur Trance-Erfahrung zu erkennen*.

E.: Heute Abend ist nun kein Freiwilliger hier. Ich habe mir die Gruppe sehr genau angesehen, es gibt keinen Freiwilligen … übrigens, weiß jemand, wer da gerade genickt hat?

LeJ.: Ich war das anscheinend. Ich hatte schon gesagt, ich wollte versuchen, in Trance zu gehen, und dann schien mir die Tatsache bedeutsam, dass Sie sagten, Sie sähen keinen Freiwilligen in der Gruppe, anscheinend muss ich das gewesen sein … Ich wusste es nicht. Vielleicht war das nur, weil ich mit dem Stuhl geschaukelt habe.

Das Nicken von LeJ. kam als Reaktion auf die Bemerkungen des Senior-Autors zu seiner Freiwilligen-Suche. Erickson hätte (1) willkürlich einen Freiwilligen auswählen oder (2) um einen Freiwilligen bitten können. Dabei hätte er aber jemanden herausgreifen können, der gar nicht bereit gewesen wäre, und selbst wenn die Versuchs-

* Der unveröffentlichten Mitschrift von Ericksons »Informal Meetings with Medical Students«, 1945, entnommen.

person bereit gewesen wäre, hätte es sein können, dass sie sich nur auf bewusster Ebene entschieden hätte. Indem der Senior-Autor ein ideomotorisches Signal ausfindig gemacht hatte, konnte er ziemlich sicher sein, eine Versuchsperson mit tiefer gehender Bereitschaft gefunden zu haben.

Die introspektiven Bemerkungen LeJ.'s sind aufschlussreich. Er hatte kurz vor Beginn der Gruppe gesagt, er wolle versuchen, in Trance zu gehen. Das heißt, er war bereit, auf die Trance-Induktion zu reagieren. Er brauchte allerdings Ericksons Bemerkungen, dass ein Freiwilliger benötigt würde, als Stimulus für sein automatisches Nicken. Danach gesteht LeJ. ein, dass er das gar nicht bemerkt habe (er hatte nicht mit Vorbedacht genickt), und er versucht sogar, sich rationalisierend herauszureden, indem er mutmaßt, sein Kopf nickte, weil er mit dem Stuhl geschaukelt habe. Auf bewusster Ebene war LeJ. also ambivalent: Er sagte, er wolle es mit der Trance versuchen, und gleichzeitig sucht er rationalisierend einen Ausweg. Diese Ambivalenz ist sehr bezeichnend für Patienten, deren Problem ist, zwischen den beiden Polen ihres Konflikts hin- und hergerissen zu werden. Ericksons Äußerungen erlaubten eine ideomotorische Reaktion, die LeJ.'s Ambivalenz in konstruktiver Weise in eine bestimmte Richtung kippen ließ.

Andere Forscher, wie LeCron, begannen ideomotorisches Signalisieren auf eine eher bewusst gesteuerte Weise zu gebrauchen. In seinem 1952 in Los Angeles gemeinsam mit Erickson gehaltenen Hypnose-Seminar beschreibt LeCron die Anfänge seiner Arbeit mit ideomotorischem Signalisieren folgendermaßen[*)]:

> Wenn man eine Anästhesie induziert, weiß man nicht, wann sie greift, solange man sie nicht getestet hat und der Patient sagt, dass er nichts fühlt. Ich vermeide den Ausdruck ›Schmerz‹ und sage stattdessen ›Unbehagen‹. Das Wort ›Schmerz‹ beinhaltet eine negative Suggestion, – das Wort an sich. Ich suggeriere, dass bei annähernder oder vollständiger Anästhesie ein zuvor bestimmter Finger zucken wird. Geschieht das, so können Sie davon ausgehen, dass zumindest eine gute partielle Anästhesie eingetreten ist. Dieses Zucken des Fingers ist ein Hinweis auf die Akzeptanz seitens der Versuchsperson. Wenn sie spürt, wie der Finger zuckt, denkt sie sich: »Nun gut, die Hand muss wohl betäubt sein.«

---

* L. LeCrons unveröffentlichtem Transkript seines Hypnoseseminars 1952 in Los Angeles entnommen.

Dieses Vorgehen kann man natürlich auch befolgen, wenn man sich der Bereitschaft eines Probanden vergewissern will, auch andere Phänomene außer Anästhesie zu erleben. Aber was, wenn das ideomotorische Signalisieren eines Patienten anzeigt, dass er nicht bereit ist, die gewünschte Reaktion zu erleben? Das ist ein Hinweis, dass Verständnis, Motivation oder innere Bereitschaft des Patienten noch nicht hinreichend entwickelt sind, um die erforderliche Reaktion zu unterstützen. Dann kann man ihn nach der Ursache seiner Schwierigkeiten befragen. Der Therapeut wird ihm dann helfen, seine Verständnis- und Motivationsprobleme zu lösen, und wird den Patienten mit den passenden Gedankenassoziationen versorgen, sodass er die gewünschte Reaktion sicherer und innerlich vorbereitet zeigen kann. Der Therapeut erwähnt alle früheren Erfahrungen hinsichtlich automatischer Reaktionen, auch die entsprechenden Ansätze, die der Patient im Alltag gemacht hat. Derlei Verbindungen ermutigen den Patienten auf bewusster Ebene, während (1) das Unbewusste die passenden Hinweise erhält, wie eine Reaktion ablaufen kann, und (2) die relevanten Reaktionsabläufe aktiviert werden, die die angemessenen Verhaltensreaktionen unterstützen können. Es werden Beispiele für dieses Vorgehen in allen nachfolgenden Kapiteln gegeben.

7. Unbewusstes Material aufdecken

Mit Hilfe ideomotorischen Signalisierens kann man unbewusstes Material in wesentlich kürzerer Zeit aufdecken als mit herkömmlicher psychoanalytischer Vorgehensweise. Ein frühes Beispiel zur Veranschaulichung hat Erickson in seinen »Informal Meeting with Medical Students« (1945) gegeben. Nachdem Erickson bei Mrs. W. verdeckte Feindseligkeit festgestellt hatte, setzte er – um ihr bei deren Erkennen zu helfen – sowohl ideomotorisches Signalisieren als auch automatisches Schreiben ein. Dieses Beispiel ist besonders aufschlussreich, denn er beginnt zunächst mit zwei Versuchspersonen zu arbeiten, die beide auf bewusster verbaler Ebene die gleiche Antwort gegeben haben, dass sie nämlich nichts Unangenehmes sagen wollen. Miss H.'s verbale Äußerung wird durch ideomotorisches Signalisieren unterstützt, nicht so Mrs. W.'s Äußerung. Erickson fährt dann mit *ideosensorischem* Signalisieren fort (wenn Mrs. W.'s Hand »sich ein wenig leicht« fühlt), welches einige

Augenblicke später in ein echtes *ideomotorisches* Signal übergeht und damit Mrs. W. dazu verhilft, ihre Ambivalenz zu erkennen.

E.: Lassen Sie uns einen Test machen. Ich schlage vor, Sie halten Ihre Hand in dieser Position. Wenn Sie unbewusst etwas Unangenehmes über ihn sagen wollen, dann wird Ihre rechte Hand sich heben. Wenn Sie nichts Unangenehmes zu sagen haben – wenn es nicht nötig ist, etwas Unangenehmes zu sagen –, dann wird Ihre linke Hand sich heben. Auf welche Hand wetten Sie?

Mrs. W.: Meine Linke. (Es hebt sich keine Hand.)

Miss H.: Meine Linke (Die linke Hand hebt sich)

E.: Nichts Unangenehmes. Gibt es irgendetwas Unangenehmes, das Sie gern über irgendjemanden hier sagen würden?

Mrs. W.: Nein.

E.: Fühlt sich Ihre rechte Hand anders an?

Mrs. W.: Meine rechte Hand fühlt sich ein bisschen leicht an, aber bedeutet das denn, dass ich jemandem etwas Unangenehmes sagen möchte?

E.: Tut es das?

Mrs. W.: Mir fällt nichts ein.

E.: Wenn Sie möchten, dann lassen Sie uns Ihre rechte Hand sich heben sehen.

Mrs. W.: (Die rechte Hand hebt sich.) Sie hat es trotzdem getan. Sie bringen mich noch in Schwierigkeiten.

E.: Wissen Sie, was da ist?

Mrs. W.: Nein.

E.: Es ist kein Bewusstsein oder bewusster Zustand vorhanden. Es gibt eine Bewegung der Hand. Es ist etwas in ihr vorgegangen, dass sie merkt, es muss etwas Unangenehmes da sein. Ich habe sie nicht überredet oder gesteuert, weder in die eine noch in die andere Richtung. Ich habe einfach nur die Situation geschaffen und die Frage aufgeworfen, und sie hat festgestellt, dass sich ihre Rechte hebt, und bemerkt ihren Gesichtsausdruck: »Ja, wenn ich meiner Hand glauben soll, dann möchte ich etwas Unangenehmes sagen, aber mir fällt gar nichts ein.«

Mrs. W.: Das kommt mir alles spanisch vor. Meine Hand hat sich gehoben, und ich habe versucht, sie unten zu halten.

E.: Würden Sie gerne das Vergnügen haben herauszufinden, was das ist, was Sie sagen möchten?

Mrs. W.: Ich kann mir nicht vorstellen, was das ist.

E.: Ich kann Ihnen einfach und rasch sagen, wie das herauszufinden ist.

Mrs. W.: Wieder einschlafen?

E.: Nein, nein. Ich schlage vor, Sie nehmen den Stift, und Ihre Hand wird einen Namen schreiben.

Während sie im Begriff ist, den Namen der Person automatisch zu schreiben, der sie etwas Unangenehmes sagen will, schießt er Mrs. W. schlussendlich durch den Kopf. Das ist sehr typisch für ideomotorische Reaktionen, bei denen unbewusstes Material aufgedeckt werden soll. Es besteht ein Zusammenspiel zwischen *völlig autonomen ideomotorischen Reaktionen,* die Quellen außerhalb des Bewusstseins des Patienten entstammen, sowie bewusstem *Erkennen* (Gedanken, Gefühle etc.), das plötzlich verfügbar ist. Es ist, als würde das beharrliche Fragen des Therapeuten viele Assoziationsmuster und Reaktionsmöglichkeiten beim Patienten aktivieren. Seine Reaktionen können dann ausschließlich als ideomotorisches Signalisieren eintreten, als Kombination ideomotorischen Signalisierens zusammen mit bewusstem Erkennen (das *vor*, *während* oder *nach* dem ideomotorischen Signalisieren einsetzen kann) oder allein als bewusstes Erkennen mit verbaler Äußerung.

Es erhebt sich natürlich die Frage der Validität und Reliabilität der ideomotorischen Reaktionen bei diesem Vorgehen. Bis heute wurde ideomotorisches Signalisieren ausschließlich in der klinischen Arbeit entwickelt, und es hing vom Geschick des Praktikers ab, gültige von ungültigen Ergebnissen unterscheiden zu können. Es gab bislang keinerlei systematische Untersuchungen der Validität und Reliabilität ideomotorischen Signalisierens unter standardisierten Laborbedingungen, einschließlich regelrechter Kontrolle und statistischer Analyse. Erickson gesteht zu, dass die Ergebnisse nur so valide sind wie die Fähigkeit des Praktikers, die gesamte Situation zu verstehen. Er erläutert das folgendermaßen*:

»Welche Validität hat ideomotorisches Signalisieren? Es wurde viel gesprochen über die Möglichkeit, die Bitte an das Unbewusste zu richten, die rechte Hand zu heben, wenn die Antwort Ja ist, und die linke Hand, wenn sie Nein lautet, um so weitere Informationen vom Unbewussten des Patienten als einer Instanz zu erhalten, die verlässliche Informationen geben kann. Es ist gefragt worden, wie valide das ist. Es ist nur so valide wie Ihre Fähigkeit, die Situation zu verstehen, mit der Sie es zu tun haben. Es kam eine Patientin zu mir in die Praxis mit gewaltigen Schuldgefühlen, die im Zeitraum von mehreren Jahren sieben Affären hatte. Sie nannte mir sehr bereitwillig die Namen, Daten, Orte und Situationen jeder einzelnen dieser sieben Affairen. Die Patientin beschrieb alles, auch ihre Gefühle, sehr mitteilsam, freimütig und direkt. Da ich aber einige psychiatrische Erfahrung habe, fragte ich mich, was sie mir im Trance-Zustand erzählen würde.

Sie gab mir in Trance – mit geringfügigen Korrekturen – wortwörtlich den gleichen Bericht der gleichen sieben Affären. Ich erwähnte die Möglichkeit, dass ihr Unbewusstes antworten könne: Ja mit der rechten Hand oder dem rechten Zeigefinger und Nein mit der linken Hand oder mit dem linken Zeigefinger, so wie man auch nicken würde, um zu bejahen, oder den Kopf schütteln, um zu verneinen. Ich gab das als einfache beiläufige Erklärung an, sagte ihr aber nicht, dass sie das tun solle, einfach, um zu erwähnen, dass das zu den Möglichkeiten gehöre, die irgendein beliebiger anderer Patient

* Niederschrift nach Tonbandaufzeichnungen mit dem Junior-Autor in den 1970er Jahren.

wahrnehmen könne. Als sie in Trance mit der Schilderung der ersten Affaire zum Ende kam, sagte sie: ›Meine erste Affäre war neunzehnhundertsoundsoviel‹, ihre linke Hand aber signalisierte Nein. Ich merkte mir das. Dann war es wohl die vierte Affaire, die sie mit den Worten ›Meine nächste Affäre‹ zu schildern begann, und wieder signalisierte ihre Hand Nein.

Dreimal widersprachen die ideomotorischen Bewegungen ihren Worten: Einmal signalisierte ihre Hand Nein, einmal war es ihr Finger und einmal ihr Kopfschütteln. Aber sie bemerkte keine dieser Bewegungen. Sie waren ihr vollkommen unbewusst. Später fand ich dann heraus, dass sie ihre erste Affäre nicht im Alter von 17 Jahren hatte, wie sie sagte, sondern in ihrer Pubertät, als sie sehr aggressiv wurde und sich anschickte, einen älteren Mann zu verführen, allerdings erhebliche Schuldgefühle hatte und das vollkommen verdrängte. Das war also ihre erste Affäre, die sie vergessen hatte. Auch hatte sie vergessen, wer der sechste war. Eine weitere Verdrängung. Sie teilte das nur mittels ideomotorischen Signalisierens mit. Dennoch konnte ich sie fragen: ›Haben Sie mir alle Affären berichtet?‹ Verbal bejahte sie. Nun, sie hatte mir von allen ihren Affären erzählt, aber nur von jenen, die ihr bewusst waren. Es störte sie nicht zu erfahren, dass ihr Bericht unvollständig war, als ich ihr das später unterbreitete. Sie war bereit, von den Affären zu erfahren, die erst durch ideomotorisches Signalisieren aufgedeckt worden sind und vom Bewusstsein verdrängt waren.

Wenn man also mit Patienten arbeitet, sollte man an Folgendes denken: Man kann die Patienten nicht zwingen, sie aber doch dazu bringen, mehr aufzudecken, wenn man den Reaktionen, die dem Bewusstsein nicht verfügbar sind, ein Ventil in der Ideomotorik schafft. Ich habe gewiss nicht versucht, diese Frau zu zwingen, mir über ihr das Fehlende zu erzählen, ehe sie nicht dazu bereit war. Sie war ungeheuer überrascht, als sie später in der Therapie diese verdrängten Affären entdeckte.«

LeCron (1954, 1965) setzte ideomotorisches Signalisieren ein, um frühe Erinnerungen im leichten Trance-Zustand aufzudecken. Er beschreibt seinen Umgang mit Fragen in seinem Beitrag von 1954 folgendermaßen:

> »Fragen sollten eher in permissiver als in befehlender Art gestellt werden. Wenn man das befolgt, so wird sich wahrscheinlich Kooperation auf unbewusster Ebene ergeben; Widerstand hingegen wird

heraufbeschworen, wenn der Versuch unternommen wird, Information zu erzwingen.

Mit Übung und Einfallsreichtum beim Fragenstellen kann sehr viel wertvolles Material rasch erhoben werden. Wenn es sich beispielsweise um ein Trauma handelt, kann der exakte Tag des Geschehens durch einkreisende Fragen in Erfahrung gebracht werden. So kann gefragt werden, ob das Ereignis stattfand, ehe der Patient 15 Jahre alt war. Wird das bejaht, so kann die nächste Frage lauten: ›War das, ehe Sie 10 Jahre alt waren?‹ Wird mit ›nein‹ geantwortet, so liegt das Ereignis zwischen dem 10. und 15. Lebensjahr. Dann kann das genaue Jahr, ja selbst der Tag mit weiteren Fragen herausgefunden werden, obgleich es selten nötig ist, so einen exakten Zeitpunkt festzustellen.

Hat man das Alter oder Datum erfahren, so kann der Patient angeleitet werden, zum Zeitpunkt dieses Erlebnisses zu regredieren. Die Regression muss nicht als Wiederbelebung des Ereignisses geschehen, es genügt, wenn die Versuchsperson es lediglich erzählt, als erlebte sie es wieder, sich dabei aber klar ist, in der Gegenwart zu sein. Eine solche Regression kann – während die Begebenheit wiedererlebt wird – unter aktiver Beteiligung aller fünf Sinne, des Sehens, des Hörens usw. vor sich gehen, begleitet von Abreaktion und emotionaler Entladung.

Auf diese Art können Informationen über fast alles gewonnen werden, was mit den Schwierigkeiten oder der Neurose des Patienten zu tun hat. Und natürlich verläuft alles viel rascher als bei der üblichen Methode des freien Assoziierens. Die Fragen können sogar diagnostisch eingesetzt werden: ›Gibt es psychologische oder emotionale Gründe für dieses Symptom?‹ Und bisweilen kann es sich sogar als wertvoll erweisen, prognostische Fragen zu stellen.

Der Patient ist sehr beeindruckt, dass die Informationen aus ihm selbst kommen. Die unwillkürlichen Bewegungen der Finger demonstrieren ihm sehr klar das unmittelbare Wirken des Unbewussten. Nicht selten wird ein Patient bemerken, dass ein ›nein‹ erwartet worden war, wenn die Finger tatsächlich mit ›ja‹ geantwortet haben. Dies ist sowohl für den Patienten als auch für den Therapeuten ein wertvoller Hinweis auf die Validität der Antworten. Bisweilen versucht ein Patient vielleicht, die Finger an der Bewegung zu hindern. Eventuell gelingt ihm das, aber oft werden die Finger sich trotz derartiger Bemühungen bewegen.

Der kluge Therapeut wird natürlich jedwede Antwort nicht ganz als bare Münze nehmen, allerdings mit der Haltung, dass falsche Antworten ungewöhnlich, aber immerhin möglich sind. Selbst bei massiv verdrängten Inhalten sind die Antworten gewöhnlich genau und waren vielleicht sogar leicht zu erhalten. Bei sehr nachhaltiger Verdrängung und emotional sehr befrachteten Inhalten ist das allerdings nicht immer der Fall, obgleich dieses Vorgehen Verdrängungen aufzulösen scheint.

Wird die Beantwortung einer Frage mit dem Signal des linken Daumens vermieden (›ich möchte nicht antworten‹), so ist das ein Hinweis auf Gefahr. Wird sorgsam damit umgegangen, können die Einwände im beruhigenden Gespräch überwunden werden, oder es kann suggeriert werden, dass der Patient genügend Ich-Stärke aufbringen kann, um die Inhalte in einer späteren Sitzung zu offenbaren. Die Gründe für das Vermeiden einer Antwort können erfragt werden, ebenso wie die mögliche Gefahr, dass der Patient überwältigt wird.
Beim Befragen sollten die Worte sorgfältig gewählt werden, damit weder positive noch negative Antworten suggeriert werden. Der Therapeut kann zu Beginn erwähnen, dass er die stimmigen Antworten nicht kennt, ebensowenig wie der Patient sie wahrscheinlich bewusst weiß, wohl aber sein Unbewusstes, das fähig ist, die richtigen Antworten zu geben.« (S. 76–78)

Cheek und LeCron (1968) haben viele Beispiele zur Befragung von Patienten systematisch dargestellt, die auf ideomotorisches Signalisieren zielen, um so Ursachen psychologischer Traumata und psychosomatischer Erkrankungen aufzudecken. Insbesondere Cheek hat eine Reihe einfallsreicher ideomotorischer Vorgehensweisen entwickelt, um unbewusstes Material aufzudecken. Dazu gehören die Aufhebung unterbewussten Widerstands gegen Hypnose (Cheek, 1960), die unbewusste Wahrnehmung bedeutsamer Geräusche während der Anästhesie bei Operationen (Cheek, 1959, 1966), die Bedeutung von Träumen beim Einsetzen vorzeitiger Wehen (Cheek, 1969b) sowie die Kommunikation mit Kranken in kritischem Zustand (Cheek, 1969a). In seinem wichtigen Beitrag »Sequential Head and Shoulder Movements Appearing with Age Regression in Hypnosis to Birth« (1974) (Sequentielle Kopf- und Schulterbewegungen bei Altersregression während hypnotischer Geburtsvorbereitung) hat er interessante Beobachtungen zu ideomotorischen Reaktionen auf unbewusster Ebene gemacht. Seine Beiträge sind echte Pionierarbeit auf klinischem und therapeutischem Gebiet. Seine Arbeit ist wegweisend für die systematische Forschung unter kontrollierten Laborbedingungen, um Validität und Reliabilität ideomotorischer Reaktionen und Signale sicherzustellen.

6. Zusammenfassung

Die wertvolle klinische Kunst des ideomotorischen Signalisierens entwickelte sich aus der reichen Geschichte der Automatismen alter Zeiten. Während Automatismen im Altertum und Mittelalter als Mysterium, als gottgewollt oder magisch angesehen wurden, verstehen wir sie heute als interessante Äußerungen von Reaktionssystemen außerhalb des üblichen Bewusstseinsniveaus. Diese ideomotorischen und ideosensorischen Reaktionen werden jetzt als Grundstein der Automatismen gesehen, die im 19. Jahrhundert den Anstoß zur Entwicklung der klassischen Trance-Phänomene und der Hypnose gaben. Neue Formen ideomotorischen Signalisierens sind während der vergangenen Jahrzehnte entwickelt worden, in erster Linie von Praktikern, die sich dafür interessierten, unbewusste Inhalte aufzudecken und die hypnotische Reaktanz zu erleichtern. Diese modernen Formen ideomotorischen Signalisierens, die von Erickson, LeCron und Cheek entwickelt worden sind, vermitteln einen *permissiven* klinischen Ansatz zum Verständnis und zur Erleichterung der hypnotischen Reagibilität und treten an die Stelle früheren *autoritären* befehlenden und fordernden Vorgehens. Es bedarf noch der systematischen Untersuchungen unter kontrollierten Laborbedingungen, um die Validität und Reliabilität ideomotorischen Reagierens und Signalisierens zu gewährleisten.

7. Übungen in ideomotorischem Signalisieren

1. Ideomotorisches Signalisieren und indirekte Formen der Suggestion

Die Verwendung der Ideomotorik in Verbindung mit indirekten Formen hypnotischer Suggestion (Erickson & Rossi, 1979) stattet den Therapeuten mit einem Angebot kreativer Möglichkeiten aus, mit denen hypnotische Phänomene und die Arbeit mit unbewussten Inhalten erleichtert werden können. In seiner Arbeit aus dem Jahre 1960 über die Aufhebung des Widerstands gegen Hypnose hat

Cheek beispielsweise ausgezeichnet den Einsatz des Chevreul'schen Pendels zusammen mit Fragen und impliziten Anweisungen beschrieben, mit deren Hilfe die Versuchsperson eine traumatische Erinnerung wiedererlangen kann. Die Versuchsperson, Dr. R. (nicht der Junior-Autor des vorliegenden Buches), zeigte bei seiner ersten Erfahrung mit dem Chevreul'schen Pendel eine ungewöhnliche Reaktion und wurde offensichtlich starr vor Angst. Es folgt ein Auszug von Cheeks Bericht; den Kursivdruck haben wir hinzugefügt, um zu zeigen, wo Cheek in aufeinander folgenden Sätzen jeweils zwei implizite Anweisungen gegeben hat, um die kritischen Inhalte hervorzurufen.

> Dr. R. fasste das Pendel fester. Schweißperlen erschienen auf seiner Stirn. Gesicht und Hände wurden aschfahl. Ich bat ihn, die Augen zu öffnen und das Pendel einige Fragen beantworten zu lassen. Ich fragte ihn:
>
> Q.: Haben Sie sich früher schon einmal so gefühlt?
> A.: Ja.
> Q.: War das, ehe Sie 20 Jahre alt waren?
> A.: Ja.
> Q.: Ehe Sie 15 waren?
> A.: Nein.
> Q.: Weiß Ihr Unterbewusstsein jetzt, was das war?
> A.: Ja.
> Q.: Lassen Sie Ihre Augen sich jetzt schließen, und *wenn Ihr Inneres Sie wissen lassen wird, was das für eine Erfahrung ist, dann wird es Ihre Finger auseinander ziehen. Wenn das Pendel auf den Tisch fällt, wird das Geräusch diese Erinnerung ins Bewusstsein bringen, und Sie können darüber sprechen.*
>
> Ich verhielt mich etwa 20 Sekunden ruhig. Als seine Finger das Pendel losließen, wirkte er verstört. Den Bruchteil einer Sekunde später, als der Plastikball des Pendels den Tisch traf, hob er die linke Hand seitlich an seinen Kopf, öffnete die Augen und sagte: »Jetzt weiß ich's. Wir hatten Turnen und ich war der Mann an der Spitze so einer Pyramide. Der Mann unter mir geriet ins Wanken, und ich landete seitlich mit meinem Kopf auf dem Zementboden.«
>
> Es schien keine weitere Bemerkung zu kommen. Ich bat ihn, das Pendel zu nehmen und folgende Frage zu beantworten:
>
> Q.: Denken Sie jetzt, dass Sie angenehm in Hypnose gehen können, und fühlen Sie sich frei von der Reaktion, die Sie vor kurzem gezeigt haben?
> A.: Ja. (S. 106)

Der Leser kann nun ausfindig machen, wie jede indirekte hypnotische Form zusammen mit ideomotorischem Signalisieren verwendet werden kann, um bedeutsame therapeutische Reaktionen hervorzurufen.

2. *Ein grundlegendes Beispiel für ideomotorisches Signalisieren*

In jüngster Zeit wurden aufgrund der kybernetischen Hypothese, die sich auf das Konzept des *Informationsflusses* in Form von *Feedback-Schleifen* als Grundlage für Lernen und Verhalten stützt, interessante Modelle für psychologische Abläufe entwickelt. Das Test-Operate-Test-Exit (TOTE)-Modell (Miller, Galanter & Pribram, 1960; Pribram, 1971) erweist sich als nützlich in der experimentellen und klinischen Arbeit mit ideomotorischem Signalisieren. Dieses Modell beinhaltet eine Reihe von Test-Fragen und psychologischen Vorgehensweisen *(operations),* die schließlich zur Lösung eines vorhandenen psychologischen Problems führen können.
Nachdem ideomotorisches Signalisieren mittels Kopf-, Hand- oder Fingerbewegungen eingeführt ist, wird ein fünfstufiges TOTE-Modell angewandt, das theoretisch zur Untersuchung und Lösung der meisten psychologischen Probleme genutzt werden könnte: Die Tests bestehen gewöhnlich aus einer Reihe von Fragen oder Anweisungen des Therapeuten an den Probanden, die *Operationen* sind die inneren psychologischen Prozesse, die der Proband durchlaufen muss, um eine ideomotorische Reaktion hervorzubringen. Dieses Modell entspricht allgemeiner gefassten Forschungsrichtlinien, die von Cheek und LeCron (1968) entwickelt wurden. Im folgenden Schema zeigen die Reaktionen ›nein‹, ›ich weiß nicht‹ oder ›nicht bereit zu antworten‹ die Notwendigkeit einer weiteren Befragung auf dieser Stufe an, um die Schwierigkeiten des Patienten – welcher Art sie auch sein mögen – zu lösen.

1. TEST: Gibt es einen psychologischen oder emotionalen Grund für Ihr Problem?
OPERATION: Innere Überprüfung auf ideomotorischer Ebene (mit oder ohne bewusstes Gewahrsein), die eine ideomotorische Reaktion veranlasst: ›JA‹, ›Nein‹ ➧ TEST: Weitere Befragung
⬇

2. TEST: Eine Reihe von Fragen, die das entsprechende Alter eingrenzen sollen, und/oder die Bitte, sich in die Zeit zurückzuversetzen, als das Problem begann.
OPERATION: Innere Überprüfung auf ideomotorischer Ebene, die eine ideomotorische Reaktion veranlasst: ›JA‹, ›Nein‹ ➧ TEST: Weitere Befragung

⬇

3. TEST: Ist es für das Bewusstsein in Ordnung, es zu wissen?
OPERATION: Ideomotorische Reaktion: ›JA‹, ›Nein‹ ➧ TEST: Weitere Befragung

⬇

4. TEST: Diskutieren Sie den Ursprung Ihres Problems.
OPERATION: ›Nein‹ ➧ Unbefriedigende Diskussion ➧ TEST: Weitere Befragung
›JA‹: Befriedigende Diskussion

⬇

5. TEST: Ist es jetzt in Ordnung, das Problem fallen zu lassen?
OPERATION: Innere Überprüfung des Problems auf verschiedenen Ebenen, zusammengefasst in einer ideomotorischen Reaktion: ›JA‹, ›NEIN‹ ➧ TEST: Fragen nach anderen Ursprüngen des Problems oder zum Zeitpunkt, da das Problem aufgegeben werden kann.

⬇

EXIT: Posthypnotische Suggestionen zur Unterstützung der Problemlösung.

Die erste Testfrage zum psychologischen oder emotionalen Grund des Problems des Patienten leitet eine innere Überprüfung (Operation) auf ideomotorischer Ebene ein. Derlei innere Überprüfungen haben immer die Tendenz, die Trance zu vertiefen; das Bewusstsein ist festgelegt und nach innen gerichtet, während autonome oder halbautonome Prozesse eine ideomotorische Bewegung ausführen dürfen. Zeigt sich ein Ja-Signal, so kann der Therapeut zur zweiten Test-Frage weitergehen. Ergibt sich aber ein Signal für Nein, so sind weitere Fragen angezeigt. Es kann durchaus der Fall sein, dass es keinen psychologischen oder emotionalen Hintergrund des Problems gibt. Möglich ist aber auch, dass der Patient die Worte *psychologisch* oder *emotional* nicht akzeptiert und dass die Frage neu formuliert werden muss unter Verwendung von Worten, die dem Patienten genehmer sind.

Ein Nein als Reaktion in dieser Anfangsphase könnte auch auf ein Übertragungsproblem hinweisen. Der Therapeut muss den Patienten vielleicht nach dessen Bereitschaft fragen, sich vom Therapeuten helfen zu lassen u. Ä. Ein ›Ich weiß nicht‹ auf dieser Stufe kann bedeuten, dass der Patient mehr Unterweisung bezüglich der Natur psychologischer und psychosomatischer Probleme benötigt. Die Reaktion ›Nicht bereit zu antworten‹ kann bedeuten, dass es in Zusammenhang mit dem Problem einen erheblichen sekundären Krankheitsgewinn gibt, dem nachgegangen werden muss. Ein jeder benutzt indessen seine Signale auf einzigartige Weise, also muss der Therapeut den jeweiligen persönlichen Stil und jedes individuelle Bedeutungssystem genau studieren. In jedem Fall aber regt diese erste Frage einen Prozess innerer Überprüfung des anstehenden Problems an. Dadurch werden viele assoziative Vorgänge aktiviert, die genutzt werden können, um Ursprung und mögliche Lösungen des Problems ausfindig zu machen.

Die zweite Testfrage besteht aus einer Reihe von zeitlich eingrenzenden Fragen, um festzustellen, wann das Problem seinen Anfang nahm. Erickson hat immer betont, dass hypnotische Reaktionen ihre Zeit benötigen. Diese zeiteingrenzenden Fragen benötigen Zeit für eine innere Überprüfung. Darüber hinaus wird die Trance gewöhnlich vertieft, wenn wir eine Reihe von Aufgaben erteilen (Erickson, 1964b). Häufig kommt dem Patienten der Ursprung seines Problems schlagartig in den Sinn, sobald die zeiteingrenzenden Fragen gestellt werden. Dennoch ist es günstig, mit den Fragen fortzufahren, damit der Patient mit seinen Assoziationen Gelegenheit zu größerem Überblick als vermutlich jemals zuvor erhält. Andere Ursprünge des Problems können aufgedeckt und wertvolle Verbindungen zwischen verschiedenen Altersstufen hergestellt werden.

Ist die Zeit ermittelt, in der das Problem begann, fragt der Therapeut den Patienten, ob es für das Bewusstsein in Ordnung ist, Bescheid zu wissen. In Wahrheit weiß der Therapeut nicht immer, wo der Patient sich gerade mit seinem bewussten Verstand befindet. Er kann anwesend sein und die ideomotorischen Reaktionen ruhig beobachten, oder er ist weit weg, befasst sich mit anderen Themen und weiß nichts von den aktuellen ideomotorischen Reaktionen. Zwischen der Ebene ideomotorischer Reaktionen und dem kognitiven Bereich des Bewusstseins kann die Dissoziation teilweise oder vollständig fehlen. Wenn keine Dissoziation vorliegt, so ist der Patient sich theoretisch der Bedeutung einer bestimmten ideomotorischen Reaktion bewusst. Allerdings ist es selbst dann wahrscheinlich, dass auf ideomotorischer Ebene Assoziationen zur Verfügung stehen, die dem Bewusstsein nicht mitgeteilt werden. Aus diesem Grund fragen wir, ob diese Assoziationen dem Bewusstsein des Patienten zugänglich gemacht werden dürfen. Ein Ja bedeutet gewöhnlich, dass die Befragung fortgesetzt werden kann, aber selbst dann besteht noch keine Gewissheit, dass alle wesentlichen Assoziationen zu diesem Zeitpunkt auch dem Bewusstsein mitgeteilt wurden. Vielleicht sind zahlreiche Wiederholungen der Überprüfung (manchmal Dutzende) des gleichen ideomotorischen Prozesses in Zusammenhang mit dem Problem erforderlich, ehe bestimmte Assoziationen ins Bewusstsein gelangen.

Ein ›Ich weiß nicht‹ oder ›Nicht bereit zu antworten‹ in diesem Stadium macht weitere Befragung erforderlich, weshalb die Dissoziation (oder die fehlende Bewusstheit) aufrechterhalten werden muss. Die herkömmliche Sichtweise in den meisten Therapieformen verlangt, dass Unbewusstes bewusst gemacht werde. Erickson indessen vertrat die bahnbrechende Ansicht, dass viele, wenn nicht gar die meisten neurotischen Probleme angemessener auf unbewusster als auf bewusster Ebene behandelt werden können. Ein Nein in diesem Stadium könnte bedeuten, dass es des Bewusstseins gar nicht bedarf, um ein Problem zu lösen. Diese Möglichkeit kann mit einer Reihe von Fragen getestet werden (kann das Unbewusste dieses Problem lösen, wenn der bewusste Verstand nichts weiter darüber weiß?). Diese Möglichkeit eröffnet den faszinierenden Ausblick, dass Probleme auf ideomotorischer Ebene gelöst werden und weder Patient noch Therapeut das Was, Wie oder Warum kennen. Es bedarf noch vieler Untersuchungen, um diese Möglichkeit zu erforschen. Es könnte sein, dass bestimmte Patienten und gewisse Probleme wirksamer behandelt werden können ohne die Einmischung des Bewusstseins.

Beim typischen Verlauf der Befragung lädt Testfrage Nr. 4 den Patienten ein, über die Inhalte zu reden, die bislang durch die Fragen aufgewühlt worden sind. Was sich hier als befriedigende oder auf unbefriedigende Diskussion des Problems erweist, hängt von mehr Faktoren ab als vom Konzept und der theoretischen Sicht des Therapeuten. Letztendlich ist das einzige und pragmatische Kriterium für eine befriedigende Problemdiskussion: Führt sie zu einem Ja auf die Testfrage Nr. 5, die die Bereitschaft und derzeitige Fähigkeit des Patienten betrifft, das Problem aufzugeben? Wenn Patienten in dieser Phase eingeladen werden, über ihre Probleme zu sprechen, sind sehr weit gefächerte Reaktionen möglich. Gewöhnlich kann Unsicherheit über das Ausmaß der momentanen Dissoziation bestehen. Patienten können vielleicht ganz normal sprechen, sind aber dennoch in somnambulem Zustand, sodass sie später, beim Erwachen, für alles Gesagte amnestisch sind. Üblicherweise ist die Dissoziation indessen nur leicht und partiell; die Patienten sprechen freier und durchlaufen leichter eine Katharsis als im Wachzustand, bewahren beim Erwachen aber eine ziemlich vollständige Erinnerung an alles Gesagte. Diese Erinnerung wurde tatsächlich begünstigt durch all die Bemühungen, auf die Testfrage Nr. 3 eine zustimmende Antwort zu erhalten, dass es nämlich passend ist, dass das Bewusstsein Bescheid weiß.

Die Testfrage Nr. 5 zu Bereitschaft und Fähigkeit des Patienten, das Problem aufzugeben, ist das Hauptanliegen des gesamten Vorgehens. Wiederum ist es günstig zu erkennen, dass sich psychologische Prozesse über die Zeit hin weiterentwickeln. Bisweilen gewinnt ein Patient klare Einsicht in sein Problem sowie den genauen Ausblick auf dessen unmittelbare und zuverlässige Lösung. Viele »emotionale« und »Identitäts«-Probleme können so gelöst werden. Habitualisierte Probleme mit tief verankerten Mustern (Rauchen, Nägelkauen, Essattacken usw.) erfordern wohl mehr Zeit. Meist ist es von Nutzen, wenn Patienten einen Zeitpunkt »sehen« können, zu dem das Problem schließlich gelöst sein wird. Dazu ist es nützlich, dass der Patient sich in die Zukunft, nach dem betreffenden Datum pseudo-orientiert. Zeigt er in seinen ideomotorischen Reaktionen an, dass er dort angelangt ist, kann der Therapeut ihn all das betrachten lassen, was er tun musste, um das Problem schließlich zu lösen (Erickson, 1954). So wird der Patient mit einer Reihe von Aufgaben oder Schritten versehen, die er selbst zur Problemlösung benötigt. Auf diese Art und Weise erhält der Patient seiner Individualität entsprechend die Möglichkeit, seine eigenen Muster der Problemlösung zu schaffen. Üblicherweise sind die Patienten beeindruckt, wenn sie merken, dass die moderne Hypnotherapie sie so in ihrer eigenen Kreativität fördert, anstatt zu versuchen, ihnen willkürliche Lösungen von außen aufzuzwingen.

Die letzte Phase besteht im Verlassen (EXIT) der therapeutischen Begegnung, begleitet von einigen posthypnotischen Suggestionen zur Erleichterung der soeben gefundenen (und geschaffenen!) Lösungen. Meist erwacht der Patient spontan nach Ende der ideomotorischen Phase, wenn der Therapeut einfach wieder einen Plauderton annimmt, der Antworten in normaler Aufmerksamkeitshaltung erfordert. Der Therapeut kann das spontane Erwachen daran erkennen, dass der Patient sich wieder körperlich reorientiert usw. Tritt das Erwachen nicht spontan und deutlich erkennbar ein, kann der Therapeut den Patienten bitten, er möge seine Augen schließen, sich ein paar Augenblicke Ruhe gönnen und dann völlig wach werden und sich frisch fühlen.

3. *Das TOTE-Modell und psychologische Veränderung*

Das TOTE-Modell wurde zur Erklärung der zentralen Kontrolle von Rezeptor-Mechanismen entwickelt (welche mit Sherringtons Konzept des Reflexbogens nicht gelingt). Zentrale Gehirnprozesse modifizieren fortwährend den sensorischen Input aus der Umgebung. Diese zentrale Kontrolle ist erforderlich zur kontinuierlichen Anpassung des Organismus an den inneren Zustand sowie an die äußere Umgebung. Wenn diese zentrale Kontrolle schon wichtig ist, um sensorische und motorische Prozesse miteinander in Einklang zu bringen, so ist zu bedenken, wie viel wichtiger sie im psychologischen Bereich ist, in dem der Input aus der sozialen Umwelt ständig von der zentralen Kontrolle modifiziert wird, die die Person ausübt, im Sinne ihrer Bewertung des sozialen Umfelds. Was wir in der klinischen Psychologie als »Bewertung« (»interpretation«) oder »Deutung« (»bias«) bezeichnet haben, ist tatsächlich die »zentrale Kontrolle« der Person über den Input. Ist diese zentrale Kontrolle oder Ausrichtung rigide, d. h. nicht genügend oder angemessen modifizierbar durch sich verändernde äußere Gegebenheiten, dann sprechen wir von psychologischer Fehlanpassung (Verhaltensstörung). Verändert sich die zentrale Kontrolle (Ausrichtung, Bewertung) angemessen entsprechend den Veränderungen der Realität, so sagen wir, die Person ist »gut in der Realität orientiert«, »angepasst« oder »wachstumsorientiert«.

Der bedeutsamste Faktor bei der Veränderung zentraler Prozesse oder innerer Ausrichtung ist die motorische Interaktion des Organismus mit der Umwelt. Die zentrale Kontrolle verändert sich nicht, es sei denn, der Organismus hat Gelegenheit zur Veränderung mittels konkreter Interaktion mit der realen Umwelt. Ein Kätzchen muss wirklich laufen können, um seine visuelle Wahrnehmung organisieren zu können; wird es in einem speziellen Wagen umhergefahren, so vermag es die erforderliche perzeptuell-motorische Koordination nicht zu entwickeln, um sich mit Anmut und Genauigkeit zu bewegen. So können wir davon ausgehen, dass die Veränderung unangemessener zentraler Kontrolle sozialer Situationen (innere Ausrichtung) auch die konkrete Interaktion mit diesen sozialen Situationen erforderlich macht – die schlichte Deutung oder das Verstehen der eigenen inneren Haltung ist nicht ausreichend. Man muss damit umgehen oder die eigenen Reaktionen auf soziale Situationen aktiv verändern, damit man die eigene innere Haltung oder Fehlanpassung ändern kann.

4. Reaktionsebenen des ideomotorischen Signalisierens

Aus der vorangegangenen Diskussion wird ersichtlich, dass der Ursprung oder die Ebenen der Reaktion beim ideomotorischen Signalisieren ein faszinierendes Puzzle darstellen. Cheek und LeCron (1968) haben darauf hingewiesen, dass »zutiefst verdrängte traumatische Inhalte sich zunächst als physiologische Zeichen des Leidens zeigen, dann als ideomotorische Reaktionen, und schließlich werden sie verbal geäußert« (S. 161). So ergeben ihre klinischen Untersuchungen, dass es wohl zumindest drei Quellen oder Ebenen der Reaktion gibt, vielleicht sogar noch mehr, wie derzeitige klinische Untersuchungen vermuten lassen. Manche Patienten reagieren auf emotionaler Ebene und fühlen etwas, ohne zu wissen, worum es sich handelt. Die emotionale Ebene unterscheidet sich (ist dissoziiert) von der kognitiven Ebene. Andere reagieren intuitiv, weil sie etwas wissen, aber auch sie können es nicht in Worte fassen. Ideomotorisches Signalisieren scheint mit dieser emotionalen und intuitiven Ebene in Beziehung zu stehen, selbst wenn das nicht verbalisiert werden kann. Auf diesem Gebiet stehen noch viele systematische Untersuchungen an. Besteht hier eine hierarchische Ordnung der verschiedenen Quellen oder der Reaktionsebenen, die verschiedene Stufen durchlaufen, physiologische, ideomotorische, emotionale, kognitive, verbale etc., oder handelt es sich lediglich um individuelle Unterschiede? Welche Methoden können entwickelt werden, um diese Frage experimentell zu untersuchen?

Eine audio-visuelle Demonstration ideomotorischer Bewegungen und Katalepsie: Ein Umkehr-Setting zur Erleichterung der hypnotischen Induktion

Im Jahr 1958 demonstrierte der Senior-Autor an der Stanford University für Ernest Hilgard und Jay Haley eine Hypnose-Induktion. Es stehen ein Video sowie ein 16-mm-Film zu dieser Demonstration zur Verfügung (Irvington Press, 551 Fifth Ave., New York, 10017). Obgleich Bild- und Tonqualität dieser alten Aufnahme nicht gut sind, ist das doch die beste Bildaufzeichnung des nonverbalen Einsatzes von Katalepsie und den ungewöhnlich komplexen Formen ideomotorischen Signalisierens während der Trance-Induktion, die wir von Erickson aus seinem anregenden Wirken als Lehrer haben. Die Analyse der Bildaufzeichnung in diesem Kapitel enthält seine Kommentare zur verblüffenden Anwendung des Umkehr-Settings, um die erlernten Einschränkungen des Alltagsdenkens durcheinander zu bringen und so leichter erleben zu können, wie der Geist in Fluss kommt, wie Kreativität und therapeutische Trance entstehen.

Nachdem er Ruth, der Versuchsperson, vorgestellt worden war, machte er sie im Gespräch mit seiner Idee der »automatischen Bewegung« bekannt und begann dann mit einer Handlevitation. Als ihre Hand am Gesicht angelangt war, führte er eine weitere Aufgabe ein: den Unterschied zwischen ihrem Denken und Tun zu erkennen. Es folgt ein Transkript von Ericksons Vorgehen, eine Dissoziation ihres Denkens und Tuns zu erreichen und als Weg zur Trance-Vertiefung zu nutzen und gleichzeitig ein Umkehr-Setting einzuführen.

Bei dieser genialen Vorgehensweise arrangiert Erickson es so, dass ihr Handeln (ein anfänglich willentliches Signalisieren mit dem Kopf, das allmählich immer unwillkürlicher wird) richtig oder falsch sein kann. Allerdings werden Vorkehrungen getroffen, dass ihr Denken immer richtig ist. Ihr Denken wird auch dann richtig sein, wenn sie für sich einen mentalen Prozess durchlaufen muss, das Gegenteil dessen zu glauben, was sie mit ihrer Kopfbewegung signalisiert.

Im Alltag sind die äußerlichen Bewegungen des Nickens oder Kopfschüttelns und der innere Denkprozess üblicherweise miteinander in Übereinstimmung in einem gemeinsamen Muster von Körper und Geist. Erickson trennt oder dissoziiert sie voneinander, sodass eine jede Bewegung das Gegenteil der anderen bedeutet. Indem Erickson ihren Kopf das Gegenteil dessen signalisieren lässt, was ihres Wissens offensichtlich richtig ist, schafft er bei ihr ein Umkehr-Setting. Sie entwickelt die Haltung, das Gegenteil dessen zu denken, was ihr Kopf signalisiert. Der kritische Punkt ist erreicht, wenn er Ruth den Kopf schütteln lässt: Nein, sie ist nicht in Trance; die gegenteilige Haltung aber, die bei ihr erzeugt worden ist, dreht das um, sodass sie denken muss: »Ich bin in Trance.« Erickson arrangiert das, was sie derzeit denkt, indem er einen mentalen Vorgang (das Umkehr-Setting) ihres eigenen Geistes nutzt.
Dieses Beispiel ist die klarste in Worte gefasste Darstellung, wie mentale Prozesse zur Trance-Induktion hervorgerufen und präzise genutzt werden, die dem Junior-Autor bekannt ist. Sie ist in diesem Kapitel peinlich genau analysiert worden, weil es hier um einen so subtilen Prozess geht, der leicht entgleiten kann oder missverstanden wird. Obgleich er anfangs schwer zu erfassen sein mag, so glauben wir doch, *dass dieser Prozess des Aktivierens und Utilisierens mentaler Vorgänge tatsächlich die Quintessenz des hypnotherapeutischen Vorgehens ist.* Ericksons Beitrag von 1948, »Hypnotic Psychotherapy«, enthält seine Original-Formulierungen zu seinem Vorgehen, bei dem er die geistigen Vorgänge eher utilisiert anstatt sie schlicht nur zu analysieren.

Einführung in die Hypnose, erstes Lernen und Orientieren

Hilgard: Ruth, ich möchte Sie mit Dr. Erickson bekannt machen.

Ruth: Guten Tag, Sir.

E.: Guten Tag. Haben Sie etwas dagegen, wenn ich Sie Ruth nenne?

Ruth: Nein, bitte sagen Sie Ruth zu mir.

E.: Nehmen Sie bitte Platz. Ist das Licht für Sie in Ordnung?

Ruth: Ja.

E.: Soviel ich weiß, sind Sie nie hypnotisiert worden?

Ruth: Nein, nie.

E.: Aber Sie sind daran interessiert?

Ruth: Ja.

E.: Und ich denke, es wird vielleicht das Beste sein, gleich an die Arbeit zu gehen. *Wie sehr sind Sie willens zu lernen?*

Ruth: Also, ich bin sehr bereit. (Kleine Pause) Obwohl ich ein wenig nervös bin.

E.: Sie sind ein wenig nervös?

Ruth: Ja.

E.: Gut, eigentlich sollte ich derjenige sein, der nervös ist, denn ich soll die Arbeit machen, und *alles, was Sie zu tun haben, ist, es geschehen zu lassen, und es wird geschehen.*

R.: Nachdem er vorgestellt worden ist, nutzt Erickson seine erste Bemerkung, um einen persönlichen Kontakt herzustellen, indem er Ruth um Erlaubnis bittet, Sie beim Vornamen zu nennen zu dürfen. Das ist nicht nur höflich, sondern damit erhält sie sogleich auch eine aktive Rolle, den Ablauf zu bestimmen. Mit seiner ersten besorgten Bemerkung über das Licht (für den Film, der gedreht wird) setzt Erickson seine Bemühungen fort, ihr Einverständis und ihre aktive Beteiligung zu gewinnen. Dann stellt er eine Frage, um sich ihres Interesses für Hypnose zu versichern und weiter: »Wie sehr sind Sie willens zu lernen?« Damit ist die hypnotische Situation sogleich als Lernprozess definiert, was besonders passend ist für den universitären Rahmen. Mit der folgenden Bemerkung über die Nervosität spricht

Erickson verschiedenes an: (1) Er erkennt ihre Gefühle und spiegelt sie. (2) Er identifiziert sich mit ihrer Nervosität und befreit sie möglicherweise besonders konkret davon, indem er sie auf sich nimmt*. (3) Er nutzt die Bemerkung zu einer weiteren Definition der Hypnose als einer Situation, bei der »alles, was Sie zu tun haben, ist, es geschehen zu lassen, und es wird geschehen«. Die Lockerheit und Beiläufigkeit, mit der das alles gehandhabt wird, trägt zur Effektivität bei. Beiläufigkeit im Kontext von Alltagsweisheiten und gutem Rapport ist ein sehr wirkungsvolles Mittel, damit Suggestionen angenommen werden.

Erste Untersuchung möglicher Trance

E.: Oh, haben Sie das mit dem Licht vergessen?

Ruth: Nein, hab ich nicht – soll ich dort hinsehen?

E.: Oh nein.

Ruth: Ach so.

E.: Wissen Sie, Sie können es vergessen.

R.: Mit diesen harmlosen Fragen über das Licht erkundet Erickson aber doch entschlossen ihre Reaktion und Aufmerksamkeitsreaktion und ihr Potenzial an hypnotischer Reagibilität. Hätte sie einen Hinweis gegeben, das Licht in seiner Intensität bereits vergessen zu haben (z. B. einen leichten Schreck, als sie sich wieder auf das Licht besinnt, oder das offene Eingeständnis, es tatsächlich bereits vergessen zu haben), so hätte Erickson rasch den Eindruck gewonnen, dass sie eine Neigung zur Somnambulie hat. Sie zeigt aber im Gegenteil, dass sie sich des Lichts tatsächlich bewusst ist. Sie ist eine Versuchsperson, die lieber auf ihrer allgemeinen Realitätsorientierung beharrt. Sie lässt nicht

---

* Die ursprüngliche Bedeutung von Übertragung in den frühen Heilungs-Ritualen bestand darin, dass die Störung oder das Leiden des Patienten auf den Heiler (den Schamanen, den Medizinmann oder Guru) übertragen wurde, der das Problem als sein eigenes annahm und es bei sich selbst behandelte.

gern einen veränderten Zustand zu. So wird es nicht einfach werden, ihr Trance-Erleben zu bestätigen. Wie wir später noch sehen werden, wird sich das als zutreffend erweisen; selbst nachdem sie eine Reihe klassischer Trance-Phänomene erlebt hat, neigt sie dazu, sie schließlich doch noch in Frage zu stellen. Nichtsdestotrotz beendet Erickson die Unterhaltung an dieser Stelle mit der direkten Suggestion, dass sie das Licht vergessen kann. Allerdings wird diese Suggestion durch die Beiläufigkeit, in der sie gegeben wurde, eher indirekt und akzeptabel, ohne herausfordernd zu sein. Dann fährt er rasch fort und beginnt eine formale Hypnose-Induktion mittels Handlevitation.

Handlevitation über Modell-Lernen und die Doppelbindungs-Situation bewusst–unbewusst

E.: Und ich werde bald Ihre Hand nehmen. (Pause, während E. ihre Hände auf ihre Oberschenkel legt.) Nun, während Sie Ihre Hände beobachten, ruhen sie hier. Und wissen Sie, was Sie empfinden, wenn Sie ein Baby füttern, und Sie möchten, dass das Baby seinen Mund öffnet, und Sie öffnen Ihren anstelle des Babys? Und haben Sie jemals auf die Bremse getreten, wenn Sie in einem Auto auf dem Rücksitz saßen?

Ruth: Ja.

E.: Gut, ich hätte gern die gleiche Art automatischer Bewegung. Nun, sehen Sie auf meine Hände. Sie sehen, wie sehr, sehr langsam, ohne dass es willentlich geschieht, meine rechte Hand sich heben kann, und sie kann sich senken, und die linke Hand kann sich heben und senken. (E. führt dieses langsame Heben und Senken mit seiner eigenen Hand vor.) Nun, was Sie verstehen lassen würde: Sie haben einen bewussten Verstand, und Sie wissen das, und ich weiß das, und Sie haben ein Unbewusstes oder Unterbewusstsein, und Sie wissen, was ich damit meine, oder nicht? (Erickson beugt sich auf seinem Stuhl zu ihr hin und nimmt intensiven Blickkontakt auf.) Sie könnten nun Ihre rechte Hand oder Ihre linke Hand bewusst heben, aber Ihr Unbewusstes kann Ihre eine oder andere Hand heben. Und ich hätte gern, dass Sie auf

Ihre Hände sehen, und ich *werde Ihnen eine Frage stellen, und bewusst wissen Sie die Antwort auf diese Frage nicht, und Sie werden warten und zusehen müssen, was die Antwort ist. Ich werde Sie fragen, welche Hand wird Ihr Unbewusstes zuerst sich heben lassen? Die rechte Hand oder die linke, und Sie wissen es wirklich nicht. Aber Ihr Unbewusstes weiß es.*

R.: Erickson beginnt eine Handlevitation mit einem Vergleich automatischer Bewegungen, der besonders passend ist für eine junge Frau (das Füttern eines Babys). Dieser Vergleich setzt die unbewusste Suche nach jenen unbewussten Prozessen in Gang, die die automatische Bewegung ihrer Hände fördern können. Er führt diese automatische Bewegung mit seinen eigenen Händen vor und benutzt dann die Doppelbindung bewusst–unbewusst, um die unbewusste Suche nach automatischer Bewegung noch weiter zu fördern (Erickson & Rossi, 1976, 1979).

Schallquelle der Stimme als Hinweisreiz für die Handlevitation

E.: So ist's gut, und es beginnt sich eine Ihrer Hände zu heben. *Heben, heben, heben,* (E. bewegt seinen Körper langsam zurück, seinen Kopf nach oben, während er sagt:) *hinaufgehen,* und nun beobachten Sie. So ist's gut. Beobachten, das Heben, Heben, Heben, sie gehthinauf, geht höher. Und beobachten Sie. Bald bemerken Sie es, und beobachten Sie weiter Ihre Hand und beobachten Sie. Und wenn Sie möchten, können Sie Ihre Augen schließen und fühlen Sie Ihre Hand einfach höher und höher gehen. So ist's gut. Noch mehr heben. So ist's gut, der Ellbogen will anfangen und sich beugen, und die Hand will heraufkommen, so ist's gut. Heben, heben, und nun schließen Sie Ihre Augen und fühlen einfach das Heben, und sie hebt sich höher und höher.

R.: Während Sie das »Heben, heben, heben, hochheben« mit Nachdruck aussprechen, bewegen Sie Ihren Körper zurück und Ihren Kopf nach oben. So bewegt sich die Schallquelle Ihrer Stimme nach oben, in die gleiche Richtung, in die sich auch Ihre Hand bewegen soll.

E.: Ja, das ist ein auditives Zeichen, das die Handlevitation auf unbewusster Ebene fördern soll. Der Patient weiß nicht, warum die Hand sich hebt.

R.: Im folgenden Abschnitt benutzen Sie wiederum einige Male die Schallquelle der Stimme als Hinweis, indem Sie Ihren Kopf senken und ihr mit tieferer Stimme sagen, dass ihre Hand heruntergeht und »gehen Sie tief schlafen«.

Taktile Hinweisreize zur Handlevitation und Katalepsie; Amnesie für die taktilen Hinweise; erstes offensichtliches Aufwachen

E.: *Und ich werde diese Hand halten.* (E. gibt das Zeichen zum Heben ihrer linken Hand, indem er seinen Daumen leicht an deren Unterseite entlanggleiten lässt.) Und sie ist dabei, sich zu heben, heben, heben, heben, so ist's gut. Und die andere Hand heben, hochheben. (Erickson führt ihre rechte Hand mit ein paar gemächlichen Bewegungen nach oben, um zu signalisieren, dass sie kataleptisch in dieser Position bleiben soll.) So ist's gut. Nun, zuvor habe ich erwähnt, dass die Hand hinaufgehen könnte, und sie könnte hinuntergehen. Und nun frage ich mich, ob Sie wissen, welche Hand zuerst hinuntergehen wird? Die eine oder die andere wird hinuntergehen, und herunter kommt sie. (Ihre rechte Hand fängt an, langsam herunterzukommen.) So ist's gut, so ist's gut, herunter kommt sie, herunterkommt sie, und sie kommt noch mehr herunter, noch mehr, herunter kommt sie, herunter kommt sie. (E. senkt den Kopf, während er das sagt.) Und während sie herunter kommt, möchte ich, dass Sie tiefer und tiefer in Trance gehen. Ich hätte gern, dass Sie es genießen, tiefer und tiefer zu gehen, und wenn Ihre Hand Ihren Schoß erreicht, werden Sie tief Luft holen und noch tiefer in Trance gehen, denn Sie fangen an zu lernen, wie nun. So ist's gut, hier zur Ruhe kommen. Gut so. Nun, holen Sie tief Luft, und gehen Sie tief schlafen. (E. senkt seinen Kopf und vertieft seine Stimme.) Und nun lassen Sie es sich vorkommen, als wären viele Minuten vergangen. Und ich möchte, dass Sie langsam aufwachen und mich ansehen und mit mir reden. (E. berührt leicht die Unterseite ihres

noch erhobenen linken Arms.) Und nun langsam aufwachen, langsam *aufwachen,* nun aufwachen. Und öffnen Sie Ihre Augen. (Sie öffnet die Augen und sieht E. an.) So ist's gut. Und Sie fangen an zu lernen, in Trance zu gehen. Begreifen Sie das?

Ruth: Ich denke, ja.

E.: Wenn ich ihr sage, »ich werde diese Hand halten«, berühre ich ganz leicht ihr rechtes Handgelenk und gebe dabei mit meinem Daumen etwas mehr Druck auf die Unterseite des Handgelenks. Meine Berührung zeigt an, dass ich ihren Arm hochheben werde, ich hebe ihn aber nicht hoch! Ich gleite mit meinem Daumen einfach nur sachte ein wenig die Unterseite ihres Handgelenks hoch, um das Heben anzudeuten, sie aber tut das meiste, wenn nicht alles zum Heben. Ich versuche, ständig Hinweise für das Heben zu geben, bis sie das Heben ganz übernimmt.

R.: Das ist eine Möglichkeit, eine Art halbautomatischer Handbewegung einzuleiten, die stattzufinden scheint, ohne dass der Patient begreift, hier handelt es sich um einen Schritt hin zu völlig autonomen Handbewegungen. Als Sie sie bitten aufzuwachen, berühren Sie leicht die Unterseite ihres linken Handgelenks und geben damit einen nonverbalen Hinweis, dass der Arm, selbst nachdem sie erwacht, oben bleiben soll.

E.: Ja, wenn Sie das genau zum richtigen Zeitpunkt zwischen Trance und Erwachen tun, wird der Patient aufwachen und den Arm in seiner kataleptischen Position neugierig anstarren.

R.: Hat der Patient eher eine Amnesie für den taktilen Hinweis, der während der Trance gegeben wurde?

E.: Entweder ist die Patientin amnestisch, oder der taktile Hinweis ist ihr ganz und gar abhanden gekommen, weil er zwischen Trance und Wachzustand gegeben worden ist und so weder dem einen noch dem anderen Zustand zugeordnet ist.

Das Trance-Erlebnis untersuchen: Verzerrung der Sinnesempfindungen und der Wahrnehmung

E.: Sie nehmen das an. Und wie fühlt sich Ihre Hand an?

Ruth: Hm – ein bisschen – schwer.

E.: Ein bisschen schwer; und können Sie Ihre Hand klar sehen?

Ruth: Die eine auf meinem Schoß schon.

E.: Und die da?

Ruth: Ja.

R.: Sie wecken sie offenbar auf, aber ihr linker Arm bleibt erhoben, und sie berichtet, dass ihre Hand schwer ist. Ihre Fragen zielen darauf ab zu untersuchen, welche Sinnes- und Wahrnehmungs-Verzerrungen zu diesem Zeitpunkt spontan vorhanden sind. Ihre ungewöhnlichen Fragen können in der ungewöhnlichen Situation der Trance-Induktion auch ungewöhnliche Antworten heraufbeschwören.

Implizite Anweisungen zu automatischen Bewegungen und zur Trance-Vertiefung: Sensibilisieren für minimale Hinweisreize

E.: Nun beobachten Sie diese Hand, wie sie näher und näher an Ihr Gesicht herankommt. So ist's gut. So ist's gut. Und ich möchte, dass Sie mit Ihrer vollen Aufmerksamkeit auf die Empfindungen der Bewegung Ihrer Arme achten, das Beugen Ihres Ellbogens, die Art, wie die Hand näher und näher zu Ihrem Gesicht kommt. Und sehr bald wird sie Ihr Gesicht berühren, aber *sie wird Ihr Gesicht nicht eher berühren, als bis Sie bereit sind, tief Luft zu holen und Ihre Augen zu schließen und tief und fest zu schlafen.* So ist's gut, fast bereit, fast bereit. So ist's gut, so ist's gut, und sie bewegt sich, sie bewegt sich. So ist's gut, und Sie warten darauf, dass sie Ihr Gesicht berührt und Sie bereit sind, tief Luft zu holen. Bereit werden, tief und fest zu schlafen, in einer tiefen Trance. Fast berühren, gut so, fast berühren, und doch wird er nicht berühren, bis Sie bereit sind, tief Luft zu holen, und Ihre Augen sich schließen werden. So ist's gut, näher und näher und näher kommen. Das ist's, der Ellbogen beugt sich

mehr, die Finger bewegen sich nach oben, um Ihr Kinn zu berühren. So ist's gut, das ist's. Fast da, fast da, und nun fängt Ihr Kopf an, sich nach vorn zu beugen. So ist's gut, und Sie werden tief Luft holen und tief schlafen. So ist's gut. (E. ordnet die Finger ihrer rechten Hand in kataleptischer Position an.) Tief schlafen, und nun, langsam (E. berührt ihren linken Arm und signalisiert, dass er sich senkt) wird dieser Arm hinuntergehen und auf der Armlehne ruhen. So ist's gut. Langsam und dann einfach ein bisschen schneller. Und nun wird Ihr rechter Arm anfangen hinaufzugehen, und der Ellbogen anfangen sich zu beugen. Das ist's, und der linke Arm kommt herunter, (E. winkt mit einer Handbewegung ihren rechten Arm nach unten.) mehr und mehr. Das ist's. Und Ihr rechter Ellbogen beugt sich, und Ihr Handgelenk geht hinauf. So ist's gut, hinaufgehen, hinaufgehen, hinaufgehen, hinaufgehen. Das ist's. (E. berührt leicht die Unterseite ihrer rechten Hand, um das Hinaufgehen zu signalisieren.) Das ist's. Hinaufgehen, hinaufgehen, hinaufgehen, hinaufgehen, hinaufgehen, hinaufgehen, hinaufgehen. Das ist's. Ellbogen beugen, und dieser Arm streckt sich mehr und mehr.

R.: Sie induzieren erneut eine tiefere Trance, indem Sie den Fokus ihrer Aufmerksamkeit auf die Empfindungen der Bewegung in ihrem Arm konzentrieren etc. Diese ungewöhnliche Aufgabe kann ihre übliche bewusste Haltung entkräften, sodass sie Ihre impliziten Anweisungen bereitwilliger akzeptiert, nicht zuzulassen, dass die Hand ihr Gesicht berührt, ehe sie nicht so weit ist, ihre Augen zu schließen und tatsächlich in tiefe Trance zu gehen. In diesem Teil benutzten Sie viele direktive Berührungen bei ihr, um den Ablauf zu beschleunigen und sie zunehmend sowohl für die von Ihnen stammenden minimalen Hinweisreize zu sensibilisieren als auch für jene ihrer eigenen inneren Prozesse, die man im alltäglichen Wachzustand gewöhnlich ignoriert.

Paradoxe Forderungen zur Erleichterung der hypnotischen Reagibilität; Implikation und Handbewegungen als nonverbale Hinweisreize zur rechts-hemisphärischen Beteiligung

E.: **Und nun, Ruth, hätte ich gern, dass Sie noch etwas entdecken. Ich möchte, dass Sie langsam, sehr, sehr langsam Ihre Augen öffnen und auf Ihre rechte Hand sehen und dann auf Ihre linke Hand sehen. So ist's gut. Und merken Sie den Unterschied in den Bewegungen? So ist's gut. Und nun möchte ich, dass Sie versuchen, einfach versuchen, die Abwärtsbewegung (E. macht eine weit ausladende Handbewegung nach unten, als wolle er die linke Hand nach unten dirigieren) der linken Hand zu stoppen. So ist's gut, so ist's gut, und hinunter geht sie. (E. führt nun eine langsame Aufwärtsbewegung aus, um ihre linke Hand aufwärts zu lenken.) Nun beobachten Sie die rechte Hand, wie sie heraufkommt, hin zu Ihrem Gesicht, und bemühen Sie sich sehr, sie zu stoppen, aber sie kommt hoch, hoch kommt sie, hoch kommt sie, und beobachten Sie das weiter. Hoch kommt sie.**

R.: Gebrauchen Sie hier Aufforderungen, um die Trance zu vertiefen, wenn Sie sie bitten zu versuchen, die Abwärts- und Aufwärtsbewegung zu stoppen?

E.: Man kann eine Abwärtsbewegung nicht zu stoppen versuchen, es sei denn, da gibt es eine Abwärtsbewegung. Die Patientin glaubt, ich würde sie auffordern, etwas zu stoppen. Die Implikation, die Abwärtsbewegung fortzusetzen, durchschaut sie nicht.

R.: Eine Patientin könnte auch zögerlich sein bei einer Abwärtsbewegung; offensichtlich fordern Sie sie auf, sie zu stoppen. Sie begreift nicht, dass diese Aufforderung tatsächlich auch impliziert, dass eine Bewegung vorhanden ist und gefördert wird.

E.: Ja, denn es muss tatsächlich etwas da sein, damit man es stoppen kann. Ich verstärke die Realität der Bewegung mit meinen eigenen Handbewegungen, die sie nonverbal lenken. Inzwischen ist sie schon konditioniert, meinen nonverbalen Hinweisreizen zu folgen, und so merkt sie, dass sie die Aufwärts- oder Abwärtsbewegung ihrer Arme nicht aufhalten kann.

R.: Also ist die paradoxe Aufforderung, ein hypnotisches Verhalten zu unterbrechen, das gerade im Begriff ist stattzufinden, eine Möglichkeit, dieses Verhalten zu fördern und zu verstärken. Weiter verstärken Sie die Bewegungen mit Ihren nonverbalen Gesten. Die rechte Hemisphäre der Patientin nimmt diese Hinweisreize wahrscheinlich auf und verarbeitet sie automatisch, und so folgt die Patientin Ihren Gesten, obgleich ihre linke Hemisphäre verwirrt sein mag, weil sie nur Ihre verbale Anweisung hört, das Gegenteil zu tun. Dieser Gegensatz verstärkt möglicherweise die eher autonomen, rechts-hemisphärischen Prozesse, die wir mit Verhalten in Hypnose in Verbindung bringen, und entkräften die verbale Kontrolle der linken Hemisphäre, die wir mit der normalen generalisierten Wirklichkeitskontrolle verbinden.

E.: Ja, und Sie können dem Patienten sagen: »Geben Sie sich sehr viel Mühe wach zu bleiben.«

R.: Damit setzen Sie das Einschlafen in Gang.

E.: Ja, und dabei weiß sie, dass sie sich bemüht hat, wach zu bleiben! Und es war schwer, wach zu bleiben. Deshalb ist es leicht, mittels Implikation in Schlaf oder Trance zu sinken.

Vielfältige Aufgaben zur Entkräftung bewusster Haltungen und zur Förderung von Folge leistendem Verhalten

E.: Und ich möchte, dass Sie beobachten, sehen Sie nun auf meine Finger. (E. zeigt mit seiner linken Hand nach oben, damit Ruth mit ihrem Blick darauf verweilt. Mit seiner rechten Hand bewegt er ihre linke Hand langsam zu ihrem Gesicht. Währenddessen zeigt seine linke Hand nach unten, sodass sich Ruths Augen allmählich schließen, während er seine Hand zum Boden senkt.)

Und ich möchte, dass Sie etwas bemerken, das Sie erfahren werden. **Holen Sie tief Luft, schließen Sie Ihre Augen. So ist's gut. Und die ganze Zeit über fangen Sie an zu spüren, dass Sie mehr und mehr lernen. (E. berührt die Unterseite der Finger ihrer rechten Hand, um eine Aufwärts-Bewegung zu signalisieren.) Und sie bewegt sich hinauf zu Ihrem Gesicht, und sobald Ihre rechte Hand Ihr Gesicht berührt, werden Sie wieder tief Luft holen und noch tiefer schlafen. Je näher Ihre**

rechte Hand zu Ihrem Gesicht kommt, umso mehr wird sich Ihre linke Hand davon wegbewegen. (E. signalisiert mit einer leichten Berührung ihres linken Arms eine Abwärts-Bewegung.) Und hinauf geht die rechte Hand. Das ist recht. Hinauf geht sie, und die linke Hand bewegt sich weg. Ein wenig rascher, und ein wenig rascher, das ist's, und rascher noch, und noch rascher, und noch rascher, und rascher und rascher, das ist's. Und nun, während Ihre Hände damit beschäftigt sind und das tun, Ruth, möchte ich, dass Sie Ihre Augen öffnen und mich ansehen. Und nun möchte ich Sie etwas Wichtiges lehren, sobald Ihre rechte Hand Ihr Gesicht berührt. Und sie wird anfangen, sich wegzubewegen, und so werden wir diesen Wechsel der Bewegung haben. (E. demonstriert das, indem er seine Hände abwechselnd auf und ab bewegt.) Verstehen Sie? Und Ruth, ich möchte, dass Sie noch etwas anderes entdecken. Es ist eher schwer für Sie, Ihre Hand zu führen. (E. führt ihre rechte Hand an ihr Gesicht.) Das ist's.

R.: Sie fahren damit fort, einen Bezugsrahmen zu lehren, indem Sie sie fortwährend eindringlich ermahnen, »etwas zu bemerken, das Sie erfahren werden«. Sie verstärken damit ihre hypnotische passive Erwartungshaltung; ihre bewusste Intentionalität hat dabei nichts weiter zu tun, als Zeuge ungewöhnlicher Empfindungen, Wahrnehmungen und Bewegungen zu sein oder was sich sonst noch an autonomen oder unbewussten Prozessen abspielen mag. Sie verstärken ihre Bewegungen mit nonverbalen Berührungs-Signalen, und Sie erteilen ihr vielerlei Aufgaben, die ihre links-hemisphärische bewusste Aufmerksamkeit voll in Anspruch nehmen, sodass den eher autonomen rechts-hemisphärischen Prozessen die Bahn frei gemacht ist hervorzutreten (Watzlawick, 1978).

Dissoziation von Denken und Handeln

E.: Und ich möchte, dass Sie den *Unterschied zwischen Ihrem Denken* und Handeln entdecken. Und das ist folgendermaßen: Sie wissen, wie man nickt (E. macht das Nicken vor), und Sie wissen, wie man den Kopf schüttelt. (E. macht das

Kopfschütteln vor.) Und Sie wissen, dass Ihr Vorname Ruth ist, und Sie wissen, dass Sie eine Frau sind, und Sie wissen, dass Sie sitzen, und ich weiß das alles auch.

R.: Ihre Bemerkung zu Beginn über das Entdecken »des Unterschieds zwischen Ihrem Denken und Ihrem Handeln« klingt rational und wie eine Tatsache, dabei ist es aber eine Aufgabe jenseits ihrer gewohnten Vorstellungsmuster. Demnach geht es um einen neuen und eher merkwürdigen Bezugsrahmen, der wohl ihre übliche bewusste Haltung schwächt, sodass unbewusste Suchprozesse eingeleitet werden. Damit wird der hypnotische Zustand verstärkt und vertieft.
Dann äußern Sie eine Reihe von Alltagswahrheiten, die sowohl eine ausgeprägte Ja-Haltung schaffen als auch den ersten Schritt zu einem Umkehr-Setting, das Sie sorgfältig entwickeln.

Paradoxe Konfusion aufgrund vorgeblicher Klarstellung

E.: Und es spielt keine Rolle, *was ich sage oder was Sie sagen* oder was sonst jemand sagt, das *wird Ihren Namen nicht ändern*, oder? Und es wird nichts an der Tatsache ändern, dass Sie eine Frau sind. Und es wird nichts an der Tatsache ändern, dass Sie da sitzen.

R.: Hier verdeutlichen Sie offensichtlich in überzeugender Weise den Unterschied zwischen Handeln (»was ich sage oder Sie sagen«) und Denken (»das wird Ihren Namen nicht ändern«), sodass die oben genannte Ja-Haltung aufrechterhalten und verstärkt wird. Aber hier unterscheiden sich Ihre Bemerkungen so sehr vom üblichen, alltäglichen Bezugsrahmen, dass das, was angeblich Klarheit schaffen soll, in Wirklichkeit die paradoxe Konfusion beschleunigt und damit weiter ihre rechts-hemisphärische Fähigkeit untergräbt, die eigene Orientierung aufrechtzuerhalten. Das trifft auch besonders deshalb zu, weil sie bereits in einer ziemlich passiven und aufnahmebereiten Verfassung ist, in der sie nicht besonders willens ist, Ihre merkwürdigen Äußerungen einer weiteren Analyse zu unterziehen. Darüber hinaus ist selbst die schwer zu verstehende, von Ihnen herbeigeführte Dissoziation verborgen hinter der Lockerheit, der Offensichtlichkeit und Konkretheit, mit der Sie Sätze formulieren, wie »Sie sind eine Frau« und »Sie sitzen da«. Jeder kann diese Ihre offenkundigen und konkreten Sätze verstehen und akzeptieren, selbst wenn er nur halb bei Bewusstsein ist. So akzeptiert sie sie natürlich auch, ohne sich all der anderen Dinge bewusst zu werden, die sie damit gleichzeitig akzeptiert – vor allem die verborgenen Implikationen des nächsten Abschnitts.

E.: (lacht von Herzen) Sie haben mich ertappt! (Der Senior-Autor hat mit dem Junior-Autor etwa 5 Jahre an Umkehr-Settings gearbeitet, und erst jetzt, nach einem Dutzend Wiederholungen, kommt dieses spezielle Stück Paradoxie bei R. an. E. hat wirklich darauf gewartet und sich gefragt, wann es R. endlich dämmern würde.)

R.: Planten Sie diese Paradoxie wirklich, während Sie offensichtlich für Klarheit sorgten?

E.: Ja, natürlich, schon oft! (bricht wiederum in Lachen aus)

Verborgene Implikationen für das Umkehr-Setting

E.: Aber ich kann alles Mögliche sagen, und Sie können alles Mögliche sagen. *Das widerspricht nicht notwendigerweise den Tatsachen.*

R.: Diese Bemerkungen verdeutlichen und verstärken weiter den Unterschied zwischen Handeln (was wir sagen) und Denken (»es widerspricht nicht notwendigerweise den Tatsachen«). Der anscheinend überflüssige Gebrauch von *›notwendigerweise‹* beinhaltet indessen die geheime Implikation, dass das, was wir tun, schließlich doch das beeinflussen kann, was wir denken. Wie wir sehen werden, ist das die kritische Implikation, die später das effektive Funktionieren des Umkehr-Settings ermöglicht.

Einübung einer Ja-Haltung

E.: Nun werde ich Sie fragen, ist Ihr Vorname Ruth? (Ruth nickt bejahend.) So ist's gut. Sind Sie eine Frau?

Ruth: Ja.

E.: Sie nicken einfach oder schütteln den Kopf als Antwort. Sind Sie eine Frau? (Ruth nickt bejahend.) Sitzen Sie da? (Ruth nickt bejahend.)

R.: Sie üben nun eine Ja-Haltung ein, bei der Ruth die Gewohnheit annimmt, als positive Antwort auf eine Frage ein bestimmtes Verhalten zu zeigen (Nicken mit dem Kopf, was Ja bedeutet). Was sie tut und was sie denkt, ist gleich, beides ist wahr.

Dissoziation und Umkehr des Denkens

E.: In Ordnung, nun werde ich Ihnen einige andere Fragen stellen, und Sie werden als Antwort nicken. Ist Ihr Name Ann? (Ruth schüttelt verneinend den Kopf.) Und Sie werden als Antwort nicken. (E. macht das bejahende Nicken für vor.) Ist Ihr Name Ann? (Ruth nickt bejahend.)

R.: Das ist die erste Dissoziation und Umkehr zwischen ihrem Handeln bejahendes Nicken und ihrem Denken (sie denkt Nein, denn sie weiß offensichtlich, dass ihr Name nicht Ann ist). Ist das auch eine Konfusions-Technik?

E.: Ja. Ich erzähle bisweilen auch banale Geschichten und ziehe unlogische Schlussfolgerungen, um Konfusion hervorzurufen. (Erickson führt nun zur Veranschaulichung eine Reihe von Kinderspielen auf, die Spaß machen, weil sie mit dem Paradoxen arbeiten und Konfusion herbeiführen.)

Das Umkehr-Setting verstärken

E.: So ist's gut. Denn Ihr Denken kann sich unterscheiden von den Bewegungen Ihrer Nackenmuskeln. Stehen Sie auf? (Ruth nickt bejahend.)

R.: Diese Antwort verstärkt die gleiche Dissoziation und Umkehr von Denken und Handeln, mit der im vorigen Abschnitt begonnen worden ist. Sie nickt und bejaht, während ihr bewusstes Denken – sofern sie überhaupt bewusst denkt – offensichtlich gegenteilig sein muss.

E.: **So ist's gut. Und sind Sie ein Junge? (Ruth nickt bejahend.) So ist's gut.**

R.: Wieder die gleiche Dissoziation. Nun ist ein Umkehr-Setting herbeigeführt, mit dem eine Dissoziation von Handeln und Denken ausagiert werden kann. Ein Umkehr-Setting ist es deshalb, weil das, was sie denkt, das Gegenteil dessen ist, was sie tut; nun neigt sie dazu, bestätigend zu nicken, wenn sie ein Nein denkt.

Das Umkehr-Setting ins Gegenteil verkehren: Beginn der Konfusion

E.: **Und nun möchte ich, dass Sie verneinend Ihren Kopf schütteln. (E. macht das Kopfschütteln vor.) Ihr Name ist nicht Ruth, stimmt's? (E. schüttelt verneinend den Kopf; Ruth schüttelt verneinend den Kopf.)**

R.: Eine weitere Dissoziation, ähnlich der oben beschriebenen, ist herbeigeführt, allerdings als Umkehr des Umkehr-Settings von Handeln und Denken: Ihr Handeln (verneinendes Kopfschütten) ist nun falsch, während ihr Denken richtig ist (ihr Name ist tatsächlich Ruth!). Wenn der Leser nun dagegen anzukämpfen beginnt und verwirrt wird, dann kann er sich die Schwierigkeiten vorstellen, mit denen Ruth nun zu tun bekommt!

E.: **Und Sie sind keine Frau, stimmt's? (Ruth schüttelt verneinend den Kopf.)**

R.: Wiederum die gleiche Dissoziation zwischen ihrem falschen Handeln und ihrem richtigen Denken.

E.: **Und Sie sitzen nicht da, stimmt's? (Ruth schüttelt verneinend den Kopf.)**

R.: Die gleiche Dissoziation führt zu einem weiteren Umkehr-Setting: Handeln, das falsch ist, während das Denken gegenteilig ist, das heißt richtig. Das ist das komplementäre Umkehr-

Setting des zuerst eingeführten. Es ist nun beides mit ihr eingeübt: falsch zu handeln, während sie richtig denkt, und richtig zu handeln, während das Denken falsch ist. Letztendlich wird sich ein gut eingeführtes Umkehr-Setting von Denken und Handeln ergeben; sie wird nun wahrscheinlich ständig das Gegenteil dessen denken, was sie tut, und umgekehrt.

Das Umkehr-Setting ergibt, dass sie in Trance ist

E.: Und Sie sind nicht in Trance, stimmt's? (Ruth schüttelt verneinend den Kopf.)

R.: Das ist die Nutzanwendung der zuvor beschriebenen verborgenen Implikation und des gut eingeführten Umkehr-Settings; wenn sie verneinend ihren Kopf schüttelt, muss sie das Gegenteil denken: »Ja, ich bin in Trance.« Also führt das Umkehr-Setting dazu, dass sie denkt, sie sei in Trance. Zumindest ist das die erste implizite Bedeutung ihres verneinenden Kopfschüttelns. Es wäre allzu schwierig, dieses so lang bestehende Umkehr-Setting unmittelbar wieder umzuschalten. Sie könnte umschalten, wenn sie einen Augenblick zum Nachdenken hätte und entscheiden könnte: »Nein, ich bin wirklich nicht in Trance.« Aber sie bekommt keine Zeit, um diese innere Anpassung vorzunehmen, selbst wenn sie sich dazu bereit fühlte.
Die Situation ist nun folgendermaßen: Da sie Ihnen in ihrem äußeren Verhalten nun sehr genau folgt, zeigt sie das, was Sie Reaktionsbereitschaft (»response attentiveness«) nennen. Das heißt, sie ist in Trance, ob sie es nun weiß oder nicht. Selbst wenn sie vielleicht zu innerem Widerstand neigen würde und sich so weigerte, die Trance bewusst anzuerkennen, so würde dieser aufgrund ihrer Konfusion und des von Ihnen sorgfältig arrangierten Umkehr-Settings umgangen, und damit wird die innere bewusste Anerkennung gefördert, dass sie in Trance ist.

Dem Umkehr-Setting den Widerspruch hinzufügen: Bewusste Haltungen entkräften

E.: Und Sie antworten mir nicht, stimmt's? (Ruth schüttelt verneinend den Kopf.) Und Sie werden mir nicht antworten,

stimmt's? (Ruth schüttelt verneinend den Kopf.) So ist's gut. Und Sie können alles hören, was ich sage, oder nicht? (Ruth schüttelt verneinend den Kopf.) Und Sie werden nichts von dem hören, was ich zu Ihnen sage, stimmt's? (Ruth schüttelt verneinend den Kopf.)

R.: Sie gehen nun rasch zu einer anderen Frage, die ganz offensichtlich das Umkehr-Setting verstärkt, sodass sie nicht anderer Meinung sein kann als Sie. Sie fährt mit der gleichen Art Umkehr-Setting fort wie oben, und das bedeutet, sie denkt (falls sie an diesem Punkt überhaupt bewusst denkt), sie ist in Trance. Dieses Umkehr-Setting wird viermal verstärkt, aber es ist festzuhalten, dass die letzten beiden Verstärkungen widersprüchlich sind. Da sie auf diese widersprüchlichen Äußerungen in gleicher Weise antwortet, ist sie offenbar so sehr verwirrt, dass sie einfach mechanisch antwortet, und zwar gemäß der Vorgabe von Erickson. Ihre bewusste Haltung und ihre Selbststeuerung sind ebenso wie ihr links-hemisphärisch gesteuerter Verstand entkräftet.

Trance-Vertiefung: Unterbrechung des Umkehr-Settings

E.: Sehr gut, und Sie können Ihre Augen schließen.

R.: Sie schalten unvermittelt von Fragen um zu einer präzisen Äußerung über etwas, das sie tun kann.

E.: Sie können Ihre Augen schließen, nicht wahr?

R.: Das ist eine weitere Veränderung. Sie stellen eine positive Frage zu etwas, das sie wirklich kontrollieren kann. Sie schüttelt ihren Kopf nicht. Das vorangegangene Umkehr-Setting ist unterbrochen.

E.: Und Sie schließen sie, nicht wahr? (Ruth schließt ihre Augen.) Gut so. Und Sie können es genießen, die ganze Zeit tief zu schlafen, tiefer und tiefer. Und Sie schlafen wirklich, nicht wahr? (E. nickt fortwährend.) So ist's gut. Und Sie schlafen

wirklich – und schlafen richtig weiter, tiefer und tiefer in Trance.

R.: Nun verstärken Sie wirklich ihren Lidschluss positiv und vertiefen ihre Trance.

Implizite Anweisung zur Trance-Vertiefung

E.: Und damit Sie mich wissen lassen, dass Sie, dass Ihre rechte Hand auf Ihrem Schoß zur Ruhe kommen wird.

R.: Diese implizite Anweisung dient dazu, die sich vertiefende Trance anzukündigen, zu motivieren und zu verstärken.

E.: Und irgendwie *fangen Sie an* zu wissen, dass Sie schlafen, in tieferer und tieferer Trance. (Ruths rechte Hand bewegt sich langsam hinunter zu ihrem Schoß.)

R.: Sie betonen ›*anfangen*‹, denn darüber kann die Versuchsperson kaum streiten; sie wird das als wahr empfinden, gleichgültig, wie ihr Bewusstsein die Situation auch einschätzen mag.

E.: Und ich werde reden, und Sie müssen mir noch nicht einmal zuhören.

R.: Nicht zuhören zu müssen fördert eine Dissoziation von Bewusstsein und Unbewusstem.

E.: Und Sie müssen wirklich nicht, denn Sie sind sehr, sehr beschäftigt, tiefer und tiefer in Trance zu gehen, während Ihre Hand Ihrem Schoß näher kommt. *Und während sie auf Ihrem Schoß zur Ruhe kommt und weiter auf Ihrem Schoß ruht, werden Sie sehr, sehr beschäftigt sein und schlafen, tiefer, fester, zutiefst im Trance-Zustand, während Ihre Hand mehr und ganz zur Ruhe kommt.*

R.: Dieser Teil endet mit der einfachen kontingenten Suggestion: während ihre Hand weiter auf ihrem Schoß ruht, wird sie tiefer in Trance gehen. Da ihre Hand dort ruht, wäre es sehr schwer, der Suggestion zu widerstehen, tiefer in Trance zu gehen. Sie müsste ihre Hand bewegen, um die Suggestion zu verwehren.

Ideomotorisches Signalisieren der Dissoziation und des Tagträumens

E.: So ist's gut, und Ihre Hand macht das, und sie macht das sehr, sehr gut. Und das Handgelenk kommt zur Ruhe, und der ganze Arm wird sich entspannt und angenehm fühlen. Und ich kann mit den anderen reden. Ich kann ihnen alles Mögliche sagen, aber Sie brauchen nicht zuzuhören, und Ihr Kopf kann sich schütteln, dass er nicht zuhören möchte. Und er kann sich schütteln und verneinen. (Ruths Kopf schüttelt sich verneinend.) Das ist's, und Sie können tiefer und tiefer gehen, und Ihre Hand kann auf Ihrem Schenkel ruhen. Und vielleicht möchte Ihre andere Hand auf der Armlehne ruhen, und ich weiß es nicht, aber Ihre Hand wird es herausfinden. So ist's gut, und der Ellbogen kann sich ausstrecken. Und natürlich wäre es in Ordnung, wenn ich Ihr Handgelenk nehmen und Ihre Hand niederlegen würde, das würde sich richtig anfühlen. (E. signalisiert mit der Hand das Senken ihrer linken Hand.) So ist's gut. Und während Sie tiefer und tiefer in Trance gehen, fühlt es sich so geruhsam und sehr angenehm an. Und ich möchte, dass Sie all das genießen, was Ihnen gelingt zu lernen. Ich möchte, dass Sie dieses Gefühl der Entspannung genießen, dieses Gefühl, als wären Sie ganz allein und würden er sich ganz bequem machen. Und Sie kriegen das Gefühl. Und ich möchte, dass Sie genießen, wie Ihr Kopf nicken kann als Antwort auf Fragen. Und er kann, nicht wahr? (Ruths Kopf nickt leicht.) Und ich möchte, dass Sie entdecken, wie leicht das ist, und Sie werden entdecken, wie leicht es ist, sich ganz allein zu fühlen, ganz für sich auf dem Stuhl zu sitzen und sich zu Hause zu fühlen, in einem bequemen Sessel, einfach tagträumen, ziellos, absichtslos, einfach ganz alleine, bequem tagträumen. (E. nickt in diesem Teil unentwegt.) Niemand sonst ist da, und ein sehr, sehr vergnüglicher Tagtraum. Und während Sie tagträumen, werden Sie nicken, und während Sie es noch mehr genießen, wird Ihr Kopf ein wenig intensiver nicken.

So ist's gut. Und ein kleines bisschen mehr. Und lockerer nicken. So ist's gut, noch lockerer. Nicken, noch lockerer nicken. (Ruth nickt allmählich ganz leicht.)

R.: Sie fahren mit Ihrem Lern-Kontext fort und stellen immer die Verbindung mit dem Genießen den Erreichten her. Sie geben ihr die Aufgabe, sich selbst von ihrem Zuhause und ihren Tagträumen zu dissoziieren. Dann geben Sie ihr das ideomotorische Signal zu nicken, damit Sie wissen, wann diese Aufgaben in ihrem Inneren erledigt sind. Sie müssen sie ein wenig zum Nicken anspornen. Möglicherweise drängen Sie ein wenig, weil die Zeit wegen des Films begrenzt ist, der von dieser Szene gedreht wird.

Einschätzung und Vertiefung der Trance: Das zweite scheinbare Aufwachen; Beurteilung der Möglichkeit negativer Halluzinationen

E.: Gut so, nun werden Sie wach. So ist's gut. (Ruth öffnet die Augen.) So ist's gut. Und wie weit haben Sie die Leute hier vergessen?

Ruth: Also, ich habe nicht an sie gedacht.

E.: Sie haben nicht an sie gedacht. Und können Sie meine nächste Frage beantworten? Und ich frage mich, ob Sie sie beantworten können? Ich frage mich, ob Sie sie beantworten können?

R.: Sie untersuchen die Trance-Tiefe, indem Sie sie zu Amnesie und möglichen negativen Halluzinationen bezüglich der übrigen Gruppenmitglieder befragen. Ihre Antwort ist neutral und stimmt mit der Trance-Erfahrung überein, ist aber kein Eingeständnis tiefer Trance-Erfahrung.

Pantomimische Suggestion zur weiteren Dissoziation

E.: Ist Ihr Name Ruth?

Ruth: Ja.

E.: Und nun frage ich mich, ob Sie nicken können mit Ihrem Kopf? Ist Ihr Name Ruth? (Ruth nickt leicht.) Sehr gut. Und diesmal frage ich mich, was Sie entdecken werden. Ist Ihr Name Ruth? (Ruth beginnt fortwährend zu nicken.) Und nicken Sie weiter und sehen Sie zu, was geschieht. Ist Ihr Name Ruth? (E. beginnt verneinend seinen Kopf zu schütteln, aber Ruth nickt bejahend.) Ist Ihr Name Ruth? So ist's gut. Und nun schüttelt er sich mehr und mehr, nein, nicht wahr? Und er schüttelt sich, von einer Seite zur anderen – Sie können nicht aufhören. So ist's gut. (Ruth nickt noch.) Mehr und mehr, von einer Seite zur anderen, mehr und mehr, von einer Seite zur anderen, mehr und mehr, von einer Seite zur anderen. Mehr und mehr. (Ruth fährt mit dem Nicken fort, deshalb macht E. übertriebene Bewegungen und schüttelt den ganzen Körper zum Verneinen.) Und das Nicken hört auf und die Bewegung zur Seite beginnt. (Ruth fängt an, ihren Kopf verneinend zu schütteln.) Das ist gut, das ist gut, das ist gut, das ist gut, das ist gut, das ist gut, das ist gut, das ist gut, von einer Seite zur anderen, von einer Seite zur anderen. (E. schüttelt immer noch seinen ganzen Körper von einer Seite zur anderen.) Und nun möchte ich, dass Sie sich wohl und behaglich fühlen, und ich möchte, dass Sie sich ausgeruht und wohl fühlen. Und Sie werden, nicht wahr? (E. beginnt kräftig zu nicken.) Und Sie werden, nicht wahr? Und Sie werden, nicht wahr? Und Sie werden, nicht wahr? (Ruth schüttelt noch den Kopf, nein.) Und Sie werden, nicht wahr? So ist's gut. Langsam werden Sie. So ist's gut. Langsam werden Sie. So ist's gut. Und nun fängt's an, nicht wahr? Auf und ab, mehr und mehr. (Ruth verändert ihr Kopfschütteln allmählich zum Nicken.) So ist's gut. So ist's gut. So ist's gut. Auf und ab, und ich möchte, dass Sie sich ausgeruht und wohl fühlen, und ich möchte, dass Sie sich fühlen, als hätten Sie stundenlang geruht.

R.: Sie fahren fort, sie dafür zu sensibilisieren, Ihrem nonverbalen Nicken und Kopfschütteln zu folgen. Sie scheint an dieser Stelle verwirrt und ist immer mehr darauf angewiesen, Ihrem Verhalten zu folgen. Offenbar erreichen Sie immer mehr Dissoziation bei ihr, sodass sie Ihrem Verhalten folgt, ob das nun zutrifft, was Sie sagen, oder nicht.

Drittes scheinbares Aufwachen und eine Doppelbindungs-Frage

E.: Und ich möchte gern, dass Sie aufwachen. Und Sie werden aufwachen, während Ihre Hand sich hebt und hebt und hebt, (E. signalisiert mit Berührungen das Heben ihrer linken Hand) und aufwachen, Ihre Augen öffnen sich. Das ist's. Aufwachen und sich gut fühlen. Aufwachen. (Sie öffnet die Augen, aber ihre linke Hand bleibt kataleptisch erhoben.) Sie denken, *Sie sind aufgewacht, nicht wahr?* Sind Sie das wirklich?

Ruth: (lacht) Ich *bin nicht sicher.*

E.: Nun wissen Sie die Antwort. Sie haben die Augen geschlossen, nicht wahr? Und Sie konnten nicht anders, stimmt's? Sind Sie aufgewacht?

Ruth: Hm-hm.

E.: Was haben Sie dabei gedacht? Nun werde ich Sie wieder fragen, sind Sie aufgewacht? (Ruth nickt bejahend, schließt dann aber die Augen.) *Würden Sie gern wach werden? Würden Sie gern wach werden?* (Ruth öffnet die Augen.)

Ruth: Nein.

R.: Wie zuvor ist auch dieses dritte Aufwachen nur scheinbar, da ihre Hand kataleptisch erhoben bleibt. Die Doppelbindungs-Frage: »Sie denken, Sie sind aufgewacht, nicht wahr?« stiftet genügend Konfusion, sodass ihre linke Hemisphäre antwortet, sie sei sich nicht sicher. Nachdem Sie wiederholt fragen, ob sie wach werden möchte, antwortet sie schließlich mit Nein, und das bedeutet, sie ist noch in Trance und möchte nicht wach werden – obgleich sie es schafft, die Augen zu öffnen.

Viertes scheinbares Aufwachen mit einer Doppelbindungs-Frage und ideomotorischem Befragen zur Untersuchung und Bestätigung der Trance-Erfahrung

E.: (lacht) Sie möchten nicht? Aber Sie wissen, alles hat einmal ein Ende. Also, schließen Sie Ihre Augen, holen Sie tief Luft und wachen Sie auf, hellwach, aufwachen, aufwachen, hellwach. Hallo! Wie geht's?

Ruth: Ich bin schläfrig.

E.: (lacht) Sie sind schläfrig? Sie meinen, ich muss Sie wieder aufwecken? Also, ich werde Ihnen den denkbar schlimmsten Witz erzählen, wenn's sein muss, um Sie aufzuwecken, und wenn das nicht hilft, dann den zweitschlimmsten.

Ruth: Jetzt fühle ich mich gut.

E.: (lacht) Haben Sie sich ausgeruht?

Ruth: Hm-hm, sehr.

E.: *Wussten Sie, dass Sie eine gute hypnotische Versuchsperson waren?*

Ruth: Nicht so genau – also – hm – ja.

E.: Hm-hm. Würden Sie gern Ihrem Unbewussten diese Frage stellen? Nun, wenn die rechte Hand nach oben geht, bedeutet das ja. Wenn die linke Hand nach oben geht, bedeutet das nein. Sind Sie eine gute hypnotische Versuchsperson? (Pause, während ihre rechte Hand sich hebt.) Natürlich. Ich frage mich, ob Sie bemerkt haben, was mit dieser Hand geschehen ist. Und wussten Sie, dass Sie wieder in Trance sind? Und haben Sie diese perfekte, wunderbare Antwort hier gesehen?

R.: Hier bemühen Sie sich ernsthafter, sie aufzuwecken, indem Sie sie auffordern, tief Luft zu holen, mit Ihrem typischen ›Hallo‹ und einer Frage, die die bewusste Beurteilung ihrer Empfindungen anregen soll. Da sie immer noch dazu neigt, in Trance zu bleiben, nutzen Sie die Situation, um ihre bewusste Bestätigung der Trance-Erfahrung einzuholen. Sie machen das mit Ihrer typischen Doppelbindungs-Frage: »Wussten Sie, dass Sie eine gute hypnotische Versuchsperson waren?« Da sie zu zweifeln scheint, bestätigen Sie die Trance weiter mit ideomotorischem Fragen, was sie zu überzeugen scheint, da sich ihre Hand offenbar autonom hebt.

Eingeengtes Bewusstsein zur Bestätigung der Trance

E.: (Beiseite, zu Ernest Hilgard und Jay Haley) Sie haben hier dieses sehr, sehr hübsche eingeengte Bewusstsein. Und Sie sehen, dass sie sich überhaupt nicht in Kontakt befindet mit der ganzen Situation. Der Lidschlag-Reflex ist nicht mehr vorhanden und auch der Schluck-Reflex. Indem ich das anspreche, kann sie beides wieder aufnehmen oder auch nicht. Aber Sie sehen: Ich habe sie aufgeweckt, sie wollte nicht aufwachen. Ich habe das erzwungen. Ich habe ihr die Hand geschüttelt. Auf diese Art, und das war nicht wie üblich, deshalb würde sie wirklich in Trance gehen. Und was sie nun macht, ist das Gegenteil, und das macht sie sehr hübsch, das muss so kommen, und wir sehen dieses sehr schöne Aufrechterhalten des Trance-Zustands. Nun, ich bezweifle sehr, dass sie sich der Bewegung und Aktivität besonders bewusst ist, und sie ist derzeit sehr interessiert an ihren eigenen Erfahrungen. (Zu Ruth) Habe ich mit jemandem geredet, Ruth? Haben Sie zugehört?

Ruth: Manchmal.

R.: Ihre Beschreibung der Trance-Anzeichen, die sie erlebt, ist eine weitere Möglichkeit, die Trance zu bestätigen. Sie geben ihr diese Information auf etwas indirektem Weg, indem Sie sich an die anwesenden Fachleute wenden. Damit erhält das für sie mehr Geltung, denn das sind schließlich die Fachleute. Mit anderen über sie zu sprechen ist auch eine Möglichkeit der Depersonalisation und stärkt weiter die Trance-Erfahrung. Ihre Antwort »manchmal« ist typisch für leichte bis mittlere Trance, in der die bewusste Wahrnehmung der Versuchsperson oder deren Beteiligung an der äußeren Situation einmal stärker und einmal schwächer ist.

Zweifel und Nicht-Wissen zur Bestätigung der Trance

E.: **Manchmal. Es war nicht wirklich wichtig für Sie zuzuhören, oder? Sie genießen es wirklich, Ihre Hände zu beobachten, richtig? *Und eigentlich haben Sie vergessen, wo Ihre Hände sind, Sie können sie einfach beobachten.* Und Sie wissen wirklich nicht, wie weit sie nach oben gehen, wie weit sie nach unten gehen, richtig? Und Ruth, nun können Sie verstehen, wie unwichtig alles Übrige und wie wichtig Ihre eigene Erfahrung ist, während Sie mit der Trance fortfahren. Wichtig ist, was bei Ihnen vor sich geht sowie das, was Sie selbst lernen.**

R.: In dieser subtilen offenen Suggestion, »und eigentlich haben Sie vergessen, wo Ihre Hände sind, Sie können sie einfach beobachten« ist Zweifel enthalten sowie die Implikation, nicht Bescheid zu wissen über ihr Bewusstsein und ihre Erinnerung. Festzuhalten ist, dass der zweite Teil dieses Satzes, »Sie können sie einfach beobachten«, eine einfache Bemerkung darüber ist, was sie tun kann; wahrscheinlich greift sie sie auf, indem sie für sich selbst antwortet: »Ja, ich kann sie beobachten.« Dieses unmittelbare Ja verstärkt wohl auch die damit einhergehende Suggestion, vergessen zu haben, wo ihre Hände sind. Dieser Zweifel und das Nicht-Wissen, was ihr eigenes Erleben betrifft, dient als Bestätigung für ihre nunmehr wieder orientierte bewusste Haltung, dass sie tatsächlich Trance erlebt hat.

Viertes Erwachen: Zeitverzerrung zur Bestätigung der Trance

E.: Würden Sie jetzt gern aufwachen?

Ruth: Ich weiß nicht ...

E.: Also, ich schlage vor, Sie schauen auf Ihre Hände und sehen nach, welche von beiden nach oben geht. Würden Sie jetzt gern aufwachen? Gut, dann können Sie Ihre Augen schließen, tief Luft holen und es sich so vorkommen lassen, als hätten Sie sich Stunden um Stunden ausgeruht, als wären Sie acht Stunden lang im Bett gelegen, angenehme und geruhsame Stunden. Und ich möchte gern, dass Sie sich auf diese Art ausgeruht haben, und dann aufstehen und sich so ausgeruht und wohl fühlen und bereit, sich mit dieser Gruppe zu unterhalten. Werden Sie das tun? Werden Sie das tun? So ist's gut. Gut, nun kommt Ihre Hand langsam auf Ihrem Schoß zur Ruhe, und wenn sie Ihren Schoß erreicht, holen Sie tief Luft und öffnen Ihre Augen und werden hellwach. (Lange Pause) Noch mehr senken, so ist's gut, noch mehr. Sobald sie Ihren Schoß berührt, holen Sie tief Luft und aufwachen, hellwach und sich ausgeruht fühlen, erfrischt und voller Energie. (Ruth atmet hörbar tief ein.) Aufwachen. Hallo!

Ruth: (gibt zunächst ein undeutliches Murmeln oder leichtes Lachen von sich.) Hallo. (E. und Ruth lachen beide.)

E.: Macht es Ihnen etwas aus, wenn ich den Platz wechsle? Es stört Sie doch nicht, wenn ich mich dahin setze? Was steht jetzt noch auf dem Programm?

Hilgard: Wir haben um 4.15 Uhr noch anderswo eine Veranstaltung.

E.: Fühlen Sie sich vollkommen ausgeruht?

Ruth: Ja, mehr noch. (Die Gruppe lacht herzlich.)

E.: Wissen Sie, dass Sie eine wunderbare Versuchsperson sind?

Ruth: Ja?

E.: Und ich hoffe, dass Dr. Hilgard oder Dr. Weitzenhoffer Sie irgendwann einmal bei sich haben und Sie dort sitzen und irgendeine andere Versuchsperson beobachten, denn Sie sind fähig, sehr tiefes somnambules Verhalten zu zeigen. Sie vermögen – wie soll ich das ausdrücken – die Zeit so zu nutzen, wie es meinem besonderen Interesse entspricht. Sie zeigen das Phänomen der Zeitverzerrung. Kam es Ihnen so vor, dass Sie so lang in Trance waren, wie es tatsächlich der Fall war?

Ruth: Nein, wirklich – wie lang war es?

E.: Nun ja, wie lang denken Sie?

Ruth: Also, es scheint einfach ein paar Minuten.

E.: Das stimmt, es scheint wie ein paar Minuten. Tatsächlich war es aber viel länger. Wie lang war es, Jay?

J.: Ungefähr eine Stunde.

Ruth: Wirklich?

J.: Etwa 50 Minuten jedenfalls.

E.: Etwa 50 Minuten.

Ruth: Oh, das ist erstaunlich.

E.: Ich hebe das hervor, weil alle ihre Handbewegungen zeigen, dass sie eine recht bedeutsame Zeitverzerrung durchmacht, und sollte sie eine somnambule Person dabei beobachten, wie sie eine Reihe Dinge im normalen Tempo wie im Wachzustand tut, dann könnte man sie das erfahren lassen, und darüber hinaus könnte man ihr ihre eigene spontane Entwicklung der Zeitverzerrung zeigen. Dies zum Fachlichen. Jetzt muss ich in ein paar Minuten anderswo hingehen. Gibt es noch Fragen?

R.: Sie haben das Gefühl, es sei Zeit, die Sitzung zu beenden, und unternehmen entschiedenere Schritte, sie aufzuwecken. Sie wechseln sogar ihren Platz, um die Situation etwas zu verändern und so die assoziative Verbindung zum Trance-Erleben zu unterbrechen. Sie bestätigen die Trance direkt, indem Sie ihr ermöglichen, die von ihr erlebte Zeitverzerrung zu untersuchen, und indirekt, indem Sie mit den Beobachtern über ihre in der Trance unterschiedlichen Handbewegungen reden.

Eine ideomotorische Bestätigung der Amnesie und Dissoziation

Ruth: Warum durfte ich nicht meinen Kopf zurücklegen und – also ich hätte das gern gemacht – mich wirklich hinlegen und einfach einschlafen? Also, überhaupt nichts hören. Hören Sie immer – ich höre Sie immer.

E.: Gut so. Manche Leute sagen, es ist nicht so schlecht, mir zuzuhören.

Ruth: Nein, es ist sehr schön, Ihnen zuzuhören – aber ich *hatte das Gefühl, ich war in Trance, und gleichzeitig fühlte ich mich nicht in Trance.*

E.: Hm-hm. Und doch wissen Sie, Sie waren in Trance, und wiederum, Sie waren nicht, und Sie wollten sich zurücklehnen. Sie wissen, dass Sie aufgenommen worden sind.

Ruth: Oh, das habe ich vergessen.

E.: (Allgemeines Gelächter) Wollen Sie damit sagen, dass in Ihrem Film –

Ruth: – ich eher geschlafen habe –

E.: Haben Sie alles vergessen? Was haben Sie noch vergessen?

Ruth: Oh, ich weiß nicht.

E.: Haben Sie nicht auch die Anwesenheit der Zuhörer vergessen? ...

Ruth: Ja.

E.: – mehr als einmal?

Ruth: Ich meine, ich – ich habe mich einfach nicht darum gekümmert, ob sie da waren oder nicht.

E.: Und sagen Sie, schien es Ihnen, als wären Sie eine Zeit lang zu Hause gewesen?

Ruth: Das könnte so gewesen sein. Ich meine, ich habe mich so wohl gefühlt, dass es hätte sein können.

E.: Ja, aber könnten Sie kurze Zeit das Gefühl gehabt haben, dass Sie tatsächlich bei sich zu Hause im Sessel gesessen oder auf der Couch gelegen haben?

Ruth: Nein, das glaube ich nicht.

E.: Das glauben Sie nicht. Macht es Ihnen etwas aus, wenn wir das herausfinden?

Ruth: Nein.

E.: Legen Sie Ihre Hände auf den Schoß. Nun, hebt sich die rechte Hand, so bedeutet das Ja; hebt sich die linke Hand – Nein. Haben Sie sich zu irgendeiner Zeit, während der Trance oder der Trancen heute Nachmittag so gefühlt oder es so empfunden, als wären Sie bei sich zu Hause? (Pause, während die rechte Hand sich hebt) Hinaufgehen, hinaufgehen, und vielleicht, während Ihre Hand sich hebt, haben Sie das bewusste Empfinden, wo Sie gewesen sind bei diesem Gefühl. Und dann schließen Sie die Augen, holen Sie tief Luft und senken Sie Ihre Hand auf Ihren Schoß. Noch einen

tiefen Atemzug und aufwachen, hellwach und sich ausgeruht fühlen. Aufwachen, aufwachen. Hallo. (Gelächter)

R.: Hier geraten Sie etwas in Schwierigkeiten, wenn Sie versuchen, die Trance weiter bestätigen zu wollen, indem Sie wollen, dass sie ihre Amnesie für das Filmen und die Anwesenheit der Zuhörer eingesteht und gleichzeitig die mögliche räumliche Dissoziation, nicht im Untersuchungsraum, sondern bei sich zu Hause zu sein. Es wäre nicht klug, ihre erste hypnotische Erfahrung mit dem Zweifel zu beenden, den sie darüber zum Ausdruck bringt. So fühlen Sie sich genötigt, ihre Erfahrung nochmals mit einem weiteren ideomotorischen Signalisieren zu bestätigen. Glücklicherweise hebt sich ihre rechte Hand und gibt somit eine positive Bestätigung, woraufhin Sie sie unmittelbar wecken.

Zweifel und Humor zur Bestätigung der Trance

E.: Oh, erinnern Sie sich, wo Sie sich Ihren Empfindungen nach befanden?

Ruth: Nein, ich dachte gerade an – dachte, ich wäre im Arbeitszimmer. Ich habe nicht – ich war nicht dort, ich erinnere mich nicht, dort gewesen zu sein. Es ging mir einfach nur der Gedanke durch den Kopf.

E.: Aha. (Gelächter)

Ruth: Oh, das sind alles Wissenschaftler.

E.: Schön, deshalb schien der Nachmittag so – kurz –

Ruth: Oh, ich –

E.: – bin nach Haus gegangen, scheint's! Ich denke, ich muss jetzt aufhören, und ich möchte mich sehr, sehr bei Ihnen für Ihre Hilfe bedanken. Ich weiß das sehr zu schätzen. Vielen Dank!

R.: Ruth anerkennt zumindest, dass sie den Gedanken hatte, in ihr Arbeitszimmer zu Hause dissoziiert zu sein. Tatsächlich ist es weit verbreitet, dass Versuchspersonen sich in eine angenehme häusliche Umgebung dissoziieren, wenn sie in Trance sind. Aus diesem Grund kann eine solche Dissoziation eine gute Maßnahme zur Trance-Vertiefung sein. Ruth indessen dissoziierte sich hier offensichtlich nicht in der Weise. Vielleicht wäre es besser gewesen, sie allgemeiner nach einer Dissoziation zu fragen, beispielsweise: »Gab es während der Trance eine Zeit, wo Sie anscheinend irgendwo anders gewesen sind?« Auf diese Frage hätte Ruth wertvolle Informationen liefern können, wohin sie sich gern dissoziiert. Und diese Information hätte man dann beim nächsten Mal zur hypnotischen Trance-Vertiefung benutzen können.

Übungen und persönliche Weiterentwicklung: unverzichtbar für das Erlernen Erickson'scher Verfahren

Die vorausgegangene Analyse des Umkehr-Settings gibt fraglos einen der detailliertesten Ansätze wieder, den wir je vorgestellt haben, um besondere mentale Mechanismen wachzurufen. Wenn wir lernen, wie solche mentalen Haltungen zu wecken und zu nutzen sind, so können wir den Prozess der Trance-Induktion und die Hypnotherapie entscheidend effektiver gestalten. Die Übungen in diesem Kapitel sollen den Fachleuten dabei helfen, allmählich eine gewisse Leichtigkeit im Umgang mit diesen Vorgehensweisen zu erlangen.

Viele Originalbeiträge Ericksons in The Hypnotic Investigation of Psychodynamic Processes *(Vol. 3 of The Collected Papers of Milton H. Erickson on Hypnosis, 1980. Dt. Band 4, Untersuchung psychodynamischer Prozesse mittels Hypnose)* enthalten das erforderliche Grundlagenwissen. Insbesondere gilt das für das Kapitel »Mentale Mechanismen« (S. 236 ff.) mit einer Reihe von Beiträgen aus den Jahren zwischen 1936 und 1944, in denen Erickson beschreibt, wie er vom typischen psychoanalytischen Ansatz, mentale Mechanismen zu analysieren und zu utilisieren, aus weiterging. Erst einige Jahre später beschreibt er in seinem höchst innovativen Artikel »Hypnotic Psychotherapy« (1948), wie die Utilisation mentaler Mechanismen in einer gänzlich neuen Art der Hypnotherapie erfolgen kann. Geduldiges und eingehendes Studium dieses Artikels wird den Leser mit dem Wesentlichen des Erickson'schen Utilisationsansatzes vertraut machen. Der Leser wird geniale Utilisationsmöglichkeiten der psychodynamischen Mechanismen der Projektion, Amnesie, Verdrängung, des Widerstands u. a. entdecken.

Die größte Gefahr, wenn man frühe Artikel Ericksons liest, besteht darin, dass die Arbeit hier leicht und einfach erscheint, sodass der Leser sich dumm und frustriert fühlt, wenn er die Techniken nicht sogleich und erfolgreich zu wiederholen vermag. Seine Motivation kam aus ganz persönlichen Gründen. In seiner Verzweiflung über die Folgen einer Kindsentführung hatte er im Selbstversuch daran gearbeitet, sich selbst zu heilen, obgleich sein Zustand von den Ärzten als hoffnungslos eingeschätzt worden war (vgl. »The Autohypnotic Experiences of Milton H. Erickson«, Erickson & Rossi, 1977).

In seinen frühen Falldarstellungen hat Erickson gewöhnlich nicht näher über die vielen Stunden eifrigen Bemühens berichtet, in denen er das Problem des Patienten studierte und beurteilte, ehe er mit dem fortfuhr, was dann als rasche, glänzende Heilung erschien. Oft sah Erickson einen Patienten für eine oder zwei Sitzungen und bat ihn/sie dann, in ein paar Wochen wieder zu kommen. In der Zwischenzeit bedachte er sein Wissen über die betreffende Person und wie er es effektiv nutzen könne, um eine Heilung zu ermöglichen, die dann überraschend und dramatisch erschien, tatsächlich aber auf vielen Stunden sorgfältiger und detaillierter Planung basierte.

Die erste wichtige Voraussetzung für das Erlernen Erickson'schen Vorgehens ist wohl die persönliche Weiterentwicklung und das klinische Gespür des Hypnotherapeuten. Viele Übungen aus unseren früheren Büchern sind zu diesem Zweck entwickelt worden (Erickson, Rossi & Rossi, 1976; Erickson & Rossi, 1979). Die zweite Grundvoraussetzung besteht darin, sich die Zeit zu nehmen für sorgfältige klinische Studien an einzelnen Patienten, um deren vorherrschende oder bevorzugte mentale Mechanismen zu ergründen und festzustellen, wie sie im hypnotischen Prozess eingesetzt werden können. Dann kann die hypnotische Arbeit wie folgt geplant werden:

1. Wie können die speziellen mentalen Mechanismen und gewohnten assoziativen Prozesse des einzelnen Patienten genutzt werden, um eine hypnotische Induktionsmethode zu entwickeln, die einzig für diesen Patienten passend ist?

2. Wie können die mentalen Mechanismen und assoziativen Prozesse dieses Patienten genutzt werden, um ihm alle klassischen hypnotischen Phänomene erfahrbar zu machen?
3. Und dann nutzt man diesen Hintergrund hypnotischen Trainings, um dem Patienten zu helfen, seine jeweils einzigartige passende Problemlösung zu finden.

Obgleich dieses 3-Stufen-Schema sehr typisch ist für die Art und Weise, wie der Senior-Autor seine klinischen Explorationen durchführt (Erickson & Rossi, 1979), so vertritt er doch schon seit langem den Standpunkt, dass jeder Fall einzigartig ist, und er erkennt die im Wesentlichen experimentelle Natur jeder einzelnen klinischen Bemühung. Obgleich jeder Fall seine eigenen explorativen und experimentellen Seiten hat, bietet das 3-Stufen-Schema einen methodischen Rahmen für das therapeutische Vorgehen, mit dessen Hilfe der Praktiker seine Arbeit so beschreiben und veröffentlichen kann, dass auf diesem Gebiet auch Vergleiche möglich werden.

TEIL IV

Erfahrungslernen der Trance für den Skeptiker

Dr. Q., ein junger Psychiater, interessierte sich dafür, bei Erickson eine Hypnose-Erfahrung zu machen. Er kam durch Phoenix und entschloss sich anzurufen. Er gab Dr. Rossi seine Einwilligung, die Sitzung für eine mögliche Veröffentlichung aufzuzeichnen. Nach einer angenehm verbrachten halben Stunde, in der ein gegenseitiges Gefühl des Vertrauens und Rapport aufgebaut worden war, gab Dr. Q. einigen seiner Schwierigkeiten und Zweifel über die Hypnose Ausdruck sowie seinem Wunsch, Erickson möge ihm seine persönliche Trance-Erfahrung ermöglichen. Diese fand in zwei Sitzungen statt, die sich über zwei Tage erstreckten. Von besonderer Bedeutung war in diesen Sitzungen, dass der Schwerpunkt auf Dr. Q.'s Erfahrungslernen lag. Erickson wiederholte seine Überzeugung, dass die beste Möglichkeit, Trance zu erlernen, darin besteht, sie zu erleben. Erickson sagte über Dr. Q., was er über viele andere Fachleute gesagt hat, die er schulte: »Nun, hier haben wir einen Fachmann, einen Skeptiker! Ich musste ihm auf dieser Ebene gerecht werden. Ich musste meine Suggestionen so erteilen, dass seinem Bedürfnis nach wissenschaftlichem Verständnis entsprochen werden konnte. Ich musste meine Worte so formulieren, dass sein Unbewusstes angesprochen wurde, sodass er nicht in der Lage war zu analysieren.«

In dieser ersten Sitzung gelangte Dr. Q. in die Anfangsstadien der Trance durch Erfahrungslernen mittels Katalepsie und »Nicht tun«. Das erfahrungsorientierte Vorgehen, das in dieser Sitzung so anschaulich demonstriert wurde, hat wichtige Implikationen bezüglich Ericksons Ansicht über die Natur der therapeutischen Trance. Trance kann sehr weit definiert werden als ein Zustand oder eine Periode intensiver innerer Absorption. Das Konzept der Trance-Tiefe ist äußerst relativ. Erickson verweist gern darauf, dass eine Trance gleichzeitig tief als auch leicht sein kann. Tief kann sie in dem Sinne sein, dass eine Person so versunken ist, dass sie irrelevante Stimuli wie den Verkehrslärm von draußen oder das Geräusch einer in unmittelbarer Nähe zu Boden gefallenen Blechschale nicht zur Kenntnis nimmt. Leicht ist die Trance in dem Sinn, dass wichtige, wesentliche Stimuli, wie die Stimme des Therapeuten, leicht wahrgenommen werden.

Allerdings gibt es Probanden mit speziellen Bedürfnissen, was die Art der Trance betrifft, zu der sie bereit sind. Sie haben Einwände, Trance als eine Art Schlaf oder als Rückzug aus der äußeren Realität zu erleben. Sie mögen nicht die Augen schließen oder sich auf automatische Reaktionen wie die Handlevitation verlassen. Viele Probanden von heute wollen jederzeit wissen, was vor sich geht. In diesen Fällen bestätigt Erickson die Trance durch sorgfältiges Befragen, womit er das Bewusstsein des Probanden für minimale Veränderungen seiner üblichen Erlebensweise im Alltag stärkt. Eine Versuchsperson oder ein Beobachter mag vielleicht nicht glauben, dass überhaupt eine Trance erlebt worden ist, doch Erickson lässt jedes ungewöhnliche Muster subjektiver Erfahrung oder Reagibilität als Hinweis oder zumindest als Anfangsstadium einer Lernerfahrung der Trance gelten. Bisweilen ist das für Versuchspersonen unseres postpsychodelischen Zeitalters enttäuschend, die erwarten, in Trance eindrucksvolle Bewusstseinveränderungen zu erleben. Bei einigen Versuchspersonen sind sie gewiss zu erwarten (vgl. Erickson & Rossi, 1979, Kap. 9), für den skeptischen und rationalen Verstand von heute besteht aber das grundlegendere Problem des Hypnotherapeuten und des Patienten eher darin, zunächst einmal die minimalen Anzeichen eines veränderten Bewusstseinszustands erkennen zu lernen, in welchem therapeutische Prozesse leichter werden können. Diese erste Sitzung endet damit, dass Erickson Dr. Q. einen Probedurchlauf ermöglicht, in dem er den Wiedereintritt in den Trance-Zustand erlebt, wobei er einem posthypnotischen Stichwort folgt, noch ehe er erkennen kann, was vor sich geht.

1. Erste Sitzung Erfahrungslernen minimaler Trance-Zeichen

Aufnahmebereitschaft und Verstärkung bei verbundenen Suggestionen

E.: Sehen Sie auf diesen Punkt hier. *Legen Sie Ihre Hände auf Ihre Oberschenkel.* Nun brauchen Sie nicht zu reden. Sie brauchen keine einzige Bewegung mit Kopf oder Händen zu machen. *Sehen Sie nur auf einen Punkt, und ich werde zu Ihnen sprechen.*

E.: Dr. Q. hat so viel Skepsis und Ungläubigkeit über die Trance geäußert. Er hat seine eigene Unfähigkeit, zu verstehen, selbst verursacht. Anstatt ihm etwas zu suggerieren, habe ich einfache Forderungen an ihn gerichtet, die zu befolgen keine große Bedeutung zu haben schien. »Sehen Sie auf diesen Punkt hier. Legen Sie Ihre Hände auf Ihre Oberschenkel. Nun brauchen Sie nicht zu reden.« Was er nicht merkt: dass ich auf diese einfache Art über die Kontrolle der gesamten Situation rede. Ich habe ihm nichts angeboten, worin er mir widersprechen könnte.

R.: Mit diesen wenigen, einfachen Anweisungen haben Sie insgesamt eine akzeptierende Haltung herbeigeführt, in welcher er sich ruhig und aufnahmebereit verhalten kann. Sie sagen ihm nicht, dass er ruhig und aufnahmebereit sein soll, vielmehr bewirken Sie, dass er sich natürlicherweise so verhält.

E.: Das stimmt. Wenn ich sage: »Schauen Sie einfach auf einen Punkt, und ich werde zu Ihnen sprechen«, so gibt es keine Möglichkeit, über den einen oder den anderen Teil zu diskutieren. Es handelt sich dabei um eine verbundene Anweisung: Sie tun dieses und ich tue jenes. Wenn er meine Aussage akzeptiert, was ich tun werde, muss er auch meine Aussage ihm gegenüber akzeptieren, was er tun soll. Nur weiß er das nicht.

R.: Diese verbundene Anweisung »Schauen Sie einfach auf einen Punkt, und ich werde zu Ihnen sprechen« besteht aus zwei durch die Konjunktion »und« miteinander verbundene Suggestionen. Die zweite Suggestion, über die Sie die Kontrolle haben (sprechen), verstärkt die erste (dass er auf einen Punkt schauen soll).

E.: Ja, sie betont meine Kontrolle auf eine Art und Weise, wie sie für den gewöhnlichen Bewusstseins-Zustand nicht erkennbar ist.

Indirektheit im Gebrauch der Sprache; bewusste Haltungen entkräften und den Widerstand mit einer beiläufigen Verneinung kanalisieren

E.: *Aber Sie brauchen nicht zuzuhören.*

R.: Warum fangen Sie hier damit an, dass Sie ihm sagen, er brauche nicht zuzuhören?

E.: Damit wird das Bewusstsein geschwächt und das Unbewusste gestärkt. Wenn in seiner Seele etwas rebellieren sollte, so kann das nun darauf ausgerichtet werden, genau das zu tun, was ich ihm gesagt habe: Er braucht nicht zuzuhören. Ich übernehme die Kontrolle über jegliches Rebellieren, indem ich ihm sage, wie er rebellieren soll.

R.: Wenn er Widerstand bei sich erlebt, so fangen Sie ihn mit Ihrer Verneinung ›Sie *brauchen nicht*‹ auf und kanalisieren ihn in Richtung einer Reaktion des Widerstands (*nicht* zuhören), die den hypnotischen Prozess erleichtern kann (denn »nicht tun« begünstigt eher den parasympathischen Modus der Aufnahmebereitschaft anstelle selbst gesteuerter Aktivität). Das ist ein Beispiel, wie Sie Indirektheit in der Sprache einsetzen. Sie sagen ihm nicht, dass er zuhören soll! Das würde das Bemühen um aktive Kooperation erforderlich machen. Mit Ihrem beiläufigen, bloßen Erwähnen, dass er nicht zuzuhören braucht, verfolgen Sie einen ganz anderen Zweck: nämlich hier den, seine bewusste Haltung zu schwächen und den Widerstand in konstruktive Bahnen zu lenken.

Links-hemisphärische bewusste Haltungen entkräften; die Gedanken schweifen lassen und Allgemeinplätze

E.: Sie können Ihren Geist schweifen lassen, denn ich werde etwas erwähnen, das geschehen ist, als Sie anfingen, zur Schule zu gehen. Als Sie zur Schule gingen, waren Sie mit dem *Problem* der Buchstaben und Zahlen konfrontiert.

R.: Den Geist schweifen zu lassen, entkräftet auch die bewusste Selbststeuerung der links-hemisphärischen Abläufe zugunsten eines rechts-hemisphärischen Zugangs zu persönlichen und erfahrungsorientierten Themen.

E.: Wissen Sie, Dr. Q. und ich, wir sind einander fremd. Wie kann ich etwas ansprechen, das ihm geschah, als er anfing, zur Schule zu gehen?

R.: Diese Frage kam ihm unmittelbar in den Sinn.

E.: Unmittelbar! Er wird seinen Geist durchforsten, und genau da möchte ich ihn haben. Aber selbst wenn Sie das lesen, können Sie doch nicht erkennen, was ich da mache! Das ist so indirekt. Nun, was für ein »Problem« hat es da gegeben? Er musste da wirklich nachforschen. Er muss entscheiden, dass da ein Problem war. Er hat keine Möglichkeit, sich von dem Problem abzuwenden, weil es stimmt; es ist eine Binsenweisheit. Jeder hatte zu Anfang beim Lernen ein Problem.

R.: Zuerst lenken Sie ihn in seiner Selbststeuerung ab, indem Sie seinem Geist gestatten zu schweifen, und dann schubsen sie ihn mittels einer Reihe von Gemeinplätzen, die auch noch im nächsten Abschnitt weitergeführt werden, indirekt in eine bestimmte Richtung – in diesem Fall in seine frühe Lerngeschichte.

Faszinierende Fragen, die mit dem Bewusstsein Yo-Yo spielen, um einen inneren Suchprozess und therapeutische Trance anzubahnen

E.: Zu jener Zeit erschien es Ihnen als unmögliche Aufgabe, den Buchstaben »A« zu lernen. Und *wie konnten* Sie sagen, das ist ein »B« im Unterschied zu einem »P«?

E.: Wahrscheinlich denkt er als Reaktion auf meine Frage: »Warum?« Was ist schwierig am Buchstaben »B«? Er hat eine unterschiedliche Form, Größe, selbst Farbe. Schreib- und Druckschrift. Alle möglichen Formen. Ich habe hier eine weitere Alltagswahrheit, die seiner Erfahrung entspricht. Sie können beobachten, wie er hin und her gerissen ist, wie es mit ihm auf und ab geht, wie beim Yo-Yo-Spiel, könnte man sagen. »Wie konnten Sie« ist eine Frage, die ihn in tiefes Nachdenken versetzt.

R.: Ihre Fragen führen von der äußeren Realität weg hin zu innerer Suche.

E.: Ohne dass ihm das gesagt wird! Und er kann sich dem nicht verschließen, was ich sage, denn es ist etwas Faszinierendes.

R.: Während Sie ihn wie ein Yo-Yo zwischen Ihren faszinierenden Aussagen und Fragen hin und her schicken, heben Sie ihn aus seinem gewohnten und üblichen Bezugsrahmen und schicken ihn auf eine innere Suche, die wir als einen wesentlichen Aspekt der Mikrodynamik der Trance beschrieben haben (Erickson, Rossi & Rossi, 1976; Erickson & Rossi, 1979). Faszinierende Äußerungen und das von Ihnen so bezeichnete Yo-Yo-Spiel entsprechen einem indirekten oder metapsychologischen Sprachgebrauch, um sich der Aufmerksamkeit zu versichern und den Schwerpunkt auf die innere Suche und die automatischen unbewussten Prozesse zu verlegen, was wir als therapeutische Trance bezeichnen.

Innere Verstärkung benutzen, um eine akzeptierende Haltung zu fördern

E.: Ein »Q« anstatt eines »O«?

E.: Wissen Sie, ein »Q« ist für jedes Kind schwierig. Ein »O« ist einfach. Ich gebe ihm also zuerst das Schwierige, dann akzeptiert er das »O«, denn das ist einfach!

R.: So haben Sie das »Q« verstärkt, indem Sie danach das einfache »O« gebracht haben. So verstärken Sie also mit einer subtilen Binsenweisheit in ein und demselben Satz. Sie benutzen seine eigenen, eingefleischten Verstärkungsmuster, damit er weiter akzeptiert, was Sie sagen. Das ist eine weitere Veranschaulichung Ihres indirekten Vorgehens: Wenn Sie den Eindruck haben, eine Suggestion könnte schwierig zu akzeptieren sein, so verstärken Sie sogleich mit einer weiteren, in Zusammenhang stehenden, die einfacher ist, eher akzeptabel oder motivierender. Die zweite, einfachere Suggestion hinterlässt bei ihm auch mehr Bereitschaft, das zu akzeptieren, was folgt.

Worte, die unbewusste Aktivität über die Zeit fortwirken lassen; posthypnotische Suggestionen

E.: ***Aber schließlich*** **haben Sie gelernt, bildhafte Vorstellungen zu entwickeln. Bildhafte Vorstellungen, die Ihnen damals noch nicht bekannt waren, aber die Sie für Ihr weiteres Leben beibehalten würden.**

E.: »Aber schließlich« – wie lange dauert *»schließlich«*?

R.: Das kann jede Zeitspanne umfassen. Es ist absolut sicher, »schließlich« zu sagen, denn das ist zeitlich nicht begrenzt. Andere Begriffe wie *»noch«*, *»bis«*, *»wenn«*, *»irgendwann«*, *»künftig«* etc. haben auch einen Zeitaspekt, wobei unbewusste Aktivität von der Vergangenheit über die Gegenwart in die Zukunft fortdauern kann. Wir wissen beispielsweise, dass manche posthypnotischen Suggestionen über Jahrzehnte fortwirken können (Erickson & Rossi, 1979). Es wäre ein faszinierendes Forschungsprojekt, Möglichkeiten zu finden, um experimentell einzuschätzen, in welchem Ausmaß verschiedene Wörter und Suggestionen wirksam sind, unbewusste Prozesse über längere Zeit fortwirken zu lassen.

E.: Richtig. Ich bereite ihn auch auf das vor, was danach kommen wird. Dieser Begriff *»schließlich«* erstreckt sich vom Kindergarten bis ins Alter. Mit seiner psychologischen Ausbildung weiß er das sehr gut.

R.: Das ist wieder der indirekte Gebrauch von Gemeinplätze: eine sichere Aussage, die sich seines eigenen Wissens bedient, um das zu verstärken, was Sie sagen.

Die Aufmerksamkeit des modernen rationalen Verstandes mit Hilfe faszinierender Lernerfahrungen nach innen lenken

E.: Sie mussten Zahlen lernen, und *wie erkennen Sie den Unterschied zwischen einer auf dem Kopf stehenden Neun und einer nach rechts aufgerichteten Sechs?* Zuerst schien es unmöglich, und in welcher Richtung schreiben Sie die Zahl drei?

E.: »Wie erkennen Sie den Unterschied zwischen einer auf dem Kopf stehenden Neun und einer nach rechts aufgerichteten Sechs?« Schön, das ist faszinierend. So wird er nicht über etwas anderes nachdenken. Ich lenke seine Aufmerksamkeit nach innen und halte sie dort, bei seinem eigenen Erleben.

R.: Das ist es, was Sie tun, wenn Sie ihm all diese faszinierenden Lernprobleme präsentieren. Es ist nicht der spezielle Inhalt, an dem Sie interessiert sind. Es ist der indirekte Prozess, der nach innen gerichteten Konzentration, der wichtig ist. Ein moderner rationaler Verstand wie der von Dr. Q. ist fasziniert vom Lernen, und so benutzen Sie dieses Interesse, um ihn in seiner Konzentration nach innen zu lenken.

E.: Frühes Lernen ist ein lange, schwere Aufgabe, und alle Kinder durchlaufen sie.

R.: Also ist dieses Vorgehen tatsächlich für alle geeignet, die den Erziehungsprozess durchlaufen haben. Sie lenken ihre Konzentration auf stimmige innere Erfahrungen, von denen Sie wissen, dass Sie sie gemacht haben. Sie können das nicht bestreiten. Sie führen sie weg aus der äußeren Realität.

E.: Sehr weit weg.

Hypnose als Verlust vielfältiger Aufmerksamkeits-Schwerpunkte; die Absorbiertheit der Trance aufrechterhalten; die Bedeutung von Poesie und Reimen

E.: Aber Sie haben mentale Bilder entwickelt, und später haben Sie mentale Bilder ausgeformt aus Worten, aus Gesichtern (›faces – places‹), aus Orten, aus Dingen und aus zahlreichen anderen inneren Bildern.

R.: So weit geht es nicht um die Frage eines veränderten Bewusstseins-Zustands oder um Trance; es handelt sich hier einfach um die Veränderung des Bewusstseins-Fokus.

E.: Die Veränderung des Bewusstseins-Fokus.

R.: Wo kommt nun der veränderte Bewusstseins-Zustand mit hinein? Brauchen wir das Konzept eines veränderten Bewusstseins-Zustands, oder geht es einfach nur um einen Wechsel des Bewusstseins-Fokus, der hier im Spiel ist? Vielleicht ist das schon die ganze Hypnose: ein Wechsel im Bewusstseins-Fokus?

E.: *Hypnose ist der Verlust der Vielfalt von Aufmerksamkeits-Schwerpunkten – das ist alles.*

R.: Aha. Ein Verlust der Vielfalt von Aufmerksamkeits-Schwerpunkten. Ist das der Braid'sche Monoideismus? Stimmen Sie dem wirklich zu?

E.: Außer dass es nicht einfach *eine einzige Idee* ist, sondern all die *zahlreichen* Aufmerksamkeits-Schwerpunkte: der Schreibtisch, die Vögel, der Bus, alle sind sie ausgeschaltet worden.

R.: Gut, würden Sie also den Verlust der vielfältigen Aufmerksamkeits-Schwerpunkte als veränderten Bewusstseins-Zustand bezeichnen, oder ist das einfach eine Wortklauberei?

E.: Es ist ein veränderter Bewusstseins-Zustand, wie Sie ihn auch im Alltag erleben, wenn Sie ein Buch lesen, Ihre Frau mit Ihnen spricht und Sie nicht gleich antworten. Sie erleben offenbar eine Art veränderten Zustands samt Zeitverzerrung, wenn Sie 10 Minuten später sagen: »Hast du mit mir gesprochen?«

R.: In diesem Sinne ist Hypnose also ein veränderter Bewusstseins-Zustand; das Gleiche wie bei der Erfahrung des Absorbiertseins während der Lektüre eines interessanten Buches.

E.: *Es ist das Fehlen von Reaktionen auf externale Stimuli.*

R.: Es ist der veränderte Bewusstseins-Zustand, der die Trance ausmacht: tiefe Absorbiertheit auf wenige Schwerpunkte inneren Erlebens und damit Ausschluss äußerer Stimuli.

E.: Und um die Trance für therapeutische Zwecke zu nutzen, muss sie aufrechterhalten werden.

R.: Das macht einen Teil der Kunst des Hypnotherapeuten aus, den Trance-Zustand aufrechtzuerhalten.

E.: Ja. Sie gehen mit diesem veränderten Zustand um, wie immer Sie wollen, aber Sie erhalten ihn aufrecht.

R.: Den Zweck verfolgen Sie mit vielen Ihrer verbalen, an den Patienten gerichteten Suggestionen, die Trance aufrechtzuerhalten.

E.: Ich habe mir nie richtig klar gemacht, ob der Reim »faces – places« wichtig war zur Aufrechterhaltung der Trance. Aber all diese Worte wie Gesichter, Orte und Dinge – kommen so häufig in der Vergangenheit vor. In der Vergangenheit eines jeden Einzelnen.

R.: Dieses interessante kleine Buch, *Hypnotic Poetry* (Snyder, 1930), legt gewiss die Bedeutung von Reimen und Rhythmen in der Trance nahe. Indem Sie diese Worte einbringen, gelangen Sie bis in seinen Gedächtnis-Speicher; Sie bringen weitere Erinnerungen und Assoziationen in den Bereich seines Trance-Fokus, welchen Wert sie auch immer haben mögen zur Aufrechterhaltung der Trance und um ein Netz von Assoziationen für die therapeutische Arbeit auszulegen.

E.: Ja, und auch um eine Ausweitung des veränderten Zustands zu ermöglichen. Indessen ist alles in ihm, nichts aus der äußeren Umgebung und Situation ist wichtig, während er in seiner Konzentration in der Trance-Arbeit nach innen gerichtet ist.

Indirekte Suggestion visueller Halluzinationen: Konstruktion von Implikationen mit Hilfe der Zeit

E.: Und je älter Sie wurden, desto leichter haben Sie innere Bilder entwickelt.

E.: Dr. Q. weiß nicht, dass das eine Suggestion ist: Je älter Sie wurden, desto leicher haben Sie innere Bilder entwickelt.

R.: Worin besteht hier die Suggestion?

E.: Es wird ihm leicht fallen, alles zu tun, was ich ihm hinsichtlich innerer Bilder sage. Das ist die implizite Suggestion. Sie ist fürchterlich schwer zu erkennen.

R.: Das ist ein weiterer raffinierter Gebrauch der Zeit, eine Implikation zur möglichen Vorbereitung eines späteren halluzinatorischen Erlebnisses einzubauen.

E.: Ja, später.

Bewusste Haltungen entkräften: Strukturierte Amnesie

E.: Und Sie haben es damals nicht realisiert, aber *Sie haben innere Bilder entwickelt, die Ihnen für den Rest Ihres Lebens*

***bleiben würden. Nun brauchen Sie mir nicht wirklich zuzuhören, weil Ihr Unbewusstes mich hören wird. Sie können Ihren bewussten Verstand schweifen lassen,* wohin er will.**

R.: Warum wiederholen Sie hier diesen Satz über das Entwickeln von Bildern, die »Ihnen den Rest Ihres Lebens bleiben würden«? Sie haben ihn bereits in einem früheren Abschnitt gebraucht (Worte, die unbewusste Aktivität über die Zeit fortwirken lassen).

E.: Er verbindet diesen früheren Abschnitt mit dem jetzigen.

R.: Oh, so veschwindet alles, was dazwischen liegt, in einer Lakune (Gedächtnislücke) und wird wohl amnestisch werden! Das ist eine strukturierte Amnesie.

E.: Ja, das Ganze wird in einer Gedächtnislücke verschwinden. Ich habe ebenfalls zuvor schon erwähnt, dass er mir nicht zuzuhören brauche und seinen Verstand schweifen lassen könne.

R.: Damit kann auch Amnesie aufgebaut und gleichzeitig die bewusste Haltung entkräftet werden.

Trance bestätigen: Innerer Fokus für das Lernen der Trance aus Erfahrung

E.: Aber Ihr Unbewusstes wird aufmerksam sein, Sie werden verstehen. *Und Sie gleiten in eine Trance.* Sie *haben Ihren Atem-Rhythmus verändert. Ihr Puls ist anders.* Ich weiß das aus Erfahrung.

R.: Geben Sie ihm eine direkte Suggestion, indem Sie sagen, er gleite in Trance?

E.: Nein, das ist die Feststellung einer Tatsache aufgrund der Veränderung von Atmung und Puls, die ich tatsächlich beobachten kann. Ich habe nicht gesagt, »Sie sind *geglitten* …« (Vergangenheit); ich beobachte einfach: »Sie gleiten in eine Trance« (Gegenwart).

R.: Sie beobachten diese Veränderungen, die tatsächlich stattfinden, und sprechen sie an, sodass seine eigene Erfahrung bestätigen kann: die Trance findet wirklich statt. Sie suggerieren die Trance nicht, Sie beweisen sie!

E.: Ja. Er muss seinen Atemrhythmus untersuchen. Damit ist er immer noch bei sich! Er muss seinem Atemrhythmus als einem In-Trance-Gleiten nachspüren.

R.: Sie halten ihn bei seinem inneren Fokus und Sie erreichen, dass er auf dem Wege des erfahrungsmäßigen Lernens sich selbst seine eigene Trance bestätigt.

Die Rolle von Bewusstsein und Unbewusstem; links- und rechtshemisphärischer Fokus in therapeutischer Trance

E.: Und Sie strengen sich so sehr an zu verstehen, anstatt einfach nur die Erfahrung zu machen.

E.: Implizit sage ich damit, ich werde Ihnen Dinge sagen, die zu verstehen Sie sich sehr anstrengen werden, anstatt einfach nur die Erfahrung zu machen.

R.: Das finde ich schwer zu verstehen! Ich dachte, Sie versuchen seinen bewussten Verstand auszuschalten, um sein Unbewusstes und seine Erfahrungsorientierung zu fördern. Wenn Sie ihn bitten zu »verstehen«, klingt das, als würden Sie ihn auffordern, links-hemisphärische bewusste Arbeit zu leisten.

E.: Sie haben es noch nicht erfasst! Ich habe seinen bewussten Verstand bis auf einen kleineren Rest bereits ausgeschaltet. Und ich versuche, sein Unbewusstes dazu zu bringen zu verstehen: Sie haben noch viel Arbeit vor sich, einfach nur Erfahrung zu machen.

R.: Wir könnten das als einen Zwei-Phasen Prozess der *Trance Induktion* und -Utilisation bezeichnen. In der ersten Phase der Trance-Induktion wird Dr. Q.'s momentan dominante links-hemisphärische Bewusstseinshaltung entkräftet. Damit werden die rechts-hemisphärischen, unbewussten Prozesse erleichtert und freigesetzt. Dort kann Erfahrungslernen stattfinden, und dort liegt das Repertoire an Reaktionsmöglichkeiten, die als ›Rohmaterial‹ für die von Ihnen beabsichtigten hypnotherapeutischen Veränderungen genutzt werden. In der zweiten Phase, der *Trance-Utilisation*, reaktivieren Sie links-hemisphärische Prozesse, um die nunmehr freigesetzten rechts-hemisphärischen Inhalte zu bearbeiten (»reassoziieren«, »resynthetisieren«, vgl. Erickson, 1948) und sie als hypnotherapeutische Reaktionen neu zu organisieren.

Bewusste Haltungen entkräften und dabei unbewusste Prozesse zu konstruktiver Arbeit heranziehen; behutsame direkte Suggestion für unbewusste Arbeit

E.: *Sie brauchen nicht zu verstehen. Nötig ist lediglich: sich treiben lassen und sich wohl und entspannt fühlen.* Und ich brauche nicht einmal mit Ihnen zu reden, denn es gibt nichts, was getan werden müsste. Aber Sie können sich wohl fühlen und ausruhen, während ich zu Ihnen spreche, *Ihr Unbewusstes wird mich hören und tun, was ich sage, worauf ich hinweise.* (Pause)

R.: Sie entkräften wiederum links-hemisphärische bewusste Haltungen mit Nicht-Wissen (»Sie brauchen nicht zu verstehen«) und entspanntem, wohligem Sich-treiben-Lassen.

E.: Das fördert den Trance-Zustand und bedeutet auch, dass er die Trance aufrechterhalten wird.

R.: Das Wohlgefühl und die Entspannung der Trance aufrechtzuerhalten heißt auch, dass das links-hemisphärische Bewusstsein nichts tun muss. Dann erklären Sie deutlich, dass das Unbewusste Sie hören wird und tun wird, was Sie sagen.

E.: »Tun Sie, was ich sage, worauf ich hinweise« – also völliger Gehorsam.

R.: Wie, Sie geben direkte Suggestionen zum Gehorsam!

E.: Aber es ist so behutsam gesagt. Es ist so einfühlsam.

R.: Und Sie sagen nicht dem bewussten Ich, dass es Ihnen gehorchen soll; vielmehr helfen Sie dem Unbewussten behutsam nach, auf die verbalen Stimuli zu reagieren, die Sie vermitteln.

Bezugsrahmen voneinander trennen, um hypnotische Phänomene zu fördern; die Kunst, Suggestionen zu verstärken

E.: Und ich *kann zu Ihnen sprechen, zu Dr. Rossi,* ganz wie ich möchte. Aber Sie brauchen gar nicht darauf zu achten. *Sie sind mit Ihrem Unbewussten beschäftigt,* betrachten dieses innere Bild. *Sie ruhen sich einfach aus.* (Pause)

E.: »Und ich kann zu Ihnen sprechen« – das ist der eine Bezugsrahmen; »... zu Dr. Rossi« ist ein anderer Bezugsrahmen. Ich trenne die Situationen, teile sie auf.

R.: Dieses Trennen und Aufteilen ist ein wesentlicher Teil Ihres Vorgehens, um Dissoziation zu bewirken und den Boden für die meisten hypnotischen Phänomene zu bereiten. Diese Dissoziation ist das bedeutsame hypnotische Phänomen, die wichtige unbewusste Arbeit, auf die Sie in den vorausgegangenen Abschnitten hingearbeitet haben. Sie sagen zu ihm: »Sie sind mit Ihrem Unbewussten beschäftigt.« Lassen Sie Ihren bewussten Verstand ausruhen, während Ihr Unbewusstes die Arbeit tut, sich mit den dissoziativen Mechanismen zu befassen.

E.: Das stimmt, und weiter ist da nichts. Und es ist so behutsam und annehmbar geäußert.

R.: Sie geben ihm, der ja Psychiater ist, keine schwierige, linkshemisphärische Aufgabe, indem Sie ihm sagen, er solle die Unterhaltung »dissoziieren«. Vielmehr erteilen Sie ihm die konkrete Aufgabe, das, was Sie zu ihm und zu mir, Dr. Rossi, sagen, voneinander zu trennen. Diese konkrete, sensorisch-perzeptuelle Aufgabe kann die rechte Hemisphäre ausführen und dabei ihre dissoziativen Mechanismen einsetzen. Sie rufen unbewusste Prozesse nicht dadurch hervor, dass Sie ihn davon in Kenntnis setzen, welche Mechanismen er gebrauchen soll, sondern Sie geben ihm eine Aufgabe, die automatisch jene Mechanismen hervorruft. Das ist eine Ihrer bevorzugten indirekten Vorgehensweisen: Sie geben eine Suggestion oder eine Aufgabe nicht wegen Ihres speziellen Interesses daran, sondern weil Sie die zur Ausführung erforderlichen mentalen Prozesse hervorrufen wollen.

Mit Ihrem letzten Satz »Sie ruhen einfach aus« verstärken Sie die Aussage davor: »Sie sind mit Ihrem Unbewussten beschäftigt.« Das machen Sie häufig, nicht wahr? Sie benutzen einen Satz, um einen anderen zu verstärken. Das ist ein wichtiger Aspekt der Kunst der Suggestion.

Rapport mit den Zuhörern und an sie gerichtete indirekte Suggestionen mittels Lokalisation der Stimme

E.: Nun, hier haben wir einen ausgebildeten Psychologen vor uns. Entsprechend dem, was er gelernt hat, ist er darauf ein-

gestellt, allem eine individuelle Bedeutung oder Interpretation zu geben. ***Er versteht nicht sehr viel vom Sehen oder Erleben der Realität.*** **Er muss die Realität entsprechend dem erleben, was ihm beigebracht worden ist und was er gelesen hat.**

R.: ***Ach?!*** **(Pause)**

R.: Jetzt haben Sie mich erwischt; obgleich Sie anscheinend zu Dr. Q. gesprochen haben, haben sie tatsächlich mir wichtige Suggestionen zukommen lassen. Ich war so vertieft, Dr. Q. zu beobachten, dass ich eine Alltagstrance erlebte, wie Sie das nennen würden. Mit meinem »Ach?!« bin ich schließlich daraus erwacht. Sie haben auch den Tonfall und die Lokalisation Ihrer Stimme geändert, um meinem Unbewussten einen Hinweis zu geben, noch ehe ich bemerkt habe, was Sie da tun. Ich habe das tatsächlich erst realisiert, als ich das Transkript zur Vorbereitung der Anmerkungen durchging. Das war ein typisches Beispiel für Ihren Gebrauch indirekter Suggestionen, um die assoziativen Prozesse eines Zuhörers umzudrehen, ohne dass er das überhaupt realisiert.

E.: Und diese unterschiedliche Lokalisation der Stimme *ist* wichtig.

R.: Obgleich der Proband sich dessen gar nicht bewusst ist.

E.: Gleichzeitig trage ich weiter zum Rapport bei, indem ich ihn näher zu mir heranhole und Sie aus seiner Sicht ausschließe aus dem Geschehen.

R.: Warum möchten Sie mich ausschließen?

E.: Damit erweitere ich den Bereich, in welchem er sich gemäß meiner Äußerungen und Hinweise verhält.

R.: Dabei bin ich unwichtig und Sie schließen mich aus, um all seine mentalen Energien auf ihn sebst zu richten. Gleichzeitig erhält er die implizite Botschaft, dass er lernen soll, mehr seine eigenen Erfahrungen zu machen und sich nicht auf das zu beschränken, was er aus Büchern und von seinen früheren Lehrern gelernt hat. Das ist eine jener eigentümlichen Situationen, die so schwer zu analysieren sind: Dr. Q. und ich, wir erhielten beide die gleiche indirekte Botschaft, aber in unterschiedlicher Weise – jeder gemäß seinem eigenen Bezugsrahmen.

E.: Ja.

Katalepsie zur Bestätigung der Trance

E.: *Nun werde ich Ihr Handgelenk berühren.* (Erickson berührt Dr. Q.'s Handgelenk und vermittelt ihm sehr zart taktile Hinweise, um ein Heben seiner Hand und seines Arms um etwa 15 Zentimeter anzuregen.) Ich werde Ihren Arm berühren. Ich werde ihn in diese Position bringen. (Pause, während Erickson Dr. Q.'s Handgelenk in eine etwas ungünstige Position bringt, indem er die Hand in einen merkwürdigen Winkel zum Arm führt. Der Arm bleibt nicht in der Luft, sondern sinkt auf Dr. Q.'s Schoß hinab. Ein oder zwei Finger berühren seinen Oberschenkel, die anderen bleiben locker und bewegungslos in der Luft. Seine Hand liegt nicht »normal« auf seinem Schenkel, sondern bleibt kataleptisch in der Schwebe und berührt nur ganz leicht seinen Schenkel.)

E.: »Nun werde ich Ihr Handgelenk berühren.« Was ist da Großartiges dabei? Es ist überhaupt nichts dabei. Das ist einfach ein sicheres Vorgehen.
R.: Sie führen auf sehr unabsichtliche Weise eine Katalepsie herbei.
E.: Sehr unabsichtlich – der merkwürdige Winkel ist der wichtige Punkt.
R.: Warum ist der Winkel, in den Sie die Hand führen, so wichtig?
E.: Wenn ich den Arm der Versuchsperson anhebe, sage ich ihr nicht, dass ich ihn mit Absicht anhebe und damit ein gewisses Ziel verfolge. Aber ich hebe ihn an, um damit ein bestimmtes Ziel zu erreichen. Wenn das Ziel erreicht ist, kann ich das sehen, er aber weiß es nicht einmal. Und so verhält er sich in Übereinstimmung mit meinen taktilen Stimuli.
R.: Was beweist das? Warum befassen Sie sich damit?
E.: Wenn Sie den Arm eines Menschen anheben, so lässt er ihn selten mitten in der Luft, stimmt's?
R.: Nein, normalerweise nicht.
E.: Und wenn Sie ihn in einen merkwürdigen Winkel bringen, ist es wahrscheinlicher, dass die Versuchsperson diesen Winkel korrigiert, oder?
R.: Geschieht das in Trance, so lässt die Versuchsperson den Arm einfach dort. Ist das dann ein Test für den Trance-Zustand? Tun Sie das deshalb?

E.: Ich habe das eigentlich eher getan, um es Ihnen zu beweisen, damit Sie einen sichtbaren Beweis haben.
R.: Dass die Katalepsie mich überzeugen sollte. Und wie steht's damit, den Patienten zu überzeugen?
E.: Früher oder später wird er merken, dass sein Arm noch dort ist. Und das widerspricht all seinen früheren Erfahrungen. Er muss das dann untersuchen, und das wird für ihn sehr überzeugend sein.

Nicht-Tun: Katalepsie ist eine Form mentaler Ökonomie unter parasympathischem Einfluss; Vorschlag einer Definition der therapeutischen Trance

E.: Und *ich weise Sie nicht an, sie herunterzunehmen.* (Pause)

Dr. Q.: Hm, das – – –

R.: Warum das »nicht« an dieser Stelle? Warum nicht einfach: »Halten Sie Ihre Hand oben«?
E.: Was immer er auch tut, die Verantwortung dafür muss bei ihm liegen.
R.: So hält er sie in eigener Verantwortung oben, denn Ihre Bemerkung impliziert, sie oben zu halten.
E.: Nein, seine Hand war bereits oben. Die einzige Möglichkeit, diese Hand nach unten zu bekommen, ist, dass er selbst diese Aufgabe übernimmt, und zwar als völlig separate, individuelle Aufgabe. Es ist viel leichter, diesen Zustand ausgewogener Spannung fortbestehen zu lassen. Er muss überhaupt nichts tun!
R.: Ich sehe, das ist einfach eine Frage der Ökonomie der geistigen Anstrengung, die Hand eher dort zu lassen, anstatt den mühsamen Entscheidungsprozess zu durchlaufen, ob er die Hand in dieser Situation herunternehmen soll oder nicht.
E.: Das ist besser als ihm zu sagen: »Nehmen Sie sie nicht herunter.«
R.: Andernfalls könnte er, nachdem Sie seine Hand angehoben haben, sie als Teil der gleichen Aktion wieder ablegen; das Heben und Ablegen wäre insgesamt eine einzige Aktion. Wenn Sie aber seine Hand heben und ihm sagen: »Ich weise Sie nicht

an, sie herunterzunehmen«, so bedeutet das, eine Aktion (das Heben) ist abgeschlossen, und die Hand herunterzunehmen, würde von ihm eine getrennte Entscheidung und einen Energieaufwand erfordern. Da er in solch entspanntem Trance-Zustand ist, wäre es einfach leichter, die Hand dort zu lassen. Sie tun etwas sehr entschieden (wie das Heben des Arms), dann brechen Sie ab, setzen eine Grenze, sodass er viel Entschiedenheit und Energie zur Veränderung benötigt. Es ist schwerer, die Hand herunterzunehmen als sie oben zu lassen. In Trance besteht also eine Ökonomie der Anstrengung. Würden Sie sagen, dass in Trance der Parasympathikus, die »Entspannung«, eher vorherrscht als der Sympathikus?

E.: Ja, das ist so.

R.: Deshalb betonen Sie so sehr das »Nicht-Tun« in Trance: Nichts zu tun ist natürlich, wenn wir entspannt, unter Einfluss des Parasympathikus sind; etwas zu tun ist natürlicher, wenn wir uns in der typischen, nach außen gerichteten und Energie verausgabenden Verfassung des vorherrschenden Sympathikus befinden. Ich glaube übrigens, dass es das ist, was das Burr-Ravitz-Gerät misst. Senkt sich die Ravitz-Kurve, so bedeutet das, der Patient ist in passiv-rezeptiver Verfassung. Ich habe in gewöhnlichen Therapie-Sitzungen ohne Hypnose Einsatz das elektrodynamische Potenzial des Patienten gemessen (Ravitz, 1962), und wenn der Patient wirklich momentan vertieft ist in seine Introspektion oder mir aufnahmebereit zuhört, dann sinkt der Wert seines elektrodynamischen Potenzials. Er steigt wieder, wenn er Energie aufwendet, um sich auszudrücken.

E.: Das ist ein veränderter Zustand.

R.: Verändert in Richtung von Aufnahmebereitschaft. In Trance ist der normale Wechsel zwischen Aufnehmen und Abgeben zugunsten fortgesetzter Aufnahme unterbrochen. Dieses Aufnehmen kann von innen kommen – so wenn jemand empfänglich ist für seine eigenen Bilder, Gedanken, Gefühle, Empfindungen und für seine Phantasie, oder jemand kann empfangsbereit sein für Eindrücke von außen wie für den Therapeuten. Das elektrodynamische Potenzial scheint erniedrigt zu bleiben, solange keine normale Anstrengung einsetzt, aktiv zu reagieren.

E.: Sowie die üblichen Muster vielfältiger Aufmerksamkeitsschwerpunkte zu gebrauchen.

R.: Das ist richtig, die Aufmerksamkeitsschwerpukte sind in Trance reduziert – und häufg durch das bestimmt, was der Therapeut vorgibt. Das zeigt, dass wir therapeutische Trance auch als Veränderung der normalen, für das jeweilige Individuum charakteristischen Balance zwischen rezeptivem und expressivem Verhalten bezeichnen können. Alles, was ein Individuum zu einem gesteigerten rezeptiven Verhalten im Vergleich zum expressiven Verhalten bringt, wird es mehr in therapeutische Trance versetzen. Es bedarf der Forschung, um zu bestimmen, wie unser vorgegebenes Verhältnis von rezeptivem zu expressivem Verhalten gemessen werden könnte, und auch, bis zu welchem Grad das den Messwerten der relativen Dominanz von Parasympathikus oder Sympathikus entspricht, also dem Wert für das Verhältnis Parasympathikus–Sympathikus.

Katalepsie als ausgewogener Tonus

(Dr. Q. versucht langsam, etwa zwei Minuten lang, seinen Arm an Ellbogen und Schulter ein wenig zu bewegen, jedoch nicht das Handgelenk und die Hand.)

E.: ***Nun, keiner weiß, wer was zuerst lernt.***

Dr. Q.: Hm-hm

R.: Was tut er da, dass er Ellbogen und Schulter so bewegt?

E.: Er weiß, dass in diesem Arm etwas anders ist, und er versucht herauszufinden, was das ist. Er weiß, dass da eine Veränderung ist.

R.: Und diese Veränderung ist der ausgewogene Tonus?

E.: Ja.

R.: Dieser ausgewogene Tonus, glauben Sie, dass das ein anderer physiologischer Zustand ist?

E.: Ja, das ist richtig.

R.: Ausgeglichener Tonus bedeutet, dass da ein gleichwertiger Zug auf den Agonisten und auf den Antagonisten wirkt, stimmt das?

E.: Stimmt. Den ganzen Tag über halten Sie Ihren Kopf im Zustand eines ausgewogenen Tonus.

R.: Deshalb werden wir nicht müde, wenn wir unseren Kopf halten

– das ist der ausgewogene Tonus. Gäbe es Zug nach der einen oder der anderen Seite, würden wir ermüden.

E.: Stimmt. In anderen Bereichen unseres Körpers sind wir nicht an diesen ausgewogenen Tonus gewöhnt.

R.: Katalepsie führt diesen ausgewogenen Tonus auch in anderen Bereichen unseres Körpers ein.

E.: Ja, in anderen Körperbereichen, wo das ungewohnt ist.

R.: Das ist es, was Dr. Q. untersucht.

E.: Aber er kann es nicht verstehen, niemand hat ihm je erklärt, was ausgewogener Tonus ist.

R.: Wie haben Sie diesen ausgewogenen Tonus eingeführt? Einfach durch jene zarten taktilen Hinweisreize zum Heben der Hand?

E.: Nein, er befindet sich in Trance, wo dieser ausgewogene Tonus einfach besteht. Und wenn ich ihm dann sage, »keiner weiß, wer was zuerst lernt«, dann sage ich ihm, dass er dabei ist zu lernen, ich bringe das aber als Gemeinplatz, und das kann er nicht bestreiten: Wir wissen wirklich nicht, wer was zuerst lernt.

»Abwarten und sehen« als frühe Lernhaltung; Reaktionspotenzial hervorrufen und fördern durch Redensarten mit mehrfacher Bedeutung; das Wesentliche hypnotherapeutischer Arbeit

E.: ***Abwarten und sehen.*** **(Pause)** ***Das einzig Wichtige dabei – –***

E.: »Abwarten und sehen« – was in aller Welt soll das bedeuten? Hier ist nichts zu sehen. Das ist eine Redensart als Anweisung, weiter zu lernen.

R.: Ohne zu sagen: »Lernen Sie weiter« und damit möglicherweise Widerstand herauszufordern.

E.: Richtig! Einfach »abwarten und sehen«. Das ist so rätselhaft, dass es Erwartung weckt!

R.: Und wenn jemand in der Vergangenheit gewartet hat, dann hat er häufig etwas Neues gelernt, so aktivieren und nutzen Sie auch eine Lernhaltung, auf die seit der Kindheit Verlass war.

E.: Ja, und das heißt auch, Passivität zu verlangen.

R.: Ja, das passiv-rezeptive Lernen ist eine weitere Implikation. Das machen Sie öfter: Oft ist das ein Klischee oder eine Redensart

mit vielen Bedeutungen, vielen Implikationen. Sie nehmen viele, wenn nicht gar alle Bedeutungen in Anspruch. Der Patient ist sich dieser gewiss nicht jederzeit bewusst, aber auf irgendeiner Ebene werden diese Bedeutungen heraufbeschworen und dann fokussiert, um Reaktionspotenzial zu fördern, das dem Patienten andernfalls nicht möglich wäre. Zunächst rufen Sie eine Fülle assoziativer Prozesse hervor und fokussieren dann auf einen oder zwei, die verstärkt werden bis zu offenem Verhalten. Das ist der Kern Ihrer Arbeit als Hypnotherapeut: Reaktionspotenzial zu wecken und zu fördern, das der Patient selbst noch nicht so ganz handhaben kann.
Die Art, wie Sie zunächst die Vielfalt an Assoziationen und Bedeutungen hervorrufen, ähnelt Freuds Gedanken der vielfachen Determiniertheit von Symptomen durch verschiedene Lebenserfahrungen und Assoziationsstränge. Was allerdings die Symptome betrifft, so sind wir Opfer dieser Vielfalt psychischer Determiniertheit, die wir nicht kontrollieren können. Sie benutzen die gleichen Prinzipien, um Reaktionen erwünschten Verhaltens zu fördern.

E.: Das »dabei« in dem Satz »das einzig wirklich Wichtige dabei …« ist nicht definiert, bezieht sich aber auf das Lernen.

R.: Man weiß nicht immer, was in Hypnose gelernt wird, aber was es auch sein mag, man verstärkt es.

Das Prinzip der paradoxen Intention; Erinnerungen als innerer Fokus

E.: – *ist, was ich zu Ihrem Unbewussten sage, nichts sonst. Ihr bewusster Verstand kann dazu neigen oder aufmerksam sein für Erinnerungen* an alles mögliche. (Pause)

E.: Dieses »… ist, was ich zu Ihrem Unbewussten sage, nichts sonst.« Das bedeutet, achten Sie nicht auf den Raum, nichts sonst ist wichtig. Ich habe Dr. Rossi ausgeschlossen, den Raum, den Fußboden, den Himmel. Ich habe Dr. Q. aber nicht gesagt, er solle das alles ignorieren.

R.: Richtig. Wenn Sie diese unwesentlichen Dinge erwähnt hätten, dann wäre er gemäss dem Prinzip der paradoxen Intention auf sie konzentriert, obgleich Sie ihm gesagt haben, dass er das nicht soll.

E.: »Achten Sie auf Erinnerungen« – das heißt, nicht auf äußere Gegebenheiten.

R.: Wiederum lenken Sie den Fokus auf die innere Arbeit.

Die Doppelbindung und das Unbewusste als alternative Metaphern

E.: Und nun *werde ich Ihrem Unbewussten einige Anweisungen geben. Es ist nicht wichtig, ob Ihr bewusster Verstand zuhört oder nicht. Ihr Unbewusstes wird es hören ...*

E.: Dieses Unbewusste ist für ihn unerreichbar, aber ich kann alles sagen, was mir gefällt.

R.: Solange Sie Ihre Bemerkungen an Dr. Q.'s Unbewusstes richten, benutzen Sie die Bewusst-Unbewusst-Doppelbindung (Erickson & Rossi, 1979). Er kann nur sein Bewusstsein kontrollieren, nicht aber sein Unbewusstes. Ist das auch eine Möglichkeit, jemanden zu dissoziieren?

E.: Richtig. So werden auch bewusste Haltungen entkräftet, so wie es auch für den Satz gilt, dass es nicht wichtig ist, ob das Bewusstsein zuhört.

R.: Glauben Sie wirklich, dass es ein Unbewusstes gibt, das Sie hört? Oder ist das alles einfach eine Möglichkeit, eine Doppelbindung zu formulieren?

E.: Ich weiß, dass sein Unbewusstes zuhört. Es muss. Er ist nicht weit entfernt von mir, meine Stimme ist laut genug. Es wird zuhören!

R.: Sie gehen tatsächlich von der Annahme aus, dass jegliches Unbewusste wirklich existiert und Sie ihm sagen können, was es zu tun hat; andere würden das Unbewusste lediglich als Metapher sehen. Am ehesten verstehe ich noch, dass die Doppelbindung die bewusste, willentliche (intentionale) Kontrolle der linken Hemisphäre über die assoziativen Prozesse entkräftet, sodass mehr unwillkürliche Reaktionspotenziale der rechten Hemisphäre zutage treten.

Beiläufiges Vorgehen bei der posthypnotischen Suggestion

E.: *– und behalten Sie es im Sinn. Von nun an können Sie immer in Trance gehen, indem Sie von eins bis zwanzig zählen, bei jeder Zahl ein Zwanzigstel in Trance gehen.* (Pause)

E.: »Und behalten Sie es im Sinn«, ich habe allerdings nicht ausdrücklich gesagt: »Nun werden Sie sich für alle Zeiten erinnern!«

R.: So beiläufig erwähnt wird kein Widerstand geweckt.

E.: Ja, ich mache einfach Konversation, das ist alles.

R.: Es scheint eine Erklärung zu sein, mit der Sie beschreiben, wie er in Trance gehen kann. Aber ist es wohl eher eine posthypnotische Suggestion?

E.: Ja.

Zeit-Verzerrung zur Trance-Bestätigung

E.: Nun schlage ich vor, dass Sie aufwachen, indem Sie still, für sich, von 20 bis 1 zählen. Und Sie können anfangen zu zählen, jetzt! (50 Sekunden Pause und dann beginnt Dr. Q. aufzuwachen.)

R.: Warum möchten Sie, dass Leute in Trance gehen und wieder zurückkommen, indem sie bis 20 vor oder von 20 zurückzählen?

E.: Manchmal benutze ich eine Stoppuhr. Das zeigt ihnen, dass sie eine anders geartete Erfahrung gemacht haben. Ich kann es ihnen beweisen.

R.: Wenn sie in ihrer Einschätzung, wie lang sie zum Aufwachen gebraucht haben, erheblich daneben liegen, so ist das eine Möglichkeit, dank der Zeitverzerrung die Trance zu bestätigen.

Fragen zur Bestätigung der Trance

E.: *Sind Sie völlig wach?* (Dr. Q. stampft auf den Boden auf und streckt sich etwas stärker.) Als Erstes kamen beim Erwachen die Gesichtsbewegungen. Dann kamen die veränderte Atmung und die Bewegung von Kopf und Hals.

R.: Hm-hm.

E.: Und weitere Gesichtsbewegungen und noch mehr Veränderung der Atmung. Und Sie werden bemerken, wie rasch. Wie lang haben Sie gebraucht, um aufzuwachen?

Dr. Q.: Ungefähr 35 Sekunden.

E.: (Zu R.) Wie lang hat es gedauert?

R.: Ungefähr 45, eher 50. (Pause)

R.: Zu fragen: »Sind Sie völlig wach?«, nachdem er sich bewegt und aufwacht, bestätigt die Trance.

E.: Ja, damit wird die Trance für sein Unbewusstes wirklich bestätigt, und sein bewusster Verstand kann denken, was er mag.

Eine Befragung mit Doppelbindung zur Trance-Bestätigung

E.: *Wissen Sie, ob Sie in Trance waren?*

Dr. Q.: Hat sich so angefühlt wie leichte Trance.

E.: Was alles ist geschehen?

E.: Das scheint lediglich eine einfache Befragung zu sein: »Wissen Sie, ob Sie in Trance waren?« Ob die Antwort nun Ja oder Nein ist, es wird eine Trance eingeräumt: Ein Ja gesteht eine Trance ein, aber ein Nein gesteht auch eine Trance ein! Ein Nein bedeutet: »Nein, ich wusste nicht, dass ich in Trance war.«

R.: Hätten Sie gesagt: »Wussten Sie, dass Sie in Trance waren?«, so wäre das noch klarer gewesen.

E.: Aber er kann es bestreiten, wenn Sie es auf diese Art ausdrücken. So wie ich es formuliert habe, war das einfach nur eine Bitte um Information für mich selbst, nicht für ihn.

R.: Was ist, wenn er sagt: »Nein, ich war nicht in Trance?«

E.: Dann würde ich sagen: »Schön, Sie haben es wirklich nicht gewusst.« Ich säe Zweifel bei ihm, und ich sage die Wahrheit – er wusste es wirklich nicht.

R.: Ihre Frage war also ein Doppelbindung: Jede Antwort, die er gibt, bestätigt automatisch die Trance. Die Doppelbindung ist in dieser Situation wirksam, weil sie benutzt wird, um die Einschränkungen seines zweifelnden, skeptischen Verstandes abzuschwächen, der nicht weiß, wie er die Realität dieser Trance-Erfahrung erkennen kann. Eine bestimmte Bewusstseinsebene, die die Realität der Trance erkennt, wird dabei gestärkt und so bewusst gemacht, dass es seinem bewussten Glaubenssystem möglich wird, die einschränkende Haltung zu überwinden und die Realität des veränderten Zustands zu akzeptieren.
Eine Doppelbindung kann nur dann das Glaubenssystem eines Menschen ändern, wenn sie dazu eingesetzt wird, eine Wahrheit zu bestätigen, die auf irgendeiner Ebene bekannt ist, indessen aufgrund der Beeinflussung durch die erlernten Grenzen des bewussten Verstandes geleugnet wird.

Amnesien beschreiben

Dr. Q.: Also, das Wichtigste ist, dass Sie meinen Arm berührten und sagten: »Ich gebe Ihnen nicht die Anweisung, ihn herunterzunehmen.« *Ich fühlte mich schlecht,* denn ich – mein Arm sollte hier gehangen haben in der Trance, und das tat er nicht.

E.: Fragen Sie Dr. Rossi, ob das eine richtige Erinnerung ist.

Dr. Q.: Ist das eine richtige Erinnerung?

R.: Ich hätte gern, dass Sie mir Ihre Erfahrung mehr im Detail beschreiben. Hing er überhaupt da?

E.: Was er hier nicht weiß, er beschreibt seine Amnesien. Er weiß es nicht, und Sie wussten es nicht. Er weiß nicht wirklich, was sein Arm tat. Wenn er sagt, er habe sich »schlecht gefühlt«, bedeutet das, er war verwirrt. Er wusste nicht, was das bedeuten soll. Etwas war verändert, er versteht aber noch nicht, was.

Minimale Anzeichen eines veränderten Zustands erkennen lernen: Muskel-Sinn und Zerstreuung

Dr. Q.: Ich könnte das gemacht haben (er berührt seinen Oberschenkel leicht mit seiner Hand, die teilweise in der Luft schwebt). *Ich spürte den Druck meiner Finger gegen mein Bein. Ich spürte, wie meine Muskeln versuchten, die Suggestion zu befolgen*, aber ich habe nicht den Eindruck, es getan zu haben.

R.: (Zu Dr. Q.) Ich habe bemerkt, dass Ihre Hand ein wenig herunterfiel, aber dass das eine befriedigende Katalepsie war.

Dr. Q.: Ich nicht.

E.: (Zu Dr. Q.) Haben Sie bemerkt, das Ihre Haut Berührung hatte, Ihre Fingerspitzen auf Ihrem Bein waren? Waren sie?

Dr. Q.: Fingerspitzen auf meinem Bein?

R.: Eine oder zwei haben berührt.

Dr. Q.: Etwas in der Art. So etwa? (Dr. Q. zeigt es korrekt.) Und ich denke, dass Sie (Dr. R.) etwas geschrieben haben.

R.: Ja.

E.: Gut. Greifen wir die Frage nach dem Wert auf. Wie wichtig war Dr. Rossis Schreiben?

Dr. Q.: *Ich denke, es hat etwas abgelenkt.*

E.: Hatte es für Sie überhaupt irgendeinen Wert?

Dr. Q.: Na ja, ich habe etwas Aufmerksamkeit bekommen, diese Seite habe ich wohl genossen.

R.: War das eine Teilantwort, wenn er sagt: »Ich spürte, wie meine Muskeln versuchten, die Suggestion zu befolgen?«

E.: (Erickson demonstriert das, indem er Rossis Arm senkt.) Spürten Sie Ihre Muskeln? Wie spüren Sie Ihre Muskeln?

R.: Ich hatte kein besonderes Gefühl in meinen Muskeln, als Sie meinen Arm führten. Genau die Tatsache, dass er seine Muskeln spürt, bedeutet, dass er in einem veränderten Zustand war. Seine Aufmerksamkeit ist auf seine Muskeln konzentriert. Wenn Patienten etwas in der Art sagen, wissen Sie dann, dass sie Trance erlebt haben?

E.: Sie haben ein ungewöhnliches Gefühl erlebt.

R.: Jemand wie T. X. Barber (1969) würde sagen, dass Sie einfach Ihren Aufmerksamkeitsfokus geändert haben, das heißt aber nicht, dass Trance vorliegt.

E.: Ich habe den Aufmerksamkeitsfokus nicht geändert – er hat das gemacht! Er macht das nicht bewusst. Was war die Ablenkung durch Ihr Schreiben? Damit bestätigt er, dass etwas vorhanden war, was bei ihm durch Ihr Schreiben abgelenkt worden ist. Nur weiß er nicht, dass er das sagt.

R.: Von Dr. Q.'s Standpunkt aus hat er nicht genügend Trance erlebt. Das scheint außerordentlich bezeichnend zu sein für viele heutige Versuchspersonen der postpsychedelischen Revolution, die einen veränderten Bewusstseinszustand absolut verbergen. Aus unserer Sicht ist er einfach ein Anfänger, dessen erste Aufgabe darin besteht, minimale Veränderungen – so gering sie auch sein mögen – erkennen zu lernen und zu begrüßen. Selbst Experten für seelische Gesundheit meinen heute, Hypnose sei ein Universalschlüssel zum Wunder. Die Realität aber ist, dass es gewöhnlich Zeit erfordert, einen veränderten Bewusstseinszustand erkennen zu lernen, insbesondere für Fachleute, aufgrund ihrer kritischen und skeptischen Einstellung. Als erstes müssen sie jene sehr subtilen Hinweisreize erkennen lernen, die bedeuten, es hat eine Veränderung stattgefunden.

Fragen zur Bestätigung der Trance und zur Information des Unbewussten

E.: Jetzt erhalten Sie Aufmerksamkeit. Seit ich diese Frage gestellt habe, wie viele Autos sind da vorbeigekommen?

Dr. Q.: Ich habe keine Ahnung.

E.: Das stimmt. Wie wichtig waren die vorbeifahrenden Autos, während Sie diese Frage beantworteten?

Dr. Q.: Beantworten, ob die Autos vorbeifuhren oder nicht?

E.: Hm-hm. Ich weiß, dass sie keine Bedeutung für Sie hatten.

Dr. Q.: Nein.

E.: Dr. Rossis Schreiben hatte für Sie keinen Wert ... Schön, nun werde ich Sie bitten, sich von diesem Stuhl auf jenen dort zu setzen.

R.: Weshalb stellen Sie Dr. Q. all diese Fragen?
E.: Damit bestätige ich die Trance, und ich lenke seine Aufmerksamkeit auf Verschiedenes. Und sage ihm das nicht vor! Ich erbitte lediglich Informationen. Sie fragen ihn nach all dem, wovon Sie möchten, dass er es unbewusst aufnimmt.
R.: Das scheinen ganz harmlose Fragen zu sein, tatsächlich aber informieren Sie sein Unbewusstes?
E.: Ja, um all das, was geschehen ist, zur Kenntnis zu bringen.

Hypnotische Demonstration zur Einübung indirekter Trance

Der Senior-Autor demonstriert nun hypnotische Induktion und Trance mit einer anderen, erfahreneren Versuchsperson, um Dr. Q. eine lehrreiche Erfahrung zu vermitteln. Dr. Q. glaubt, dass ein Rollenwechsel stattgefunden hat, sodass er, der junge Psychiater, nun ein Training erhält, um bei anderen selbst Trance zu induzieren, indem er bei einer Demonstration zusieht. Zweck dieses Vorgehens ist natürlich, dass sein Unbewusstes – ohne sich dessen bewusst zu werden – indirekte Suggestionen erhält, um selbst zu lernen, wie man Trance-Erfahrungen macht.

Nach dieser Demonstration und Diskussion spricht Dr. Q. über sich selbst und seine Arbeit. Er beschreibt Unsicherheit und Anspannung, wenn er mit Gruppen arbeitet. Erickson vergleicht das mit einem Theaterbesuch. »Man kann sich für die Vorstellung interessieren oder auch nicht, aber man kann sicherlich viel Spannendes beim Publikum beobachten: Man kann diejenigen unterscheiden, die zuhören können, von jenen, die das nicht können, kann den Mann oder die Frau erkennen, die nur gekommen sind, weil ihr Partner darauf bestanden hat, etc. Sie können eine Menge beobachten, aber Sie betreten das Theater und wissen nicht, was Sie entdecken werden. Es gibt in jeder Situation zahlreiche Möglichkeiten ... Wenn Sie an einer Gruppentherapie-Sitzung teilnehmen, was in aller Welt werden Sie da nicht alles zu sehen bekommen? Deshalb gehen Sie ja hin.« Dann geht das Gespräch wie folgt weiter:

Posthypnotische Suggestion als Anstoß für die Mikrodynamik der Trance-Induktion; Einstreu-Technik und Stimm-Dynamik

Dr. Q.: Da passiert ständig eine Menge.

E.: Viel mehr, als Sie sehen können, und Sie haben keine Zeit zur Angst.

Dr. Q.: Ich glaube, meine Angst rührt daher, dass ich mich so blind fühle in einer Situation, wo so vieles auf mich einstürmt, dass ich es gar nicht verstehen kann.

E.: Aber ein jeder lernt zählen. *Zunächst bis eins, dann bis zwei, bis fünf, bis 10 und dann bis 20.*

Dr. Q.: Hm-hm. (Dr. Q. blinzelt unsicher ud schließt dann seine Augen. Er fängt an, eine Hand zu seinem Gesicht zu heben, als wollte er sich an der Nase kratzen, aber die Bewegung verlangsamt sich, und schließlich wird seine Hand bewegungslos, nachdem sie die Nase berührt hat, und sie deutet nur ein Kratzen an. Mitten im Kratzen wird seine Hand kataleptisch und bleibt stehen, sein Gesicht entspannt sich, und er geht offensichtlich in Trance. Erickson macht eine kurze Pause, in der er ihn genau beobachtet, ehe er fortfährt.)

E.: Er folgt der posthypnotischen Suggestion aus der letzten Sitzung.

R.: Obgleich es nicht wie eine posthypnotische Suggestion erschien, als Sie ihm sagten, er könne beim Zählen von 1 bis 20 wieder in Trance gehen.

E.: Er hatte keine Möglichkeit, das als posthypnotische Suggestion zu identifizieren.

R.: Sie sagten in der letzten Sitzung, dass *er* in Trance gehen würde, wenn er von 1 bis 20 zählen würde, nicht Sie, Dr. Erickson. Dennoch zählen *Sie* hier, und er geht in Trance. Warum?

E.: Na schön, nun denn, sehen Sie, was ich mache. (Erickson beginnt bis 20 zu zählen, während er R. eindringlich, mit intensivem Interesse anstarrt, der seinerseits eine starke hypnotische Wirkung verspürt und offensichtlich darauf reagiert und sogleich die Augen schließt.) Merken Sie, was geschieht? Sie haben mitgezählt mit mir.

R.: Oh ja, ich seh' schon! Wenn Sie zählen, so ruft das beim Patienten die Reaktion hervor, auch zu zählen, und das ist sein Hinweisreiz, dass er in Trance geht.

E.: Ja. Sie sehen, das passt gar nicht in den Zusammenhang. Das war Einstreu-Technik.

R.: Das Zählen wurde in die normale Unterhaltung eingestreut.

E.: Und gehört da gar nicht hin, also muss er denken: »Was ist los?« Aber er weiß es nicht.

R.: Der bewusste Verstand ist überrascht und weiß nicht warum. Diese Überraschung hinterlässt eine Lücke im Bewusstsein und erlaubt dem Unbewussten, sie auszufüllen.

E.: Ja, immer wenn Ihr bewusster Verstand nicht versteht, sagt er: »Moment, das kommt schon.« Was sagen Sie damit? Tatsächlich sagen Sie: »Mein Unbewusstes wird mir behilflich sein.«

R.: Hier spielt die typische Mikrodynamik der Trance-Induktion mit hinein: (1) Ihre Bemerkungen zum Zählen passen nicht in den Zusammenhang der Unterhaltung, deshalb ist seine *Aufmerksamkeit* sogleich *gefesselt;* (2) der bewusste Verstand ist durch die Überraschung in seiner *gewöhnlichen Haltung sofort entkräftet;* (3) nicht zu wissen, was das bedeutet, aktiviert einen *unbewussten Suchprozess,* der (4) die *posthypnotische Suggestion* ortet, die Sie ihm zuvor gegeben haben, sodass (5) er die *hypnotische Reaktion* erlebt, wieder in Trance zu gehen. Ich habe bemerkt, dass Sie ihn sehr konzentriert und erwartungsvoll angestarrt haben, als Sie ihm den posthypnotischen Schlüsselreiz vermittelt haben. Ist dieser forschende Blick sehr wichtig?

E.: Ich konnte nicht zulassen, dass er mein Zählen als bedeutungslose Äußerung banalisiert, deshalb habe ich ihn so angesehen, als würde ich wirklich etwas Bedeutsames sagen.

R.: Das ist das Problem, das ich mit posthypnotischen Suggestionen hatte. Ich spreche das Stichwort aus, da ich aber nicht die volle Aufmerksamkeit der Patienten hatte, haben sie es einfach ignoriert.

E.: Wenn Sie zu jemandem sprechen, dann lassen Sie ihn wissen: »Ich rede mit Ihnen!« Sie können unmittelbar zu ihm sprechen, mit Ihren Augen, mit Ihrer Stimme oder mit einer Geste. Sie müssen die Aufmerksamkeit der Person haben. Wenn Sie in beiläufigem Ton gesprochen haben und dann mit sehr leiser Stimme sprechen, haben Sie sofort ihre Aufmerksamkeit.

R.: Das ist also eine weitere eingeplante übliche Art zu reagieren, derer Sie sich bedienen. Indem Sie lediglich Ihre Stimme senken, wenn Sie eine Induktion beginnen, fesseln Sie die Aufmerksamkeit, und damit ist bereits der erste Schritt in die Trance gemacht.

E.: Ja, ich spreche mit leiser Stimme, weil das zur Aufmerksamkeit zwingt.

R.: Wenn Sie also einen posthypnotischen Reiz vermitteln wollen, versuchen Sie zunächst, die Aufmerksamkeit der Versuchsperson zu konzentrieren, damit sie nicht immerzu weitermacht mit ihren eigenen Assoziationsmustern. Sie fokussieren die Aufmerksamkeit, damit das übrige System für den Augenblick offen und aufnahmebereit ist. Dann kann das Unbewusste reagieren.

Aufwachen, um die Trance zu bestätigen

E.: *Und nun* können Sie anfangen, von 20 zurückzuzählen bis 1. (Etwa 30 Sekunden Pause, danach bewegt sich Dr. Q. und wacht offenbar auf.) Ich wollte nur Dr. Rossi überraschen.

R.: Ich habe noch Ihren Geschichten zugehört!

E.: »Und nun« bedeutet implizit, dass er die Trance beendet hat. Von hier kann er weitergehen zum Nächsten, nämlich zum Rückwärtszählen.

R.: Dadurch bestätigen Sie die Vollendung der Trance.

Wiedereintritt in die Trance, ohne sich dessen bewusst zu sein

Dr. Q.: Oh je! Das war so zusammenhanglos, was Sie da gesagt haben, dass es einfach eine andere Bedeutung haben musste.

E.: Und Sie wussten nicht, was ich gesagt habe, aber Ihr Unbewusstes hat es gewusst.

Dr. Q.: Ich habe es aber auch bewusst wahrgenommen. Ich denke, es war beides.

E.: Sie hatten eine gewisse bewusste Wahrnehmung, nachdem Ihre Augen sich geschlossen haben und Ihre Bewegungen verschwanden.

Dr. Q.: Ich erinnere mich – es ist mir peinlich, Ihnen zu widersprechen.

E.: Sehen Sie, ich habe Ihre Augenlider beobachtet, und wenn Dr. Rossi nicht so überrascht gewesen wäre, hätte er beobachten können, wie Ihr Blick glasig wurde, als ich »10« sagte. Tatsächlich habe ich bei 5 angefangen.

R.: Ihr Zählen war so »zusammenhanglos«, dass es dazu führte, dass Dr. Q.'s Aufmerksamkeit vorübergehend fixiert war; es war ihm nicht bewusst, was das war, aber da musste eine Bedeutung sein, weshalb sein Unbewusstes eine Bedeutung lieferte, indem es ihn in Trance gehen ließ.

E.: Ohne dass es ihm bewusst war! Nachdem er in Trance war und wieder herauskam, sagt er: »Ja, was Sie sagten, war zusammenhanglos, aber es musste einfach eine andere Bedeutung haben.«

R.: Die bewusste Wahrnehmung der Bedeutung Ihrer Worte als Hinweisreize für die Trance setzt ein, nachdem er in Trance gegangen und wieder herausgekommen war. Die Versuchsperson geht also in Trance ohne bewusste Wahrnehmung des Geschehens.

Eine weitere subtile und indirekte Trance-Induktion

E.: Falls Sie den Bericht über Susie (in Erickson, Haley & Weckland, 1959) gelesen haben, ihr habe ich gesagt, sie könne in Trance gehen, wenn ich auf verschiedene Art bis 20 zählen würde. Ich erschlug eine Fliege und redete über andere Dinge, dass Kinder *billiger seien im Dutzend oder mehr, bis zu »20«*, was für Susie das Stichwort war, in Trance zu gehen. (Pause, während Dr. Q. offenbar wieder in Trance geht.) Nun, warum haben Sie (Dr. R.) nicht seine Augenlider beobachtet?

R.: Ich bin vermutlich der schwächste Student, den Sie je hatten.

E.: Sie haben die Tatsache übersehen, dass ich mit dieser Geschichte »billiger im Dutzend«, wie Susie in Trance ging, wiederum von 1 bis 20 zählte.

R.: Oh! Das ist mir völlig entgangen! Ich dachte, Sie würden einfach wieder eine Ihrer Geschichten erzählen! Sie haben den gleichen Hinweisreiz, von 1 bis 20 zu zählen, in einem anderen Zusammenhang benutzt, um ihn wieder in Trance zu versetzen, ohne dass jemand von uns realisiert hätte, wie Sie das gemacht haben! Sie erwähnten dieses »Dutzend oder mehr, bis zu 20« als eine ausgefeilte Möglichkeit, von 1 bis 20 zu zählen.

Den Bezugsrahmen des Patienten studieren

E.: Er (Dr. Q.) möchte offensichtlich lernen. (Zwei bis drei Minuten lang Pause, während Dr. Q. offenbar nach und nach tiefer in Trance geht.) Und Sie können in Ihrer eigenen Zeit wach werden.

R.: Hier verstärken Sie die Trance, indem Sie ihm Anerkennung zollen für seinen Wunsch zu lernen.

E.: Er hat das aber nicht als deutliche Anerkennung gehört. Was er hörte, war eine objektive Beobachtung, die er Ihnen mitteilte. Und eine höhere Anerkennung gibt es nicht. Sie sehen, das war so nebenbei. Sein Unbewusstes wusste, wie es reagieren sollte, Sie aber konnten das Transkript nochmals durchlesen und wussten immer noch nicht, was vorging. Warum benutzen Sie nicht Ihren unbewussten Verstand?

R.: Ich versuche es ja!

E.: Das war *Ihre* eigene Bedeutung, die Sie meinen Worten gegeben haben. Wissen Sie denn, was meine Bedeutung war?

R.: Ich muss anfangen, das zu üben: auf den Bezugsrahmen anderer zu achten, auf die Bedeutung, die ihre Worte für sie haben, nicht für mich. Der Therapeut muss vermeiden, den Worten des Patienten seinen eigenen Sinn zu unterlegen. Das ist deshalb so wichtig, weil Therapeuten oft die Worte ihrer Patienten verzerren, indem sie sie entsprechend ihrem eigenen theoretischen Bezugsrahmen (freudianisch, jungianisch) reinterpretieren, anstatt gemäß dem des Patienten.

Unbewusste Kommunikation anstatt Prestige-Denken

E.: Wenn Sie (Dr. R.) sehen, wie das vor sich geht, verschwindet dabei alle Magie und alle Bedeutung. Unbewusst wusste er, wie er reagieren sollte.

R.: Das Unbewusste kann aufgrund des logischen Kontexts des bewussten Verstehens reagieren.

E.: Ja, und unter diesem Blickwinkel sollten Sie menschliches Verhalten betrachten. (Zu Dr. Q.) Sie gingen nicht deshalb in Trance, weil Sie sich mit mir gelangweilt haben. Sie sind nicht deshalb in Trance gegangen, weil Sie sich aus der Umgebung hier davonmachen wollten. Sie sind in Trance gegangen, weil Sie mit einem gewissen Bewusstsein ausgestattet worden sind. Nun, Sie können jetzt aufwachen. (Dr. Q. wacht auf.)

R.: Mit anderen Worten, nicht Magie und Ansehen zählen, sondern Verstehen und Kommunikation mit dem Unbewussten!

E.: Ja, das Unbewusste kann aufgrund des logischen Kontexts des unbewussten Verstehens reagieren.

Indirekte und unerkannte posthypnotische Suggestion in der Trance-Induktion

R.: Obgleich wir uns mit diesem Thema bereits früher befasst haben (Erickson & Rossi, 1979), würde ich gern mehr über Ihre indirekten Vorgehensweisen bei der posthypnotischen Suggestion lernen. In Ihrem bedeutendsten Beitrag zu posthypnotischem Verhalten (Erickson & Erickson, 1941) sagen Sie Folgendes:

> »Ist die Anfangs-Trance erst einmal induziert und auf konsequent passives Schlafverhalten eingegrenzt, wobei lediglich noch eine akzeptable posthypnotische Suggestion hinzukommt, die so erteilt wird, dass ihre Umsetzung in den natürlichen Ablauf üblicher Ereignisse im Wachzustand hineinpasst, so besteht dann die Gelegenheit, die posthypnotische Ausführung mit der dazu gehörenden Trance abzurufen. Eine passende Vermischung (mit der Umsetzung der posthypnotischen Suggestion) kann dazu dienen, die Versuchsperson im Trance-Zustand zu halten.« (S. 12)

Können Sie mir das näher verdeutlichen, was das ist, »eine akzeptable posthypnotische Suggestion, die in den natürlichen Ablauf üblicher Ereignisse im Wachzustand hineinpasst«?

E.: Als ich noch geraucht habe, habe ich *zuerst* eine Zigarette ausgedrückt und *dann* eine Trance induziert.

R.: Dann wurde also das Ausdrücken der Zigarette zum konditionierten Reiz, um in Trance zu gehen.

E.: Später dann bei der Befragung, wenn die Versuchspersonen aufgeweckt worden und ins Gespräch vertieft waren, habe ich eine Zigarette angezündet und dann *sehr langsam* hinübergegriffen, um sie auszudrücken, und dabei habe ich *langsam* gesprochen.

R.: Ist das ein Weg, die Aufmerksamkeit der Versuchsperson zu fesseln, dass Sie etwas sehr langsam tun? Eine sehr langsame Geste bannt die Aufmerksamkeit, setzt einen inneren Suchprozess nach deren Bedeutung in Gang und erlaubt dem Unbewussten sich auszudrücken.

E.: Aber es passt in das normale Verhalten hinein und ist *nicht* als posthypnotische Suggestion *erkennbar*, wieder in Trance zu gehen.

R.: Ja, das ist nur eine leichte Abwandlung des gewöhnlichen Verhaltens. Wenn Menschen sehen, wie sich die Hand langsam bewegt, und ehe sie überhaupt auf den Gedanken kommen, warum sie sich langsam bewegt – – –

E.: sind sie in Trance!

R.: Wenn sie also wieder aus der Trance kommen, verstehen sie nicht wirklich, warum sie in Trance gegangen sind.

E.: Sie sagen: »Ich weiß nicht, was geschehen ist. Ich bin aus einer Trance erwacht, wir haben uns unterhalten, Sie haben sich eine Zigarette angezündet oder ich habe gerade nach einer gegriffen. Aber ich vermute, das habe ich überhaupt nicht gemacht.«

R.: Wenn sich ihre Augen schließen, lassen Sie sie dann ein wenig in der Trance verweilen, oder fangen Sie dann sogleich mit der Trance-Arbeit an? Warten Sie Anzeichen für das Erreichen einer passenden Trancetiefe oder sonst irgendetwas ab?

E.: Ich sage: »Sehr gut, ich denke, nun sind Sie wirklich tief genug.« Das sagt ihnen: *»Sei tief genug!«* Damit ist alles Weitere erledigt.

Nonverbale Trance-Induktion als konditionierte Reaktion

R.: Schildern Sie mir noch eine Ihrer Vorgehensweisen.

E.: (Erickson zeigt das schweigend, indem er sein Telefon zurechtrückt.) Mit anderen Worten, jede akzeptable Belanglosigkeit kann zum subtilen Hinweisreiz werden.

R.: Sie können eine konditionierte Reaktion erreichen, indem Sie irgendetwas Belangloses tun, ehe Sie die Trance induzieren. Ihr Bewusstsein assoziiert das nicht mit der nachfolgenden Trance-Induktion, weil das so etwas Zufälliges ist, und dennoch dient es ihrem Unbewussten als konditionierter Hinweisreiz.

E.: (Erickson zeigt einen weiteren Hinweisreiz, den er vor der Trance gibt, indem er seinen Stuhl ein paar Zentimeter näher heranrückt.)

R.: Ich habe geglaubt, ich könnte einen solchen Reiz setzen, indem ich das Licht im Raum unmittelbar vor der Trance-Induktion dämpfe, das war allerdings zu offensichtlich.

E.: Das ist zu offensichtlich!

R.: Da das so offensichtlich ist, kann der bewusste Verstand sogleich Schranken gegen die Trance-Arbeit errichten. Diese Schranken sind gar nicht so sehr ein Widerstand gegen die Hypnose an sich. Ich vermute, der so genannte Widerstand ist ein natürlich verankerter Mechanismus, mittels dessen sich der bewusste Verstand davor schützt, vom Unbewussten überwältigt zu werden. Ihre indirekten Vorgehensweisen dienen dazu, mit diesen natürlichen Schranken zurechtzukommen. Bislang haben Sie nonverbale Hinweisreize beschrieben. Hat es mit solchen nonverbalen Hinweisreizen, die sich auf Bewegung beziehen, etwas Besonderes auf sich?

E.: Auf diese Art müssen Sie das, was Sie sagen, nicht unterbrechen. Sie können unmittelbar vor dem Bewegungsreiz oder währenddessen etwas sagen – und das wird dann im Wachzustand als das Letzte erinnert, was Sie gesagt haben. Es gibt so viele Kleinigkeiten, die Sie tun können. (Erickson führt das anhand eines Kubus mit Familienfotos vor, den er dreht.) Ich denke offensichtlich nach.

R.: Sie sehen so aus, als würden Sie ruhig und meditativ nachdenken, während Sie den Kubus im Uhrzeigersinn drehen.

E.: Wenn der Patient dann mit offenen Augen in Trance ist, drehe ich den Kubus gegen den Uhrzeigersinn, und dann erwacht er. Sie sind also nicht auf verbale Konstruktionen angewiesen, denn Sie wollen, dass Ihr Patient eine Menge Dinge tut. Sie wollen dem Patienten nicht alles einzeln sagen, was er zu tun hat.

R.: Andernfalls müsste der Therapeut die Arbeit tun, statt dem Patienten dabei zu helfen, seine eigene Kreativität einzusetzen.

E.: Deshalb schaffen Sie eine Situation, die ihm erlaubt, aus eigenem Impuls zu reagieren. (Erickson verdeutlicht das, indem er über dem Kubus eine Faust macht und ihn dann dreht.)

R.: Sie erregen die Aufmerksamkeit des Patienten, indem Sie eine Faust über den Kubus legen und ihn dann drehen, um Trance zu induzieren oder den Patienten wieder zu wecken.

E.: Mit einer 180-Grad-Drehung im Uhrzeigersinn lassen Sie ihn in Trance gehen, mit einer 180-Grad-Drehung im Gegenuhrzeigersinn lassen Sie ihn aufwachen.

R.: Ist das leicht zu machen? Ich mache mir Sorgen, dass es nicht funktionieren könnte.

E.: Sie machen sich Sorgen, ob es funktioniert, ich gehe davon aus, es wird funktionieren.

R.: Diese Annahme ist etwas sehr Wirkungsvolles.

E.: Das ist etwas *sehr* Wirkungsvolles!

R.: Die Patienten spüren es, und die Stärke Ihrer Annahme nimmt sie gefangen.

E.: Sie haben unzählige Male die Erfahrung gemacht, dass jemand etwas von Ihnen erwartet.

R.: Das ist es! Das ist es, was Sie schaffen, diese *Erwartung!*

E.: Aber ich benenne sie nicht mit Worten!

R.: Die lebenslangen Erfahrungen eines Menschen mit Erwartungen stellen einen sehr starken inneren Mechanismus dar, den Sie für Ihre Induktionen nutzen können.

E.: Das wirkt sehr stark.

R.: Als Kinder haben wir jede Menge tagtäglicher Erfahrungen, wie wir kämpfen, den Erwartungen gerecht zu werden, und diese lebenslange Erfahrung nutzen Sie.

E.: Das stimmt. Es gehört zu ihnen, warum es also nicht nutzen?

Posthypnotische Serien-Suggestion; schlechte Laune nutzen

R.: Eine weitere Vorgehensweise, die Sie in der gleichen Arbeit (Erickson & Erickson, 1941) sowie in unserem vorigen Buch (Erickson & Rossi, 1979) beschreiben, ist das schrittweise Vorgehen, das in eine Trance-Induktion mündet. Können Sie näher auf den Sinn und Zweck der posthypnotischen Serien-Suggestion eingehen? Sie führen das Beispiel eines fünfjährigen Mädchens an, das eine Trance-Induktion mittels Schlaf-Suggestionen erhielt. Dabei sind Sie folgendermaßen vorgegangen (Erickson & Erickson, 1941):

> »Als posthypnotische Suggestion wurde ihr gesagt, der Hypnotiseur werde sie irgendwann nach ihrer Puppe fragen, und dann sollte sie (a) sie auf einen Stuhl setzen, (b) sich neben sie setzen und (c) warten, dass sie einschläft ... Diese dreifache (schrittweise) Form einer posthypnotischen Suggestion wurde eingesetzt, weil deren Befolgung allmählich zu einer im Grunde statischen Position der Versuchsperson führen würde.« (S. 118)

E.: (Erickson führt ein weiteres Beispiel seiner schrittweisen Verhaltens-Strukturierung an. Um bei einer seiner Töchter, die damals drei Jahre alt und in aufsässiger Stimmung war, eine orale Untersuchung durchführen zu können, ging er folgendermaßen vor (sie saß mit ihrem Spielzeughasen auf dem Bett):

E.: Hasi *kann* sich *nicht* hinlegen und den Kopf aufs Kissen legen!

Tochter: Tann doch! (Sie legt den Hasen zum Beweis nieder.)

E.: Hasi kann sich nicht hinlegen, mit geschlossenen Augen, *so wie du das kannst.*

D.: Tann doch! (Sie legt sich nun mit dem Hasen nieder.)

E.: Kann nicht einschlafen, so wie du das kannst.

D.: Tann doch!

E.: Und dann sind sie beide eingeschlafen!

R.: Mit einer Serie negativ formulierter Suggestionen wird ihre aufsässige Stimmung aufs Hübscheste genutzt. Sie kanalisieren ihr Verhalten Schritt für Schritt, bis daraus ein Trance-Verhalten wird.

E.: Es kann nicht stillliegen, wenn es berührt wird.

D.: Tann doch (in deutlich sanfterem Ton).

E.: Es kann nicht den Mund offen halten und den Hals anschauen lassen (in sehr leisem Ton).

D.: Tann doch (geflüstert).

E.: An dieser Stelle öffnete sie den Mund, und ich sah nach. Nach der Untersuchung sagte ein anwesender Arzt: »Also, das hat gar nicht weh getan, nicht wahr, kleines Mädchen?«

D.: Du bist doof! Es hat doch wehgetan, aber das hat mir nichts ausgemacht.

R.: Die Bedeutung eines schrittweisen Verhaltensaufbaus besteht also darin, dass sich allmählich eine Eigendynamik entwickeln kann und das Verhalten in der gewünschten Richtung geformt wird.

Indirektes Vorgehen beim automatischen Schreiben; Utilisation statt Programmierung

E.: **(Erickson fährt mit folgendem Beispiel fort, wie mittels einer Reihe verbaler Suggestionen automatisches Schreiben entwickelt wird.) Gewöhnlich kann etwas geschrieben werden, sofern Stift und Papier vorhanden sind. Oft weiß man nicht, was geschrieben werden wird. Natürlich hat der Stift, den ich zuvor ausgesucht habe, auch geschrieben. Ein Linkshänder wird den Stift mit der linken Hand nehmen.**

E.: Der Patient ist Rechtshänder. Ich habe es beobachtet, habe aber nichts gesagt: »Nehmen Sie ihn mit Ihrer rechten Hand.« Der Patient denkt: »Ich bin kein Linkshänder, ich bin Rechtshänder. *Ich nehme den Stift mit der rechten Hand.*« So denkt der Patient.

R.: Das ist das Geniale an Ihrem Vorgehen: Sie bringen Patienten auf sehr indirekte Weise dazu, bestimmte Dinge zu denken, nämlich durch *Implikation*. Sie geben keine direkten Suggestionen, damit dem Patienten etwas in den Sinn kommt. Sie richten Situationen so ein, dass die Patienten sich ihre Suggestionen selbst geben.

E.: Ja. Wenn sie zögern, den Stift zu ergreifen, sage ich: »Nun ...«

R.: Sie sagen: »Nun ...« und machen eine Pause, als würden Sie nachdenken, um etwas zur Versuchsperson zu sagen, das mit dem aktuellen Thema nichts zu tun hat. Das Unbewusste aber hört dieses »nun«, und das fördert das Ergreifen des Stifts. Der bewusste Verstand hört das »nun«, als gehörte es in einen anderen Zusammenhang, ihr Unbewusstes aber hat es in die vorangegangene Serie von Suggestionen gelenkt, um das Ergreifen des Stifts zu erleichtern.

E.: Ja! Sie haben mitbekommen, wie das Wort *»nun«* im Raum steht, und Sie müssen ihm eine Bedeutung geben. Ich habe das mit Menschen im Wach- wie im Trance-Zustand gemacht. Dazu müssen Sie keine Hypnose kennen. Das Einzige, was Sie wissen müssen, ist, wie Menschen auf diese oder jene Art denken. Sie sagen das, und die Menschen sind ganz und gar konditioniert, auf eine ganz bestimmte Art zu denken.

R.: Sie benutzen die uns eigenen Konditionierungen so oft wie möglich, sowohl im Wachzustand als bei der hypnotischen Arbeit.

E.: Das ist eine naturalistische Technik, eine *Utilisationstechnik*.

R.: Das ist Ihr einzigartiger Beitrag, nicht wahr? Davor haben Hypnotherapeuten geglaubt, sie würden ihre Patienten programmieren. Sie haben gezeigt, dass wir eigentlich das nutzen, was bereits bei den Patienten vorhanden ist.

E.: *Programmierung ist etwas sehr Verwirrendes, um einem Patienten zu sagen, er solle seine eigenen Fähigkeiten nutzen.*

2. Zweite Sitzung: Hypnotische Phänomene durch Erfahrung lernen

Trance-Induktion über körperliche Bewegungslosigkeit; interkontextuelle Hinweisreize und Suggestionen

(Diese Sitzung beginnt am folgenden Tag mit der Frage von Dr. Q. an Erickson, weshalb er aus der Zuhörerschaft als gute hypnotische Versuchsperson ausgewählt worden sei. Erickson erklärt, dass er sich nach »erstarrten Leuten« umschaut, die wenig Körperbewegung zeigen. Dann sagt er Dr. Q., er könne das ausprobieren, indem er so bewegungslos verharrt, wie er kann.)

E.: »Erstarrt« zu verharren bannt die Aufmerksamkeit. Man kann durch dieses oder jenes Tor in Hypnose gehen, wie immer man möchte. »Wie er kann« deckt alle Möglichkeiten ab: Er kann es ein wenig tun, er kann es zu 90 Prozent tun; ich habe alle Möglichkeiten von 0 bis 100 Prozent abgedeckt.

R.: Die letzten beiden Worte »er kann« sind außerdem eine starke indirekte Suggestion, dass er bewegungslos verweilen kann.

E.: Ja, das ist eine starke Suggestion.

R.: Das Unbewusste kann Suggestionen aus dem Kontext aufgreifen und sie so nutzen, dass das Bewusstsein sie nicht erkennt.

E.: In meinem Artikel »The method employed to formulate a complex story for the induction of the experimental neurosis« (Erickson, 1944; Die Methode, eine komplexe Geschichte zur Induktion der experimentellen Neurose zu formulieren«) betone und vergleiche ich die Bedeutung dieses Wortes mit dem nachfolgenden Wort. Beispielsweise bei der Formulierung: »Nun, während Sie weitermachen« bezieht sich »nun« auf die Gegenwart, *»während Sie weitermachen«* bringt die Zukunft mit herein, und *»weitermachen«* ist ein Befehl.

R.: Das gleiche Wort kann viele Bedeutungen haben, und nur einige davon werden vom Bewusstsein aus dem Gesamtzusammenhang heraus erfasst; die meisten sind im Kontext verborgen. Wir könnten sie als verborgene oder *interkontextuelle Hinweisreize und Suggestionen* bezeichnen.

»Versuchen« als Absicherung von Suggestionen

E.: *Versuchen Sie, »erstarrt« zu bleiben.* (Lange Pause, während Dr. Q. seinen Blick fixiert und bewegungslos verharrt. Er schließt alsbald seine Augen, und nachdem er ein- oder zweimal tief Luft geholt hat, lässt sich eine Beruhigung seiner Atmung feststellen. Nach etwa 10-minütiger Stille, während Dr. Q. nur geringere Gesichtsbewegungen und eine gelegentliche Bewegung eines Fingers zeigt, fährt Erickson fort.)

E.: Alle Suggestionen dienen zur Verstärkung, Erhärtung und Bestätigung anderer Suggestionen. Hier z. B.: »*Versuchen* Sie, erstarrt zu bleiben.« Sofern er irgendwelche Zweifel hat, braucht er lediglich einen ordentlichen *Versuch* zu unternehmen.

R.: Selbst wenn er scheitert, ist es o. k., da er es ja versucht hat.

E.: Ja, er hat es versucht.

Implikation zur Trance-Bestätigung

E.: Und Sie können anfangen, von 20 bis 1 zurückzuzählen, jetzt!

E.: Aus welchem Grund zählen Sie von 20 zurück bis 1? Aus der Trance!

R.: Dr. Q. nahm an, er würde einfach nur seine Geschicklichkeit demonstrieren, erstarrt zu verharren, da aber das Zählen von 1 bis 20 in der vorherigen Sitzung zur Trance-Induktion eingesetzt worden ist, wandelt das Rückwärtszählen, nunmehr da Sie ihn wecken, seine gegenwärtige Erfahrung in eine bestätigte Trance um, während Sie ihn aufwecken.

E.: Ja, ich sage, das ist eine Trance, ohne dass meine Aussage angezweifelt werden kann. Das ist eine Implikation, und Implikationen können Sie nicht testen.

R.: Was ist, wenn jemand sagt: »Mann, ich mag die Implikationen Ihrer Bemerkungen nicht«?

E.: Dann würde ich sagen: »Ich weiß nicht, was sie für Sie sind.«

R.: Welche Implikationen auch immer jemand aufnimmt, so sind das dessen Assoziationen und nicht unbedingt die Ihren. Sie mögen durchaus eine Idee haben, was Sie da implizieren; die Implikation ist aber tatsächlich seine bei sich selbst vorgenommene Konstruktion.

Trance-Bestätigung mittels Implikation und Reorientierung auf den normalen Körper-Tonus

(Nach einminütiger Pause reorientiert sich Dr. Q. auf seinen Körper, indem er sich reckt und streckt, seine Augen öffnet, seine Hände schließt und wieder öffnet, seine Fuß- und Sitzposition ändert usw.)

E.: ***Was ist mit Ihnen geschehen?***

Dr. Q.: Also, ich habe die erste Trance so sehr genossen, dass ich *dachte, ich bringe noch eine zustande.*

E.: Sie dachten, Sie bringen noch eine hervor. Warum?

Dr. Q.: Ich beobachtete Sie und bekam von Ihnen das Signal, dass es in Ordnung ist.

E.: Das Signal?

Dr. Q.: ***Sie haben mir gesagt, ich solle mich nicht bewegen.***

E.: (zu Dr. R.) Scheint so, als hätte das Unbewusste wirklich verstanden. Sein bewusster Verstand aber nicht – der hat es nachträglich entdeckt.

E.: Wie oft laufen Sie herum und schließen und öffnen dabei Ihre Hände? Das ist sein Verhalten, und es bestätigt die Trance. Die Implikation meiner Frage »Was ist mit Ihnen geschehen?« lautet: Es ist etwas geschehen! Mit seiner Antwort bestätigt er verbal, dass sein erstes Erlebnis eine Trance gewesen ist.

R.: So lässt er nun alle seine vorherigen Zweifel ruhen.

E.: »Ich dachte, ich würde gern noch eine zustande bringen« . Er betrachtet das nun als sein eigenes Verdienst. Genau das möchten wir von ihm.
Alles, was er als Signal ansehen möchte, um seinen Wünschen nachzukommen, ist in Ordnung, besonders wenn das auch meiner Absicht entspricht. »Sie haben mir gesagt, ich solle mich nicht bewegen« – das ist seine Interpretation. Ich sagte ihm nur, er solle es versuchen und »Sie können«. Er ist es, der es wahr gemacht hat.

Hypnotische Phänomene im Erfahrungslernen

Dr. Q.: Ich denke, es war das zweite Mal, dass Sie mir sagten, ich solle es wieder versuchen. Ich denke zurück. Dadurch kam ich auf die Idee, es – geschehen zu lassen.

E.: Hier bestimmt er die Zeiten, zu denen er gelernt hat. Er bestätigt die vorangegangenen Trancen und versucht festzustellen, an welcher Stelle er dieses und jenes hypnotische Phänomen gelernt hat. Ich schreibe ihm nicht vor, dies in diesem Augenblick und das in jenem Augenblick zu lernen.

R.: Das ist kennzeichnend für Ihr Vorgehen beim *Erfahrungslernen hypnotischer Phänomene.* Sie versuchen nicht, hypnotische Phänomene unmittelbar zu programmieren; Sie richten lediglich die Umstände so ein, dass die Patienten aufgrund ihres eigenen Erlebens lernen.

Trance-Bestätigung durch Fragen

E.: ***Wie lang sind Sie Ihrer Meinung nach in Trance geblieben?***

Dr. Q.: Fünfzehn oder zwanzig Minuten.

E.: Ich stelle ihm diese Frage, um ihm eine weitere Gelegenheit zu geben, seine Trance zu bestätigen, und er tut das auch, wenn er antwortet: »15 oder 20 Minuten«.

Gemeinplätze und Ablenkung, um Widerstand aufzulösen

E.: ***Sie hätten stundenlang (in der Trance) bleiben können, solange Sie nicht hörten, wie ich weggehe.***

E.: Ich sage ihm, dass es stundenlang dauern kann, und dann mache ich eine unnötige Einschränkung: »... solange Sie nicht hörten, wie ich weggehe.«

R.: Warum diese unnötige Einschränkung?

E.: Das lenkt ihn in seiner Aufmerksamkeit ab!

R.: Sie haben die gewagte direkte Suggestion gegeben, dass er stundenlang in Trance bleiben könne. Um dann den Widerstand zu umgehen, zerstreuen Sie seine Aufmerksamkeit mit dieser unnötigen Einschränkung. Sie haben ihn gleichzeitig in seiner Aufmerksamkeit abgelenkt und seinen Widerstand aufgelöst.

E.: Ja, auf sehr sichere Art. Ich weiß nicht, über wie viel Widerstand jemand verfügt, ich kann aber so reden, als wäre das eine ganze Menge. Die Bedeutung dessen, was ich sage, ändert sich nicht durch das Erwähnen einiger unnötiger Wörter. Es sind zu wenige, als dass sie störten.

R.: Ist das eine weitere Technik, um Widerstand zu verdrängen und aufzulösen: einfach ein paar überflüssige Wörter einzufügen? Sie hängen einen unnötigen Gemeinplatz an eine starke direkte Suggestion, und das lenkt die Aufmerksamkeit ab und kann den Widerstand auflösen.

E.: Ja, und veranlasst den Probanden, Ihnen zuzustimmen. Sie sollten darauf achten, Ihre Methoden so zu formulieren, dass es für jeglichen Widerstand – den intellektuellen, den emotionalen und den situationalen – einen Fluchtweg gibt.

Eine Überraschung: Unbewusste, vom Bewusstsein nicht verstandene Kommunikation

Dr. Q.: Dem stimme ich zu. Ich *weiß nicht, weshalb.*

E.: Es ist nichts Mystisches oder Magisches dabei.

Dr. Q.: Das ist *überraschend.*

E.: Überraschend für Sie, denn Sie haben nicht die ganze Reihe indirekter Suggestionen realisiert, die dazu geführt hat.

Dr. Q.: *Ich habe es nicht realisiert?*

E.: Begeisterte Zustimmung hier, aber »ich weiß nicht, weshalb«. *Das ist eine wunderschöne Kommunikation auf unbewusster Ebene, die bewusst gehört, aber nicht verstanden wird.*

R.: Er stimmt zu, weiß aber nicht, weshalb. Er ist sich Ihrer Vorgehensweise nicht bewusst, dass Sie einen Gemeinplatz benutzen, um zu erreichen, dass eine begleitende Assoziation angenommen wird. Der bewusste Verstand ist es, der die Situation »überraschend« findet.

E.: Wenn er nachfragt: »Ich habe es nicht realisiert?«, bedeutet das, dass er meine indirekten Suggestionen nicht erkannt hat. Das ist wunderschön ausgedrückt.

Posthypnotische Suggestionen: Bewusste und unbewusste Kommunikation

E.: *Das würde Sie schicken in eine Trance.* Aber ich wusste das, und ich ließ es Dr. Rossi beobachten. *Was ist die Bedeutung posthypnotischer Suggestion?!* Posthypnotische Suggestion ist nicht: »Nun müssen Sie zu der und der Zeit unter den und den Bedingungen das und das tun.«

R.: So direkt ist das nicht.

Dr. Q.: Ist es *nicht?!*

E.: »Das würde Sie schicken in eine Trance« scheint grammatikalisch falsch, tatsächlich spreche ich über die Reihen indirekter Suggestionen. »Was ist die Bedeutung posthypnotischer Suggestion?!« ist sowohl mit Fragezeichen als auch mit Ausrufezeichen versehen, denn es ist Kommunikation auf bewusster Ebene (was ein Fragezeichen erfordert) und auf unbewusster Ebene (was ein Ausrufezeichen erfordert).

R.: Interessant ist, dass er mit der gleichen Mischung aus Frage und Ausruf antwortet, wenn er sagt: »Ist es nicht?!« Das lässt vermuten, dass er Ihre Kommunikation auf beiden Ebenen mitbekommen hat.

»Nun«: Konditionierte Trance-Induktion und konditioniertes Aufwachen durch Stimmdynamik

E.: Ist es nicht. Sie kennen dieses ›nun‹! Sie sagen etwas, das anscheinend eine simple Bedeutung hat, und dann entdecken Sie, was es bedeutet, nachdem Sie angefangen haben es zu tun.

E.: Ich habe Dr. Q. auf dieses Wort ›nun‹ konditioniert.

R.: Wenn Sie dieses Wort ›nun‹ sehr leise und etwas gedehnt aussprechen, dann hat es konditionierende Qualität, um in Trance zu gehen, denn Sie sprechen es immer so aus, wenn Sie jemandem Anweisung geben, in Trance zu gehen. Ich musste, als Sie es sagten, einen Augenblick meine Augen schließen, so stark wirkte die hypnotische Konditionierung, die ich einfach durch meine Beobachterfunktion erworben habe. Wenn Sie das ›nun‹ scharf und unvermittelt aussprechen wie in dem Satz: »Sie können aus der Trance erwachen, indem Sie von 20 bis 0 zurückzählen, *nun!*«, so wird es zum konditionierten Hinweisreiz für das Aufwachen. Bedienen Sie sich bei bestimmten Wörtern der Betonung und speziellen Intonation, so konditionieren Sie Patienten mittels stimmlicher Dynamik.

E.: Das ist keine verbale Kommunikation, obgleich es verbal abläuft. Wie können Sie das unseren Lesern vermitteln?

Die Illusion der freien Wahl: Eine Lücke im Bewusstsein

Dr. Q.: *Ich habe dabei ein Gefühl der freien Wahl:* dass ich realisiert habe, was geschehen ist, und mich dafür entschieden habe, es geschehen zu lassen.

E.: Damit fühlen Sie sich sehr wohl, nicht wahr? Kubie spricht von illusorischer Wahl.

Dr. Q.: Illusorischer Wahl?

E.: *Die Wahl des himmlischen Vaters;* Ihre Unterschrift auf dem Vertrag oder Ihre Phantasie. Das ist keineswegs eine freie Wahl.

Dr. Q.: *Ist das keine freie Wahl, wenn Sie etwas tun möchten?*

E.: Immerhin habe ich es so eingerichtet. Nur haben Sie weder gehört noch gesehen noch gewusst, dass ich es so eingerichtet habe.

Dr. Q.: *Ich hatte das Bedürfnis zu kooperieren.* Deshalb kann ich nicht sagen, wieviel ich mit Ihnen zusammen bewirkt habe und wieviel Sie. Ich hatte das Gefühl der freien Wahl.

E.: Nun begibt er sich auf meine Seite.

R.: Er glaubt, er habe bei dem, was er tat, die freie Wahl gehabt, tatsächlich aber haben Sie ihn konditioniert.

E.: Ich ließ ihm keine Wahl. Während er sich den Kopf zerbricht über diese »Wahl des himmlischen Vaters«, versteht sein Unbewusstes, dass ich ihm gesagt habe, er solle bestimmte Dinge tun. Ich habe lediglich die vorangegangenen Suggestionen verstärkt. Dann bemüht er sich, seinen bewussten Verstand zu verteidigen: »Ist das keine Wahl, wenn Sie etwas tun wollen?« Und dann auch mit: »Ich hatte das Bedürfnis zu kooperieren.« Sein Bewusstsein verteidigt seine Rechte.

R.: Das ist eine bedeutsame Lücke des Bewusstseins: Er hat ein bewusstes Gefühl der freien Wahl, auch wenn sein Verhalten durch Ihre Beziehung zu seinen unbewussten Prozessen bestimmt ist.

E.: Ich gebe ihm das Gefühl der freien Wahl, auch wenn ich sie bestimme.

Das Grundproblem des modernen Bewusstseins: Die Erfahrung, unwillkürliches Verhalten zuzulassen

E.: (Erickson greift hinüber und weist mit sehr leichten Berührungen in eine Richtung, sodass Dr. Q. seinen Arm in eine Position ca. 30 Zentimeter über seinem Oberschenkel bringt. Der Arm wird kataleptisch, Dr. Q. schließt allmählich seine Augen und bleibt etwa 5 Minuten ruhig und bewegungslos. Dann wackelt er mit seinen Fingern, erst ganz wenig und dann stärker. Seine Hand bewegt sich in der Luft umher und berührt schließlich, anscheinend zufällig, sein Knie. Er zeigt ein kaum wahrnehmbares Erschrecken, erkennbar wahrscheinlich nur an einer geringen Anspannung um die Augenlider, öffnet dann seine Augen und orientiert sich mit den typischen Aufwach-Bewegungen wieder auf seinen Körper.)

Dr. Q.: *Ich wollte es testen. Ich wollte die Suggestion testen. Ich wollte sehen, wie groß meine Wahlmöglichkeit ist. Ich hatte Angst, das zu genau zu untersuchen.* An einem bestimmten Punkt entschied ich dann einfach: Schön, lass los. Irgendwann wollte ich, dass er (sein Arm) in die Richtung geht, aber er wollte dorthin, und ich konnte das spüren.

R.: Er verdeutlicht und beschreibt nun seine Bemühungen, seine Wahlfreiheit in Trance zu testen, indem er die Stellung seines Arms verändert. Er entdeckt das faszinierende Phänomen, dass trotz seiner vorhandenen willentlichen Kontrolle (»ich hatte Angst, das zu genau zu untersuchen«) auch eine unwillkürliche Komponente im Spiel war, die wollte, dass der Arm in eine andere Richtung ging. So ist er in das Erfahrungslernen unwillkürlicher oder autonomer Prozesse vertieft, die sich während der Trance durchsetzen. Er lernt, dass er »loslassen« kann, – er kann die bewusste Kontrolle aufgeben und andere Reaktionssysteme übernehmen lassen. Das ist die wesentliche, grundlegende Erfahrung, dass der moderne rationale Verstand die Illusion hinter sich lassen muss, das Bewusstsein würde alles hervorbringen und kontrollieren. Das ist die Erfahrung, die einer tieferen Trance vorangeht.

Die Faszination autonomen Verhaltens: Ein numinoser Seinszustand

R.: Es war Ihre freie Wahl, zu verlängern, und doch – –

Dr. Q.: *Ich spürte, dass es (das autonome Verhalten) zur Ruhe kam. Es war nicht so, als würde es übernehmen, es war, als würde ich spüren, das es da ist. Irgendwie habe ich das so empfunden, als hätte ich immer noch das Gefühl der freien Wahl. Aber es schien seine – es ist eine Hand!*

E.: Und Sie wissen, was das ist. Etwas Undefinierbares. Es ist weder Vater, noch Mutter, noch Kind, noch Eltern. *Das ist es: ein Seins-Zustand.*

Dr. Q.: Ein sehr schwer als existent zu akzeptierender Zustand, auch wenn er zu sehen ist.

E.: Sie haben ihn erlebt.

R.: Dass er von seiner eigenen Hand als »es« spricht, lässt vermuten, dass er sie dissoziiert. Bedeutet das, dass sich seine eigene Hand außerhalb der Reichweite seiner persönlichen Kontrolle befindet?

E.: Völlig außerhalb.

R.: Aus Freud'scher Sicht würde man sagen, dass etwas von der üblichen Ich-Besetzung abgezogen ist, und so ist die Hand näher dem autonomen unbewussten Funktionieren.

E.: Ja.

R.: Sie sehen das mehr im existenziellen Bezug, wenn Sie sagen: »Das ist es: ein Seins-Zustand.« Dr. Q. ist so davon fasziniert, dass ich mehr an Jungs Konzept des Numinosen als einer Erfahrung »des Anderen« oder Andersseins in uns selbst erinnert bin. Diese Erfahrung der autonomen Qualität dieser Hand ist nötig, ihm dabei zu helfen, aus den einschränkenden Konzepten seines rationalen Geistes auszubrechen. Wie es für so viele Fachleute charakteristisch ist, wünscht er sich diese Erfahrung offenbar sehr. Klar ist, dass wir hier an das Grundproblem modernen Bewusstseins rühren. Wie kann das Bewusstsein beobachten und eine gewisse Kontrolle aufrechterhalten, während es doch den autonomen Prozessen der Kreativität – dem Unbewussten – mehr Raum lässt, um zu übernehmen, wenn das Bewusstsein erkennt, dass es an seine Grenzen gelangt ist? Wie kann das Bewusstsein teilhaben und bis zu einem gewissen Grad diese üblicherweise autonomen und unbewussten kreativen Prozesse steuern? Nach jahrhundertelangem Kampf um die Entwicklung der links-hemisphärischen rationalen Funktionen, wobei die nichtrationalen rechts-hemisphärischen Prozesse zurückgedrängt worden sind, empfindet der Mensch eine innere Verarmung. Bei unserem heutigen Streben nach Erlösung von der Rationalität (mittels bewusstseinserweiternder Drogen, östlicher Religionen, Yoga, mystischer Versenkung usw.) sind wir auf der verzweifelten Suche nach Möglichkeiten, Zugang zu unserem inneren Potenzial zu erlangen, das bisweilen durch Rituale, kultische Handlungen und Wunderheilungen freigesetzt wird. Der holographische Ansatz von Pribram (1971, 1978) und Bohm (1977, in Weber, 1978) ist ein aktueller Versuch, rationale und nichtrationale Funktionen zu verstehen und zu integrieren (vgl. auch Jung, *Gesammelte Werke,* Bde. 6 und 8). Aus dieser neuen Sicht kann die moderne Hypnose einen erfahrungsorientierten Zugang zum Unbewussten und Nicht-Rationalen vermitteln sowie die Integration ins Bewusstsein ermöglichen.

So tun als ob? Widerstand gegen die Dissoziation von Bewusstsein und Unbewusstem

Dr. Q.: ***Ich spüre Widerstand dagegen, dass das legitim ist und dass – ich kann nicht sagen, inwieweit ich so tue als ob und inwieweit es geschieht.***

E.: Gut, was war der entscheidende Faktor, als Sie erwacht sind?

Dr. Q.: Als ich erwacht bin? Ich weiß nicht, mir war einfach danach.

R.: Diese Erklärung, nicht zu wissen, wie viel dabei vorgetäuscht ist und wie viel von selbst geschieht, ist sehr bezeichnend für die meisten Menschen, wenn sie ihre ersten Erfahrungen mit unwillkürlichen Bewegungen machen.

E.: Ja, und er versucht sich selbst zu überzeugen, dass es da keine Dissoziation gibt, indem er fragt, ob er so tut als ob.

R.: Der moderne, wissenschaftlich orientierte Verstand glaubt wirklich nicht an das Unbewusste und an die Möglichkeit von Dissoziation, denn er ist so sehr im Glauben an sein Einssein mit sich selbst und an die Vorherrschaft seines eigenen Ego und seines Bewusstseins gefangen. Der moderne Geist besitzt eine gefährliche Hybris; er glaubt nicht, dass es für ihn Spaltung und Dissoziation geben kann. Und doch widerfährt genau das dem modernen Bewusstsein von Menschen, wenn sie in Massenbewegungen und Glaubenssystemen gefangen sind und ihrem eigentlichen Wesen und persönlichen Hintergrund entfremdet werden. Jung (*Gesammelte Werke,* Bde. 8, 9, 18) glaubte, das darin die Psychopathologie sowohl des Einzelnen als auch der Massenbewegungen und aller »Ismen« begründet sei, die schließlich zu Konflikten und Krieg führen.

Über den seltsamen Störungen erwachen, die die Dissoziation beenden; Zeitverzerrung; unterschiedliche Namensgebung in Trance

E.: Ich weiß, welches der entscheidende Faktor war. Als Ihre Hand Ihr Knie berührte, war das der entscheidende Moment, der das Gleichgewicht in Richtung Aufwachen kippen ließ. ***Etwas Fremdes kam hinzu. Die Fremdheit war etwas, das Ihr bewusster Verstand realisiert hat.***

Dr. Q.: Aha.

E.: Sagen Sie mir, wie spät es Ihrer Meinung nach ist?

Dr. Q.: Es ist ungefähr – 12.20 Uhr.

E.: Wollen Sie nachschauen? Wie lange haben Sie mit Ihrer Hand gekämpft?

Dr. Q.: Drei oder vier Minuten.

R.: Ich habe die Zeit nicht genau festgehalten, aber ich habe den Eindruck, dass es ein wenig länger gedauert hat.

E.: Über 10 Minuten.

Dr. Q.: Das wundert mich. Ich hätte nicht gedacht, dass ich so viel getan und 10 Minuten dafür gebraucht habe.

R.: Können Sie mehr dazu sagen, wie das, was der bewusste Verstand als fremd realisiert hat und was ins Unbewusste eingedrungen ist, zum Erwachen geführt hat?

E.: Seine Hand ist von seinem Körper dissoziiert, und deshalb ist sein Körper von seiner Hand dissoziiert. Berührt nun seine Hand sein Knie, so kommt beides wieder zusammen.

R.: Kontakt zwischen den beiden dissoziierten Teilen vereint sie und beendet ihre Dissoziation. Das ist vermutlich auch der Grund, weshalb Sie nicht möchten, dass Leute die Hände beieinander haben, wenn Sie eine formelle Trance induzieren; es erleichtert die Dissoziation, wenn die Hände getrennt sind. Deshalb versuchen Sie bei der Trance-Induktion häufig, alles Mögliche auseinander zu halten: Trennen wollen Sie mich von Dr. Q., das Bewusstsein vom Unbewussten; die Person von ihrer Umgebung, von ihrem Sinn für Zeit, von ihren Erinnerungen (wie bei der Amnesie), von ihren Empfindungen (in der Anästhesie) usw. Sie benutzen dieses Trennen, um das Bewusstsein zu teilen; damit wird die Einheit des Bewusstseins aufgebrochen.

E.: Ja, das bricht die Einheit auf.

R.: Deshalb geben Sie einem Menschen in Trance bisweilen einen anderen Namen, eine andere Persönlichkeit. Die Teilung ist sehr wichtig; divide et impera! (teile und herrsche!) (Vgl. Kap. 10: Identität schaffen – in Erickson & Rossi, 1981)

E.: Achten Sie auf seine vollkommene Bereitwilligkeit, meine Aussage über diese 10 Minuten zu akzeptieren.

Ansehen und Zauberei: Grundlage und Funktion

E.: Deshalb habe ich die Uhr dort (auf dem Bücherregal im Rücken des Patienten), keiner weiß es, wenn ich auf die Uhr sehe. Ist das etwas, das mit meinem Ansehen zu tun hat? Sie erwähnten das gestern.

Dr. Q.: Na ja, ich weiß von nichts. ***Ich habe einfach ein Gefühl, als könne einer zaubern, der weiß, wie der menschliche Geist funktioniert.***

E.: Denken Sie, es ist Zauberei, wenn man fähig ist, Chinesisch zu sprechen?

Dr. Q.: Ich meine, es ist Zauberei, wenn man – sagen wir mal – in der Lage ist zu verstehen, wie sich Atome zusammensetzen, um Wasser oder Sauerstoff zu bilden.

E.: Verstehen Sie das wirklich? Versteht das überhaupt jemand?

Dr. Q.: Ich weiß nicht.

E.: Jedes kleine Chinesen-Kind kann Chinesisch sprechen. Zauberei wäre es, wenn Sie anfangen würden, Chinesisch zu sprechen, selbst Baby-Chinesisch.

Dr. Q.: Ja, das wäre Zauberei.

R.: Glauben Sie wirklich, Ansehen, Geltung ist nicht wichtig, wenn man hypnotherapeutisch arbeitet?

E.: Das Ansehen ist wichtig, man prahlt aber nicht damit herum. Ein Patient kommt zu Ihnen, weil er die Dinge nicht tun kann, die er seiner Meinung nach eigentlich können sollte. Deshalb kommt er und verleiht Ihnen damit Geltung.

R.: Der Patient verleiht dem Therapeuten Geltung, eine Art Macht, Dinge zu tun, die der Patient nicht selbst für sich zu tun vermag. Er verleiht dem Therapeuten Geltung in der verzweifelten Hoffnung, dass man doch etwas tun kann.

E.: Ja. Man akzeptiert dieses Ansehen und erhöht es indirekt, denn er braucht es. Und man erhält sie aufrecht, indem man bescheiden ist.

R.: Das ist ein interessanter Gedanke: Der Patient ist es, der es nötig hat, dem Therapeuten zu Ansehen zu verhelfen. Der Therapeut akzeptiert das, weil der Patient es braucht. Nicht der Therapeut benötigt Ansehen. Das Phänomen des Ansehens wird aus dieser Sicht sehr interessant. Wir verleihen natürlich jenen Ansehen, die uns helfen, unsere Grenzen zu überwinden. Hoffen wir, dass der Hypnotherapeut den Patienten hilft, ihre erlernten Grenzen zu überwinden, damit sie ihre Möglichkeiten nutzen können. Das ist die einzig legitime Grundlage für sein Ansehen. Etwas Ähnliches kann man auch zum Sinn für das Magische sagen: Magisch ist, das Wesen des menschlichen Geistes zu verstehen, und die Entfaltung seines Potenzials zu erleichtern ist »weiße Magie«; sein Wissen aber in schlechter Absicht zu gebrauchen, ist natürlich »schwarze Magie«.

Der passende Zeitpunkt für die Induktion; indirekte Suggestion eines Kusses und das Grund-Beispiel der Hypnose

E.: **Ich habe nichts getan, was Sie (R.) nicht auch tun könnten. Der einzige Unterschied war, dass ich wusste, wann ich meine Hand ausstrecken sollte.**

R.: **Und wie wussten Sie (E.), wann Sie Ihre Hand ausstrecken sollten?**

E.: **Als ich annahm, dass Dr. Q. bereit sei, wusste ich, was er tun würde, wenn ich meine Hand ausstreckte. Und ich ließ ihn das entdecken und ließ Sie (R.) das entdecken. Und Sie entdeckten, wie Dr. Q. kämpft.**

Dr. Q.: **Wie ich gegen die Kontrolle kämpfen konnte?**

E.: **Als Sie versuchten, Ihren Arm auszustrecken, zog er sich zurück.**

R.: Gibt es denn einen passenden Zeitpunkt, um eine Induktion oder ein hypnotisches Phänomen einzuleiten?

E.: Ja.

R.: Wie wissen Sie, wann das ist? Stellen Sie spontane Veränderungen in Richtung eines Trance-Zustands fest, den Sie dann lediglich fördern? Sehen Sie, wie die Augen glasig werden, wie der Gesichtsausdruck erstarrt, die Körperbewegungen sich verlangsamen? Bemerken Sie Teilaspekte der Trance und begreifen dann, dass der richtige Zeitpunkt für die Induktion gekommen ist?

E.: Nehmen Sie ein Beispiel aus dem Alltagsleben. Wann küssen Sie ein hübsches Mädchen?

R.: Wenn es dazu bereit scheint.

E.: Genau! Wenn sie bereit ist, nicht wenn Sie es sind. Sie warten auf dieses ihr nicht näher zu bestimmende Verhalten. Sie bitten ein Mädchen nicht um einen Kuss, sondern in ihrer Gegenwart starren Sie gedankenverloren die Mistel an. Sie erscheinen einfach nachdenklich. Sie kommt auf die Idee und fängt an, über den Kuss nachzudenken.

R.: Sie haben ihr indirekt die Idee in den Kopf gesetzt.

E.: Ja, und sie weiß nicht, dass Sie das waren.

R.: Deshalb ist das umso wirkungsvoller, denn sie wird sich alsbald wundern: »Mann, ich möchte einen Kuss!« und nicht: »Er möchte einen Kuss.«

E.: Das stimmt, und da ist die Ausrede: Die Mistel.

R.: Das ist ein Musterbeispiel für jegliche hypnotische Arbeit, nicht wahr?

E.: Ja, Sie kennen den möglichen Bezugsrahmen und Sie nutzen ihn.

R.: Das gehört zum Grundwissen des Hypnotherapeuten: über den Bezugsrahmen Bescheid zu wissen und wie dieser zu fördern ist.

Trance im Erfahrungslernen: die Phänomenologie der Dissoziation bestätigen

Dr. Q.: Allerdings hatte ich das Gefühl, als hätte ich den Kampf angefangen. Ich meine, das ist Teil meiner Neugier. Ich konnte das hinterfragen und spürte ein Bedürfnis, das zu testen. Ich brauchte in der Situation nicht völlig passiv zu sein. *Ich wollte der Situation ihre Gültigkeit geben, indem ich sie testete.*

Nichts verstehen, nichts glauben, was da geschah, bis es so weit war. Bis zu diesem Zeitpunkt konnte ich nicht sicher sein, ob ich so tat als ob oder was da vor sich ging.

E.: Wie wussten Sie, was Sie da simulieren sollten?

Dr. Q.: Sie sagten, ich solle den Arm ausstrecken. Damit sagten Sie: »Jetzt sollen Sie sich hypnotisiert verhalten.«

E.: Was sollte Ihr Arm tun, nachdem ich ihn berührt habe?

Dr. Q.: ***Er sollte nicht hier bleiben.***

E.: Er sagt das wirklich schön, nicht wahr?
R.: Ja. Was ist das für ein Kampf, den er da führt?
E.: Er kennt sein übliches Verhalten, aber was ist das für ein Verhalten? Nun fängt er an, zwei unterschiedliche Verhaltenstypen zu erfassen.
R.: Normale Ich-Kontrolle versus dissoziiertes Verhalten. Hier lernt ein moderner rationaler Verstand, dass sein bewusstes Ich nicht immer alles kontrollieren kann. Das ist die grundlegende Erfahrung für den modernen Verstand, wenn er Trance erlernt. Sein Erfahrungslernen läuft über das typische Testen von Hypothesen: Kann ich in Trance über meine eigenen Handbewegungen Kontrolle ausüben? Er glaubt das Ganze nicht, bis er es durch sein Testen validieren kann.
E.: Ja, das zeigt sich auch, wenn er sagt: »Sie sollte nicht hier bleiben«, und doch tat sie es! Also tat sie nicht als ob! Sie sollte nicht hier bleiben!

Der typische Prozess, die Trance-Realität und Dissoziation zu testen

E.: Nun, ich wollte, dass Dr. Rossi sieht, wie Ihre Augen sich nicht vollkommen geschlossen, und wie Sie mit Ihrem Arm gekämpft haben.

Dr. Q.: Ich kann mir nicht vorstellen, wie Sie mich mit meinem Arm kämpfen lassen wollten.

E.: Ich wusste, dass sie das tun würden, denn jeder tut das!

Dr. Q.: Ich dachte, ich wäre ein ungezogenes Kind!

E.: Das denken alle!

R.: (Zu Dr. Q.) Sie dachten, Sie seien ein richtig skeptischer Psychiater – ein Wissenschaftler.

Dr. Q.: Ich wollte nichts akzeptieren, als Sie Suggestionen gegeben haben.

E.: Aber ich musste etwas suggerieren, so berührte ich einfach Ihre Hand.

Dr. Q.: Ich weiß, was das bedeutet hat.

E.: Was hat das bedeutet?

Dr. Q.: Das bedeutete, ich solle meinen Arm ausgestreckt halten.

E.: Wirklich?

R.: Dr. Q. glaubte, er sei einzigartig mit seinen wissenschaftlichen Zweifeln, ob seine Trance-Erfahrung real sei. Indessen ist seine Erfahrung so typisch, dass sie als ausgezeichnetes Fallbeispiel zur Veranschaulichung Ihres Vorgehens dienen kann, mit dieser kritischen und rationalisierenden Haltung umzugehen, die das derzeitige Klima der Wissenschaftlichkeit kennzeichnet. Sein Bedürfnis, die innere Phänomenologie seiner Erfahrung auf ihren Realitätsgehalt hin zu untersuchen, ist völlig angemessen, denn tatsächlich ist heutzutage eine Menge absoluten Blödsinns über die Psychologie und besonders die Hypnose in Umlauf. Deshalb sind die früheren autoritären Vorgehensweisen heute nicht mehr angemessen. In einer offenen und demokratischen Gesellschaft wird der Möglichkeit hoher Wert beigemessen, dass jeder die Realität seiner Lebenserfahrung hinterfragen und untersuchen darf. Aus diesem Grund ist Ihr erfahrungsorientierter Ansatz zum Erlernen von Trance höchst angemessen.

Vorsichtige taktile Anleitung zu Dissoziation und Katalepsie; gewohnte Bezugsrahmen umgehen; unbewusste Reaktionen einleiten

Dr. Q.: Sie haben sie ergriffen und gehalten.

E.: Habe ich?

Dr. Q.: Es schien so.

E.: Ich habe sie nicht ergriffen und nicht gehalten. Sie hatten Ihre Hand in der Luft und ich habe sie berührt. (Erickson fasst wieder hinüber und berührt Dr. Q.'s rechte Hand, die sich – während er redete – in natürlicher Haltung in der Schwebe befand, auf halbem Weg zwischen Schoß und Kinn. Seine Augen schließen sich, nachdem er ein paar Minuten gewissenhaft beobachtet hat, wie seine Hand in ein und derselben Position verharrt. Sein Atemrhythmus verändert sich, und er geht offensichtlich in Trance. Sein rechter Arm bleibt kataleptisch in der gleichen Position wie bei Ericksons Berührung. Nach einer Weile beginnt Dr. Q., seine Hand versuchsweise ein wenig zu bewegen, offenbar testet er sie. Er bewegt ein oder zwei Finger leicht und dann seinen Ellbogen. Finger und Arm kehren immer wieder in die kataleptische Position zurück. Dann versucht er, mit seinem rechten Arm auf den linken Druck auszuüben, und trifft offensichtlich auf Widerstand.)

R.: (Erickson demonstriert nun an R.'s Arm) Sie haben sie nicht ergriffen. Ihre Hand berührt sehr sanft meinen Arm, zeigt aber doch eine Richtung an, und ich bewege ihn tatsächlich, ohne dass es den Anschein hat.

E.: Sie bewegen ihn! Sie halten unentwegt Kontakt zu meiner Hand. Ich bewege meine Hand, und Sie erhalten diesen Kontakt aufrecht.

R.: Meine Hand folgt der Ihren, aber Sie ziehen meine Hand nicht. Da besteht ein winziger Unterschied. Mit minimalstem Druck zeigen Sie an, wohin sich meine Hand bewegen soll.

E.: Ja.

R.: So üben Sie mit dem Patienten, Ihnen zu folgen und sehr feinfühlig auf Sie einzugehen. Der Patient muss die Hand ausstrecken und fragen: Was macht er? Was möchte er? Wohin möchte er, soll sie gehen? Wohin? Wohin? Wohin? Sein ganzes Bewusstsein ist darauf gerichtet, Ihnen zu folgen.

E.: Und ich habe überhaupt nichts erfasst!

R.: Ich hätte es übel genommen, wenn Sie meine Hand ergriffen oder gezogen hätten. Da aber Ihre Berührung so leicht ist, muss ich kooperieren und Ihnen folgen.

E.: Der Patient weiß nicht, was er gemacht hat.

R.: Er weiß nicht, in welchem Ausmaß er kooperiert hat.

E.: Stimmt! Die Feinheit Ihrer Berührung ist wichtig.

R.: Das ist die taktile Variante dessen, was Sie immer verbal machen: Sie lenken die Versuchsperson, aber so sachte, dass sie sehr sorgfältig zuhören muss und dann natürlich etwas im Rahmen der Möglichkeiten zu tun scheint, die Sie eröffnet haben. Sie kann es aber nicht übel nehmen, denn sie trägt so viel Eigeninitiative bei und trifft ihre eigene Wahl. Das ist ein grundlegender Aspekt Ihrer Arbeit, ganz gleich, in welcher Modalität Sie kommunizieren: Sie tragen lediglich die schwächste und indirekteste Suggestion bei, um den Prozess einzuleiten, und so macht der Patient die Erfahrung, dass Verhalten automatisch abläuft.

(Erickson demonstriert wieder an R.'s Arm.) Sie berühren meinen Arm so behutsam mit Hinweisen für eine Abwärtsbewegung, dass ich das sehr sorgsam erspüren muss und es dann zulasse. Und während ich Ihrer Berührung folge, bekomme ich allmählich ein merkwürdig dissoziiertes Gefühl.

E.: Ja.

R.: Dissoziiert ist es deshalb, weil ich nicht gewöhnt bin, die Berührung eines anderen so genau zu spüren. Ich bin aus meinem üblichen Bezugsrahmen herausgekippt.

E.: Die leichte Berührung, die Stille und der erwartungsvolle Blick.

R.: Das ist so etwas wie Woudou und umgeht den üblichen Bezugsrahmen.

E.: Hmhm.

R.: Es umgeht den üblichen Bezugsrahmen, und der Proband ist auf die Frage zurückgeworfen: Was wird von mir erwartet? Was soll ich machen? Er versucht verzweifelt, irgendetwas zu tun.

E.: Und er muss seinen eigenen Verhaltensmustern folgen!

R.: Genau das ist es! Der Proband muss seinen eigenen Verhaltensmustern folgen. Ihnen folgt er wirklich nicht, außer im ganz allgemeinen Sinn. Sie initiieren etwas, aber mit so viel Feingefühl, dass seine eigenen Verhaltensmuster, seine Verhaltensmatrix, aus seinem Unbewussten hervorkommt, um die Lücke auszufüllen.

E.: Das stimmt. Dann kann ich irgend eines dieser Muster aussuchen – –

R.: – für ein therapeutisches Ziel.

E.: Hm-hm.

R.: Und es ist nicht der bewusste Verstand des Probanden, der das steuert, denn sein bewusster Verstand weiß nicht, was er in dieser ungewöhnlichen Situation tun soll, und deshalb ist er auf seine gewohnten Muster aus dem Unbewussten angewiesen.

E.: Es liegt alles bei seinem eigenen Erforschen.

R.: Sie haben das bei ihm in die Wege geleitet.

E.: Ich habe eine Situation geschaffen, in welcher seine Muster zutage treten können. Er weiß nicht, dass sie aufgerufen wurden, aber da sind sie, und so beginnt er sie zu untersuchen. Wir alle können von Natur aus dissoziieren.

R.: Dissoziation ist eine natürliche Fähigkeit, über die wir alle verfügen. Jedesmal, wenn wir Tagträumen nachgehen, dissoziieren wir.

E.: Wir wissen allerdings nicht, wie gut wir das können.

R.: Der moderne Geist hat alles vergessen, was Dissoziation betrifft, und glaubt nicht mehr daran, dass er das kann. Der moderne Verstand glaubt gern an sein fundamentales Einssein, seine fundamentale Einheit.

Eine selbst induzierte Analgesie

(Dr. Q. kneift sich in seine rechte Hand und untersucht sie offensichtlich auf eine Analgesie hin.)

Dr. Q.: Sie hat ihre Empfindlichkeit verloren.

E.: Weshalb?

Dr. Q.: Ich weiß nicht.

E.: Ich habe das nicht suggeriert, oder?

Dr. Q.: Nein. Es ist mir gerade in den Sinn gekommen zu prüfen, ob sie analgetisch ist.

R.: Sie haben überhaupt nichts unternommen, um eine Analgesie anzubahnen – nicht einmal direkt, außer insofern, als Analgesie und viele andere sensorisch-perzeptuelle Verzerrungen sich während der Katalepsie spontan einstellen. Die Analgesie, die Dr. Q. erlebt, könnte entweder spontaner Natur sein oder die Folge einer inneren, selbst erteilten Suggestion, die er unter dem Deckmantel der Realitätsprüfung seiner Dissoziation nicht erfasst hat. Seine eigenen unbewussten Erwartungen und Prozesse werden derart aktiviert, dass er sie selbst nicht versteht.

Indirekte Verstärkung hypnotischen Lernens

E.: *Gestern* wollte ich Ihnen klarmachen, wie unwissend Sie sind. Ich wusste, Sie würden eine gute Versuchsperson sein.

Dr. Q.: Wie wussten Sie das?

(Wir nicken alle zustimmend, dass Erickson gute Versuchspersonen schon automatisch erkennt.)

E.: Ich kann ihn so angehen, denn ich sage: »gestern«.

R.: Damit sagen Sie implizit, dass er gestern unwissend war und heute schlau ist. Damit wird indirekt all das verstärkt, was er heute an Neuem lernt, und seine gestrige Skepsis wird noch weiter umgangen.

E.: Richtig. Das heißt, das »gestern« sehr bedacht zu gebrauchen. Seine Nachfrage, wie ich wusste, dass er eine gute Versuchsperson sein würde, bedeutet gleichzeitig ein vollständiges Akzeptieren!

Trance als Zustand des inneren Explorierens

Dr. Q.: Diesmal lag mir mehr daran, mein Testen sehr viel weiter zu treiben als zuvor.

E.: Ich werde Ihnen etwas sagen, was Sie trotzdem nicht gewusst haben. Sie haben auch in Ihrem linken Arm und in Ihrer linken Hand eine gewisse Analgesie entwickelt.

Dr. Q.: ***In meinem Arm auch?***

E.: In Ihrer Hand, da bin ich sicher.

Dr. Q.: Wie denn?

E.: Wussten Sie das nicht?

Dr. Q.: Nein.

E.: Dr. Rossi konnte sehen, dass mit Ihren Handbewegungen etwas nicht gestimmt hat.

Dr. Q.: ***Bei meiner linken Hand?***

E.: Ja, aufgrund der Analgesie haben Sie die exakte Bewegungsfähigkeit verloren.

R.: Dieses Prüfen ist das Wesentliche des modernen erfahrungsorientierten Vorgehens beim Trance-Erleben. Das Testen ist tatsächlich eine Art innerer Selbst-Exploration. Es richtet und konzentriert die Aufmerksamkeit nach innen, und das ist selbstverständlich ein grundlegender Aspekt der Trance und hat diese besondere, losgelöste, unpersönliche und objektive Qualität der Selbstbeobachtung in Trance.
E.: Achten Sie darauf, wie locker er jetzt meine Beobachtungen über die Anästhesie seines linken Arms und seiner linken Hand akzeptiert. Alle seine Fragen beinhalten diese Akzeptanz.

Dissoziation als kreativer Akt;
neue Bewusstseins-Zustände in der modernen Hypnose

Dr. Q.: Bei meiner linken Hand? Ich habe etwas anderes bemerkt, als ich meinen Arm angestoßen habe. ***Als ich los ließ, schien es sich zu verlieren, mir scheint, ich gefährde diesen Zu-***

stand, indem ich so rasch loslasse. Ich wollte diesen Zustand aber nicht gefährden, so fing ich an, sachte loszulassen. Und eine weitere Gefahr bestand für diesen Zustand, als ich spürte, wie meine Muskeln sich anspannten.

E.: Gehen wir zu diesem Wort ›Gefahr‹ zurück. Worin bestand die Gefahr?

R.: Was meint er mit diesen »Zustand gefährden«?

E.: Jegliche Unterbrechung stellt eine Gefährdung dar. Sie unterbrechen einen Bewusstseins-Zustand; diese Unterbrechung hat auch eine destruktive Bedeutung. Ich kann einen Stift abbrechen, und ich kann einen dissoziativen Zustand abbrechen.

R.: Einen dissoziativen Zustand zu unterbrechen, bringt einen zurück zum gewöhnlichen Bewusstseins-Zustand. Wie wenn jemand sagt: »Ich hatte einen Höhenflug, und dann hat man mich wieder auf den Boden zurückgeholt.« Damit will er sagen, dass sein Hochgefühl zusammengebrochen ist. Also ist das ein kreativer Akt, den dissoziativen Zustand aufrechtzuerhalten.

E.: Das ist richtig.

R.: Das ist kein bloßes Abspalten des Bewusstseins.

E.: Sie nennen es »kreativ«, ich nenne es »entdecken«. Er möchte nichts tun, das seine Entdeckungsreise gefährdet.

Kräfte ausgleichen, die die kreative Dissoziation stören; sich selbst entdecken als angemessener Bezugsrahmen für eine erfahrungsorientierte Annäherung an die Trance

Dr. Q.: ***Ich merkte, dass da Kräfte am Werk waren, die mich aufwecken und dazu führen würden, das zu sein, was ich immer bin.***

E.: Aber warum ist das eine Gefahr?

Dr. Q.: Nun ja, es stand dem entgegen, was ich wollte. Und eine Gefahr war es auch.

E.: Das ist das Wort, das Sie gebrauchen. Warum sagen Sie *Gefahr*? Es war eine *Bewusstheit* vorhanden.

Dr. Q.: Ich verstehe.

E.: Aber das Wort, das Sie gebraucht haben, war *Gefahr*. Das ist einfach eine Bewusstheit, keine Gefahr.

E.: Er fasst in Worte, welche Kräfte dabei stören, dass er mehr über Trance entdeckt.

R.: Er weiß, dass er sich außerhalb seines gewöhnlichen Bezugssystems befindet (»… was ich immer bin«). Was waren nun aber jene »Kräfte am Werk, die mich aufwecken würden«?

E.: Da gibt es so viele Kräfte: Brennpunkte der Aufmerksamkeit.

R.: Die Tendenz, sich den zahlreichen Aufmerksamkeits-Schwerpunkten des normalen Bewusstseins zuzuwenden, kann sich immer in die kreative Dissoziation hineindrängen, wo relativ weniger Aufmerksamkeits-Schwerpunkte vorhanden sind. Wenn Sie also unterscheiden zwischen ›Gefahr‹ und ›Bewusstheit‹, dann versuchen Sie wohl einfach, ihn zu dieser Bewusstheit hinzuführen?

E.: Ja.

R.: Würden Sie sagen, dass mit der modernen Hypnose andere Bewusstseinszustände entdeckt worden sind, die zwar vorhanden, aber nicht immer bewusst zu erklären sind? Die alte Hypnotherapie bestand darin, dass der Patient unmittelbar von jemandem programmiert wurde, der seinen Hokuspokus betrieben und das Bezugssystem des Patienten durcheinander geschüttelt hat, um dann neues Zeug hineinzustopfen. Heutzutage wagen wir nicht, Hokuspokus zu betreiben, denn das steht unserer modernen, wissenschaftlichen Sicht entgegen. Aber Entdeckungen, auch seiner selbst, vertragen sich mit Dr. Q.'s Bezugssystem; darum können wir uns dessen bedienen, um ihm neue Bewusstseinszustände zu vermitteln.

E.: Dem stimme ich zu.

Erkennen, wie sich die Anwesenheit des Unbewussten und der Trance entwickelt

Dr. Q.: Da war noch eine weitere Information von Ihnen, die sich, wenn ich daran zurückdenke, als hilfreich erwies. Als Sie sagten, »Ihr bewusster Verstand bedeutete eine Ein-

mischung«, veränderte das den Zustand. *Ich konnte sehen, wie mein Unbewusstes sich wieder einmischte.*

E.: Sagte ich beim zweiten Mal irgendetwas zu Ihnen?

Dr. Q.: Nein, das war eine Art Einschätzung der Situation, derer ich mich bedienen konnte.

E.: Ich habe Sie nicht gebeten, Ihre Einschätzung zu ändern, oder?

Dr. Q.: Nein.

E.: Er konnte sehen, wie sein Unbewusstes sich einmischte in den bewussten Verstand – mit anderen Worten, die Oberhand gewann.

R.: Er entwickelt ein Gefühl dafür. Eine ähnliche Empfindung entsteht bei mir, wenn ich am Sonntag Nachmittag in meiner Hängematte liege, schläftig werde und spüre, wie das Unbewusste in Tagträumereien und Bildern hervorkommt mit dem angenehmen, leichten Gefühl sich vertiefender Entspannung. Man spürt, dass man gleich einschläft, da der Körper sich so leicht fühlt.

Subjektives Explorieren der Katalepsie; Verzerrung der Suggestionen als Anzeichen der Trance

E.: Ich meine, Sie (Dr. R.) sollten Ihre Beobachtungen auf Band sprechen. Nur zu.

R.: (diktiert eine Zusammenfassung seiner Beobachtungen) Das Procedere begann damit, dass Dr. Erickson die Hand von Dr. Q. berührte. Dr. Q. beobachtete seine Hand, während Dr. Erickson sorgfältig Dr. Q.'s Augen und Gesicht beobachtete. Dr. Q. schien sich wirklich in die Beobachtung seiner Hand zu vertiefen. Dr. Erickson lehnte sich zurück, entspannte sich, und Dr. Q. schloss nach einer kleinen Weile seine Augen. Dann schien Dr. Q. 5 Minuten lang einfach in Trance zu gleiten, wobei er seine rechte Hand kataleptisch schweben

ließ. Aus Dr. Q.'s nickenden Kopfbewegungen und veränderter Atmung kann man schließen, dass er offensichtlich eingenickt war.

E.: Kopfbewegungen – aber er wollte doch seine Hand bewegen. Er hatte die Idee, zu heben und zu senken, hob und senkte allerdings seinen Kopf, denn er schaffte es nicht, seine Idee vom Kopf in die Hand zu lenken. Er versuchte es, seine Hand zu bewegen! Das ist wie bei einem Kind, das das Schreiben lernt. Er versucht, seine Hand mit seinem Kopf zu bewegen. Wir haben hier den erwachsenen Dr. Q., der versucht, seine Hand mit seinem Kopf zu bewegen!

E.: Er hatte die Idee, seine Hand zu senken, stattdessen bewegte er seinen Kopf.

R.: Kürzlich hatte ich eine Patientin, deren Hand sich mit den Suggestionen zur Handlevitation nicht sonderlich hob, stattdessen begann ihr ganzer Körper, sich zur Hand zu neigen. So nutzte ich die Neigung ihres Körpers, um die Induktion fortzusetzen. Durch solche Verzerrungen unserer Suggestionen tritt der veränderte Bewusstseinszustand deutlicher zutage. Diese besonders schwerfällige und scheinbar hartnäckige Widerspenstigkeit mancher Leute während früher Stadien des Erlernens von Trance-Erleben ist tatsächlich ein wunderbarer Hinweis auf die autonomen Prozesse, die die Oberhand gewinnen.

Idiosynkratisches ideomotorisches Signalisieren

Dr. Q.: Ich pendelte mit einem Freund etwas aus und wollte ein Ja oder ein Nein zur Antwort, entdeckte aber, dass ich meinen Kopf dabei bewegte. Ich merkte, dass ich auch heute in der Trance meinen Kopf bewegte, weiß aber nicht weshalb.

E.: Er entdeckt gerade, warum er seinen Kopf bewegt hat.

R.: Es ist faszinierend festzustellen, wie ein modernes, wissenschaftlich orientiertes Bewusstsein Idiosynkratisches und Autonomes bei sich selbst entdeckt. Wir wissen an dieser Stelle einfach nicht, warum sein psychologisches System mehr dazu neigt, sich in ideomotorischen Signalen mit seinem Kopf auszudrücken als mit seinen Fingern mit Hilfe des Chevreul'schen Pendels.

Katalepsie als frühes Stadium der Psychomotorik; ungewohnte Bezugssysteme als veränderte Bewusstseinszustände

R.: **(fährt fort zu diktieren) Nach etwa 5 Minuten griff Dr. Q.'s linke Hand hinüber zu seiner kataleptischen rechten Hand, und ich fragte mich, ob er aus der Trance käme. Er berührte aber lediglich die Unterseite seiner rechten Hand, als wolle er sie vorsichtig untersuchen. Während er mit der Untersuchung fortfuhr, wurden seine Berührungen immer fester, als versuchte er, seine rechte Hand aus ihrem Schwebezustand heraus zu befördern. Ich war wirklich verwirrt, denn ich merkte nun, dass seine kataleptische rechte Hand tatsächlich fixiert war.**

E.: **Er entdeckte, dass er seine rechte Hand nicht bewegen konnte. Er musste seine linke Hand benutzen, um die kataleptische Rechte zu bewegen. Er fand heraus, er musste seine linke Hand benutzen, um den rechten Arm am Ellbogen anzuheben. Er versuchte, ihn zu beugen und auf und ab zu bewegen. Er bewegte die Finger der rechten mit der linken Hand hin und her, konnte sie aber nicht mit dieser rechten bewegen.**

E.: Wenn man die rechte Hand bewegen will, dann tut man das gewöhnlich auch mit dieser rechten, aber hier brauchte er die linke Hand, um die rechte zu bewegen.

R.: Hütete er damit die Dissoziation in seiner rechten Hand?

E.: Er wusste nicht, wie er seine rechte Hand bewegen sollte. Seine rechte Hand war ein Gegenstand, den er mit seiner linken Hand bewegen musste. Wie man das bei einem Baby beobachten kann, das mit seiner linken Hand nach seiner rechten greift, die es als Gegenstand wahrnimmt. Das Baby braucht einige Zeit, bis es die Hand als Teil seiner selbst sieht.

R.: Demnach ist Dissoziation eine Rückkehr zu frühen Funktionsweisen?

E.: So ist es.

R.: Unterstützt das Phänomen der Dissoziation die atavistische Hypnosetheorie? (Diese Bemerkung resultiert aus den in den 70er und 80er Jahren vorherrschenden Hypnose-Theorien: hier Traditionalisten [»atavistisch«], dort Moderne [indirekt, ericksonianisch], Anm. d. Übers.)

E.: Würden Sie Babylaute als atavistisch bezeichnen?

R.: Nein. Das ist eine Frage der Wortwahl. Sie mögen den Ausdruck ›atavistisch‹ nicht, obgleich wir zu Funktionsweisen zurückkehren, die früher in unserem Leben vorherrschend waren?

E.: Ja, wir kehren zu einer frühen Lernphase zurück, aber nicht zu einer atavistischen. Wenn Ihre Hand zum Gegenstand wird, wie gehen Sie dann mit einem Gegenstand um? Sie handhaben das so natürlich, wie Sie als Erwachsener einen fremden Gegenstand handhaben. Die Dissoziation der rechten Hand lässt sie fremd werden, und natürlicherweise ergreifen sie einen fremden Gegenstand mit Ihrer anderen Hand, die nicht fremd ist. Das ist nicht wirklich urzeitlich, denn das tun Sie ja ständig. Sie nehmen einen Stift, weil das ein fremder, nicht zu Ihnen gehöriger Gegenstand ist.
Das ist der erfahrungsorientierte Ansatz der hypnotischen Induktion. Sie lassen die Versuchsperson ihr eigenes Verhalten erleben und damit spielen. Das ist ein Erfahrungs-Phänomen, wobei das Selbst das Selbst unterweist, indem es dissoziierte Bezugssysteme studiert, die ungewohnt sind.

R.: Diese ungewohnten Bezugssysteme sind es, die viele Leute nun als veränderten Bewusstseinszustand bezeichnen.

Analgesie; Empfindungen und Bewegungen als erfahrungsorientierte Trance-Bestätigung testen

Dr. Q.: ***Ich habe etwa 11 Kilo Kraft aufgewendet, um meinen rechten Arm zu bewegen.***

R.: 7 oder 8 Minuten danach haben Sie angefangen, sich in Ihre rechte Hand zu kneifen, um die Analgesie zu testen.

Dr. Q.: Ich spürte das, aber es tat nicht weh. Die Schmerzempfindung war herabgesetzt.

R.: Sie spürten Berührung, aber keinen Schmerz.

Dr. Q.: Es ist immer noch ein wenig (Analgesie) vorhanden.

R.: Ich habe mich sehr für Ihre Frage nach der freien Wahl interessiert. Sie hatten in der Trance das Gefühl der freien Wahl.

E.: Er hat mit mir darüber gestritten.

R.: Ja, Sie meinen, die freie Wahl sei eine Illusion.

Dr. Q.: Ich meine, ich habe es nicht definitiv ausprobiert. Der Test hat sich innerhalb bestimmter Grenzen bewegt.

E.: O.k., wie oft habe ich prüfen müssen, ob meine Brille da ist?

Dr. Q.: Nun ja, Sie hatten ein ganzes Leben, um einen Gegenstand da lassen zu können und zu wissen, er bleibt auch da.

E.: Und Sie konnten ein Leben lang auf eine einzige Berührung hin etwas spüren. Aber Sie haben Ihren Test immerzu wiederholt.

E.: Es ist lächerlich, wenn er davon spricht, er habe 11 Kilo an Kraft aufwenden müssen, denn man beugt nicht einen Arm mit dem anderen. Er hat nicht gemerkt, wie absurd das ist. Und im üblichen Bewusstseinszustand muss man nicht seine Empfindungen ›testen‹.

R.: Wenn man seine Empfindungen testen muss, dann ist man bereits in einem veränderten Bewusstseinszustand.

E.: Ja.

R.: Also sind alle diese Tests und Untersuchungen tatsächlich erfahrungsorientierte Trance-Bestätigungen.

E.: Er mag diesen veränderten Zustand und möchte nichts tun, um diesen Zustand zunichte zu machen. Deshalb setzt er seinen Tests Grenzen. Sie sehen einen wunderschönen, zerbrechlichen Gegenstand und möchten wissen, wie er sich anfühlt, Sie nehmen ihn, berühren ihn und wollen sehr vorsichtig sein, weil Sie ihn nicht zerbrechen möchten.

R.: Das ist die Erfahrung eines Menschen, der anfängt zu lernen, wie man Trance erlebt. Anfänglich ist das ein fragiler Zustand, und er wird sehr vorsichtig sein, ihn nicht zu unterbrechen. Erfahrene Versuchspersonen haben diese Sorge nicht.

E.: Dr. Q. hat das Bedürfnis, seinen Skeptizismus zu unterstützen.

R.: Er unterstützt seinen Skeptizismus noch mit all seinen Tests, obgleich das auch eine Möglichkeit ist, sehr behutsam zu lernen, wie man Trance auf sichere Art erleben kann. Aber warum neigt die Hand dazu, analgetisch zu werden, wenn sie dissoziiert ist?

E.: Wenn die Hand fremd wird –

R.: – werden alle Empfindungen der Hand fremd, weil sie sich innerhalb eines neuen Bezugsrahmens abspielen, und wir wissen noch nicht, wie dieser Bezugsrahmen erlebt werden soll. Stimmt das?

E.: Das ist richtig. Bei einer guten Versuchsperson ist jeder Bezugsrahmen in Ordnung, denn er oder sie vertraut uns.

R.: Wenn wir also mit veränderten Bezugssystemen umgehen, müssen wir dem Patienten sichere Unterstützung bieten, und die besteht gewöhnlich in der Übertragung.

E.: Oder im Vertrauen.

Wechsel des Bezugsrahmens in der erfahrungsorientierten Trance-Induktion

Dr. Q.: *Das ist eine neue Situation für mich. Ich hatte nicht so ganz das gleiche Bewusstsein.*

E.: In Ordnung, greifen wir den nächsten Punkt auf. Haben Sie jemals gehört, dass jemand sagte: »Ich bin einfach erstarrt. Ich war so erstaunt, ich wusste überhaupt nicht, was ich sagen sollte, und konnte nichts sagen.«

Dr. Q.: Oh, mir ist das nicht so passiert. Mir fällt da gar nichts ein.

E.: Aber das haben Sie seit der Kindheit erlebt.

Dr. Q.: Soso.

E.: Genau das untersuchen Sie eben jetzt: frühere Erlebensweisen, früheres Lernen.

R.: Seine Bemerkung zu Anfang, dass er nicht so ganz das gleiche Bewusstsein hatte in der neuen Situation, bedeutet, dass *ein Wechsel des Bezugsrahmens Teil der hypnotischen Induktion ist, nicht wahr*? Eine neue Situation, ein neuer Bezugsrahmen führt zu einem veränderten Bewusstseinszustand.

E.: Ja.

R.: Theoretisch kann man eine Trance schon allein dadurch induzieren, dass man einen Patienten bittet, mit aller Feinfühligkeit seine eine Hand mit der anderen zu untersuchen. Damit wird ein ziemlich ungewöhnlicher Bezugsrahmen eingeführt; die Aufmerksamkeit wird konzentriert und fokussiert, und so ist man bereits auf dem richtigen Weg.

E.: Ich habe Trance auf diese Art induziert. Es funktioniert. Zwar langsam, aber danach ist es für den Probanden überaus eindrucksvoll.

Widerstand, den veränderten Zustand der Trance zu akzeptieren

Dr. Q.: ***Nach wie vor empfinde ich dem allem gegenüber eine Fremdheit. Es ist da immer noch etwas Unnatürliches. Irgendwie spüre ich, dass ein Teil von mir nicht bereit ist, das zu akzeptieren, was ich erlebt habe.***

E.: Das formulieren Sie so. Richtig müsste es heißen: »Ein Teil von Ihnen weiß nicht, wie er den anderen Teil akzeptieren soll. Das, was Sie neu gelernt haben, passt nicht zum früher Gelernten. Wie sollen Sie das akzeptieren?«

Dr. Q.: Ich möchte diese Erfahrung als stichhaltig akzeptieren, als eine, die nicht – – – so unvertraut ist.

E.: Sie muss gültig sein, nachdem Sie solche Schwierigkeiten damit haben. Sie hätten nicht derartige Schwierigkeiten damit, wenn sie nicht gültig wäre. (Erickson führt einige persönliche Erfahrungen aus, bei denen er sprachlos war.)

R.: Es sind also Missverständnisse, die zur Erfahrung führen, dass man sprachlos ist.

E.: Eine Unfähigkeit zu verstehen.

R.: Warum heben Sie jetzt diese Unfähigkeit zu verstehen hervor?

E.: Er (Dr. Q.) kann nicht verstehen, wie sich aus der Katalepsie Analgesie entwickelt. Er konnte nicht verstehen, wie die Zeit vergeht. Und er machte weiter und testete und testete. Er kam immer auf die gleiche Antwort. Alle Ergebnisse widersprachen früheren Erfahrungen und Lerninhalten.

E.: Er empfindet immer noch »etwas Unnatürliches«.
R.: Das bedeutet, dass er noch immer einen veränderten Bewusstseinszustand erlebt.
E.: Ja.
R.: Ich habe den Ausdruck »Missverständnis« gebraucht, während Sie von einer »Unfähigkeit zu verstehen« sprachen. Gibt es hier einen wesentlichen Unterschied in der Bedeutung?
E.: Ja. Es ist kein »Missverständnis«, sondern das Fehlen von Verständnis, das einen sprachlos und offen macht.
R.: Ihre gewöhnlichen Bezugssysteme werden umgangen, und Sie bleiben offen und bereit für strukturierende Suggestionen.
E.: Ja.
R.: Es ist sehr wichtig, dass sich der Hypnotherapeut im Verständnis des Patienten in den hypnotischen Prozess einschaltet, sei es mit oder auch ohne Struktur. Dass bei Dr. Q. das *Verständnis fehlt,* zeigt, dass seine gewöhnliche bewusste Haltung und seine üblichen Bezugssysteme so weit umgangen worden sind, dass er sich in seinem Bewusstsein auf fremdem Territorium fühlt; er empfindet »dem allem gegenüber eine Fremdheit«. Diese Fremdheit ist in der Tat der veränderte Zustand der Trance, den sein Alltagsbewusstsein so schwer zu akzeptieren findet.

»Simulation« und die skeptische Sicht der Hypnose als Rationalisierung; kreative Momente im Alltag als veränderter Bewusstseinszustand

Dr. Q.: Ja, und *ein Teil von mir wollte schlussfolgern, dass es sich um Simulation handelte, denn das wäre eine Erklärung: dass ich so tat als ob.*

E.: Aber wie konnten Sie so tun als ob, wenn Sie gar nicht wussten, was geschehen würde?

Dr. Q.: *Ich brauchte eine Möglichkeit, es zu verstehen.*

E.: Der einfachste Weg ist, *nicht* zu verstehen und es Simulation zu nennen. Das ist eine Vermeidung des Verstehens.

Dr. Q.: Ach, aber dabei befriedigt das mein Bedürfnis. Wenn ich das als Simulation verstehe, kann ich es fallen lassen.

E.: Sie können es fallen lassen und brauchen dann nicht zu lernen. Genauso wie man Dr. Harvey als Betrüger bezeichnete, als er sagte, dass das Blut zirkuliert. Kein Arzt wollte das verstehen. Es war viel bequemer anzunehmen, dass das Blut nicht zirkuliert.

Dr. Q.: Ja, es besteht ein Widerwille dagegen, ein Wissenssystem zu ändern.

E.: Und eine Bereitschaft, das Magische zu akzeptieren, wenn man nicht darüber nachzudenken braucht. Hypnose war etwas Verbotenes, denn man musste sie verstehen.

E.: »Ein Teil von mir wollte schlussfolgern, dass es sich um Simulation handelte.«
R.: Ja. Das ist sein altes skeptisches Bezugssystem. Die Erfahrung als Simulation abzustempeln wäre eine sichere Möglichkeit, sie rationalisierend wieder seinem alten, vertrauten skeptischen Standpunkt anzupassen.
E.: Aber er konnte es nicht, und so testete er immer weiter.

R.: Da haben wir das Problem derjenigen, die gegenüber dem hypnotischen Phänomen einen skeptischen Standpunkt einnehmen. Sie versuchen, ihre neue hypnotische Erfahrung ihrem alten rationalen Bezugssystem anzupassen. Sie leugnen die Realität ihrer lebendigen Erfahrung, um ihre alten Anschauungen aufrechtzuerhalten.

E.: »Ich brauchte eine Möglichkeit, es zu verstehen.« Die einzige sich ihm bietende Sichtweise war die der Simulation, und so musste er so lange testen, bis diese Erklärung nicht mehr passend war.

R.: Würden Sie sagen, dass dies das Problem zahlreicher Hypnose-Forscher der vergangenen Generation war, die eine skeptische Position vertraten? Sie versuchten, die Phänomene, die sie nicht verstanden, in das typische rationale Bezugssystem des 20sten Jahrhunderts einzupassen, wobei im Wesentlichen angenommen wurde, hypnotische Phänomene seien simuliert, nichts weiter als »motivierende Instruktionen«, Rollenspiel oder sonstiges. Ihnen gelang es nicht, unseren ganz realen Kampf zu verstehen, in dem wir ständig versuchen, unsere Sicht der Dinge mit dem Herkömmlichen in Einklang zu bringen und dabei auch dem Neuen Raum zu geben, das unentwegt in uns entsteht. Wenn uns das Neue bewusst wird (Rossi, 1972), so wird es oft als bedrohlich empfunden. Tatsächlich ist es eine Bedrohung für unsere älteren Bezugssysteme, die dem Neuen nun den Vortritt lassen müssen. Das ist das Wesentliche am ständigen Kampf unseres Bewusstseins um Erneuerung. Die Transformation vom Alten zum Neuen geschieht gewöhnlich in einem veränderten Zustand, im Traum, in Trance, in meditativem Zustand, in einem Augenblick der Inspiration, in einem kreativen Moment im Alltag, wenn unsere übliche Sichtweise vorübergehend außer Kraft gesetzt ist, sodass das Neue in unserem Bewusstsein in den Vordergrund treten kann.

E.: Der Zauber des Magiers wird zerstört, wenn er Ihnen erklärt, wie er es gemacht hat. Sie haben es aus dem fremden Bezugsrahmen herausgenommen und in den üblichen eingefügt.

R.: Tatsache ist, dass hypnotische Phänomene sich in fremdem Bezugsrahmen abspielen, der uns ermöglicht, in Trance die Einschränkungen unseres gewöhnlichen Bezugsrahmens zu umgehen, sodass wir Dinge tun können, zu denen wir üblicherweise, mit unserem alltäglichen Ich-Bewusstsein, nicht in der Lage sind. Rationalisiert man diese Qualität des »Fremden« hinweg, so büßt man die Kraft des veränderten Zustands der Trance ein. Ist das so?

E.: Ja. Um »nicht zu verstehen«, ist es das Beste, es als »Simulation« zu bezeichnen. Das ist ein bequemer Ausweg und dient dazu, Verstehen zu vermeiden.

R.: Dann würden Sie also sagen, viel von der Forschung, die angeblich die skeptische Betrachtensweise der Hypnose als veränderten Bewusstseins-Zustand unterstützt, dient der Vermeidung des Verstehens.

E.: Hm-hm. Das ist »vorgetäuscht«, das kann man vergessen. Darauf muss man keinen Gedanken verschwenden.

R.: Das erinnert mich an die schwierige Situation in der Wissenschaft, insbesondere der Psychologie, in der eine grundlegend neue Erkenntnis sich nur herauskristallisieren kann, wenn wir in der Lage sind, unsere Ansicht über etwas neu zu bestimmen oder zu erweitern. Freud hat uns tiefe Einsichten über die Dynamik der Sexualität vermittelt, konnte das aber nur, weil er unsere Definition des Sexuellen veränderte und erweiterte. Ähnlich können wir unsere Sicht der Trance als eines veränderten Bewusstseinszustands nur aufrechterhalten, wenn wir so bekannte Erscheinungen wie Tagträume, Phantasien, Meditation, Momente der Inspiration etc. als Spielarten eines veränderten Bewusstseinszustands mit einbeziehen. Selbst die Augenblicke völliger Änderung des Standpunkts oder Bezugssystems werden nun als veränderter Bewusstseinszustand bezeichnet, was seine Berechtigung hat, weil die Menschen während solch kreativer Momente in kataleptischer Haltung verharren, bewegungslos wie auch im Traum oder bei Halluzinationen. Körperliche Aktivität und Momente intensiver innerlicher Arbeit scheinen in umgekehrtem Verhältnis zueinander zu stehen. Deshalb verhalten sich Personen während tieferer Trance typischerweise ruhig und bewegen sich nicht.

E.: Wissen Sie, wie es mit dem menschlichen Verhalten ist? Das Ungewöhnliche ist so lange unannehmbar, bis es recht geheimnisvoll dargeboten wird.

Dr. Q.: Das erklärt eine Menge.

E.: Ich wusste aus früherer Erfahrung, dass Sie Analgesie zustande bringen können. Dr. Rossi, denke ich, wusste es nicht, konnte es aber bei Ihnen sehen.

Dr. Q.: Ich weiß nicht, was mich dazu veranlasst hat, auf Analgesie zu testen, vielleicht Dinge, die ich gelesen habe.

E.: Weil Sie kein Gefühl mehr hatten und etwas herausfinden mussten.

R.: Bewusst haben Sie nicht bemerkt, dass Sie das Gefühl verloren hatten, aber irgendwo wussten Sie es doch und waren veranlasst, es zu testen.

E.: Akupunktur wurde hierzulande so bereitwillig angenommen. Denn sie ist einfach durchzuführen. Jeder kann an einer bestimmten Stelle eine Nadel einstechen.

R.: Mit Hypnose verhält es sich nicht so, sie ist schwierig durchzuführen.

E.: Ja. Schwierig. Man muss lernen, unterschiedliche Bezugssysteme zu erkennen.

R.: In den Workshops der American Society of Clinical Hypnosis wird den Studenten, die anfangen, immer gesagt, Hypnose sei sehr einfach. Es ist leicht, ein paar Techniken zur Hypnoseinduktion auswendig zu lernen; aber die einzigartigen Trance-Zeichen bei jedem Einzelnen erkennen und verstehen zu lernen, erfordert viel Geduld und Mühe.

E.: Das stimmt.

R.: Da ist viel scharfsinniges Nachdenken über Bezugssysteme erforderlich.

E.: Ich sage, Sie müssen das verstehen, und jedes Mal, wenn ich vor

Fachleuten eine Demonstration gebe, sage ich ihnen: »Nun, Sie haben nicht gesehen, nicht gehört, nicht bedacht. Hier sind die einzelnen Schritte.« Es ist so viel einfacher anzunehmen, dass ich etwas Besonderes habe, anstatt wirklich beobachten zu lernen und nachzudenken. Sie sagen: »Erickson ist ein Zauberer.«

R.: Anstatt wirklich zu versuchen zu verstehen, was Erickson macht.

Erfahrungsorientierte Bestätigung der Trance: Sensorisch-perzeptuelle Unterschiede untersuchen

Dr. Q.: ***Es gab eine Menge Unterschiede.***

E.: Und indem Sie einige dieser Unterschiede identifizieren wollten, haben Sie nicht so getan ›als ob‹, ich habe keine Katalepsie suggeriert, sondern lediglich Ihre Hand in der Luft berührt.

E.: Indem er einige dieser Unterschiede identifizieren wollte, hat er nicht so getan ›als ob‹.

R.: Allein schon die Tatsache, dass er sie identifizieren wollte, bedeutet, dass da etwas vorhanden ist.

E.: Und es war sein Bestreben, nicht meine Anweisung.

Bewusste Überzeugung und die Bestätigung mittels veränderter Empfindung und Bewegung

Dr. Q.: Es ist für mich viel einfacher, Analgesie zu akzeptieren. Dass ich sie auf diese Art getestet habe, ist sehr befriedigend. Ich glaube nur zu 20 Prozent an Katalepsie und zu 95 Prozent an Analgesie.

E.: Man debattiert nicht mit Patienten, wenn man sie reagieren sieht.

R.: Sie setzen sich nicht mit der Skepsis ihres bewussten Verstandes über die Echtheit des soeben von ihnen erlebten hypnotischen Phänomens auseinander.

E.: Zu viele Leute, die Hypnose benutzen, lassen sich auf Auseinandersetzungen mit dieser skeptischen Haltung ein. Mich stört sie nicht. Das ist Teil meines Ansehens, dass ich mich nicht streite.

R.: Die bewusste Überzeugung muss allmählich aus ihrer eigenen Erfahrung erwachsen.

E.: Das stimmt, ich kann sie ihnen nicht einpflanzen.

Dr. Q.: Dieses zweite Mal bin ich sehr viel überzeugter. Beim ersten Mal war ich nur zu 35 Prozent sicher.

R.: Ich habe festgestellt, dass Sie insgesamt drei Katalepsien erlebt haben, und die dritte war am überraschendsten zu beobachten. Die erste benötigte etwas Unterstützung, indem Ihre Hand Ihr Bein berührte; die zweite war nicht so stabil wie die dritte, als Ihr Arm in der Luft stehen blieb, selbst als Sie ihn mit Ihrer anderen Hand zu bewegen versuchten.

E.: Sie gewinnen Vertrauen.

R.: (zu E.) Die Katalepsie schien echter zu werden, als er anfing, sie zu testen. Sie stabilisierte sich nachhaltiger, als er versuchte, die rechte Hand mit der linken zu bewegen. Trifft das auch auf andere zu?

E.: Das war seine Erfahrung. Andere akzeptieren das einfach ohne zu fragen.

R.: Deren bewusster Verstand ist sehr empfänglich für ihre innere Erfahrung

E.: Nur 20 Prozent der Probanden glauben an Katalepsie; aber der Mensch verfügt über Muskeln. Er hatte Erfahrungen mit dem Wachsen und dem Gebrauch seiner Muskeln, aber wie wenig Aufhebens machen wir darum, unsere Fähigkeit zu entwickeln, Empfindungen zu testen? Empfindungen akzeptieren wir, die Kontrolle über unsere Muskeln erlernen wir.

R.: Daraus resultiert diese Diskrepanz von 20 zu 95 Prozent. Empfindungen scheinen sich von selbst zu ergeben, und wenn sie verschwinden, überrascht uns das eher, deshalb glaubt er zu 95 Prozent an Hypnose mit Analgesie. Muskelkontrolle geschieht indessen willentlich, und deshalb glaubt er nur zu 20 Prozent an Katalepsie. Empfindungen haben mehr mit autonomem Funktionieren zu tun, wenn wir also hier eine Veränderung wahrnehmen, so überzeugt uns das eher.

E.: Das stimmt. Ich streite mich nicht, sondern nutze ihr Bezugssystem – in der Richtung, die ich haben möchte. Man überlässt es der Versuchsperson, die Dinge zu sehen.

R.: Und je mehr sie sieht, desto überzeugter ist sie.

1. Dissoziation und das moderne erfahrungsorientierte Vorgehen, um einen veränderten Bewusstseinszustand zu erreichen

R.: Können Sie etwas zur Dissoziation sagen und wie sie bei unserem erfahrungsorientierten Ansatz funktioniert, um einen veränderten Bewusstseinszustand hervorzurufen?

E.: Das Unbewusste hat viele Aufmerksamkeits-Schwerpunkte, und wenn man diese von irgendeinem Teil unseres Körpers abzieht, wird nicht das verstandesmäßige Wissen von diesem Teil zunichte gemacht, dieser wird vielmehr zum Objekt, weil ihm die unbewusste Aufmerksamkeit entzogen ist.

R.: Der Psychoanalytiker würde sagen, die gewöhnliche, unbewusste Besetzung des Körpers ist abgezogen (Federn, 1952).

Wenn ich Sie bei Ihrer Arbeit beobachte, bin ich von Ihrer außerordentlich aufmerksamen und erwartungsvollen Haltung überrascht, mit der Sie Ihre Patienten betreuen. Manche haben mir später erzählt, wie sehr Ihre intensiv forschenden Augen und Ihre Art sie bewegt haben. Ich frage mich, ob diese Erwartungshaltung zur Leichtigkeit beiträgt, mit der Sie in Ihrer hypnotischen Arbeit Dissoziation hervorrufen. Ihre Erwartungshaltung ändert sogleich die Atmosphäre, sodass ein deutlicher Unterschied zu der des Alltags besteht; der Patient wird so in einen neuen Bezugsrahmen versetzt mit einer Erwartungshaltung, die ihm wohl vertraut ist.

Sein Ich wird unsicher und muss nun, aus dieser neuen Sicht, selbst die bekanntesten Dinge wieder untersuchen. Diese neue Sicht ist fürs Erste natürlich fremd und merkwürdig, und exakt dieses Gefühl, zusammen mit seiner Unsicherheit und der offensichtlichen Autonomie seiner gewöhnlichen Handlungen, lässt alles anders und »hypnotisch« erscheinen. Das Ich verliert seinen üblichen Sinn für Kontrolle, wenn es sich im unüblichen Bezugsrahmen der »Hypnotherapie« befindet, und so kann das Unbewusste des Patienten oder der Therapeut diese Lücke ausfüllen.

Entsprechend mag es sich auch mit der Durchschlagskraft »merkwürdiger« Handlungen und der Atmosphäre bei religiösen und magischen Zeremonien verhalten und auch mit dem Einfluss irgendeines Scharlatans, dem es gelingt, mit etwas Hokuspokus sein Publikum zu verwirren. So beobachtete ich beispielsweise einen Bühnen-Hypnotiseur, der seine Vorstellung in zwei Teilen darbot. Im ersten Teil zeigte er nur ein paar Zaubertricks: Er begann mit so einer Kaninchen-aus-dem-Hut-Geschichte und fuhr dann mit »verblüffenden« Gedächtnis-Kunststücken und Gedankenlesen fort. Er war wirklich gut, und ich war um eine Antwort verlegen, wie er das wohl anstellte. Dann spielte das Orchester ein paar Takte, während der Assistent die Zauber-Requisiten wegräumte, und schließlich wurde – in erwartungsgeladener Atmosphäre und unter anschwellender Musik – angekündigt, dass er nunmehr die Hypnose durchführen werde. Natürlich war das Publikum mittlerweile bereit, alles zu glauben; alle gewöhnlichen Bezugssysteme waren vorübergehend außer Kraft, und der Hypnotiseur war äußerst erfolgreich. Bei freiwilligen Personen, die er zuvor mittels einiger Suggestibilitäts-Tests wie Handklammer und unwillkürlichen Handbewegungen sorgfältig aus dem Publikum ausgesucht hatte, rief er zahlreiche hypnotische Phänomene hervor.

Sein Hokuspokus, sein Sack voller Zaubertricks, bannte die Aufmerksamkeit des Publikums und hob zum Teil auch dessen übliche bewusste Einstellung auf. Das Verwirrende und Ungewöhnliche hebt das Bezugssystem auf und umgeht es, dem wir sonst unseren Sinn für die Realität verdanken. Verschwindet diese generalisierte Realitätsorientierung, so geht

Stufe		
1. Fixierung der Aufmerksamkeit	via	Nutzung der Glaubenssysteme und Verhaltensweisen des Patienten, zur Fokussierung seiner Aufmerksamkeit auf innere Realitäten. Darbietung von Merkwürdigem, Ungewöhnlichem und Verwirrendem.
↓		
2. Entkräftung gewöhnlicher Bezugs- und Glaubenssysteme	via	Zerstreuung, Schock, Überraschung, »Zauberei«, Zweifel, Konfusion, Dissoziation oder irgendwelcher anderer Prozesse, die den gewohnten Bezugsrahmen des Patienten sprengen. Gewöhnliches, »normales« Bewusstsein ist unterbrochen.
↓		
3. Unbewusste Suche	via	Implikationen, Fragen, Wortspiel und anderer indirekter Formen hypnotischer Suggestion. Direkte Suggestionen werden mit höherer Wahrscheinlichkeit akzeptiert aufgrund der Unterbrechung und Lücke im gewöhnlichen Bewusstsein.
↓		
4. Unbewusster Prozess	via	
↓		
5. Hypnotische Reaktion	via	Ausdruck von Verhalten, das als autonom ablaufend empfunden wird.

auch unsere normale Ich-Kontrolle dahin, und dann schaltet sich das Unbewusste autonom ein und füllt die Lücke. Auch der Therapeut kann an dieser Stelle aktiv werden und Prozesse in Gang setzen, die dem Patienten innerhalb seines gewöhnlichen Bezugsrahmens nicht möglich wären. Ein Flussdiagramm, das wir nach unseren früheren Ausführungen erstellt haben (Erickson & Rossi, 1979), kann das veranschaulichen.

Gewöhnlich ist es nicht mehr angemessen, wenn der moderne Hypnotherapeut Tricks oder verschiedensten Hokuspokus einsetzt, um die Aufmerksamkeit des Patienten zu fixieren und seine üblichen Bezugssysteme außer Kraft zu setzen. Bei einer gut ausgebildeten Versuchsperson wie Dr. Q. arbeitet man deshalb mit seinem tiefen Interesse und seiner explorativen Erwartungshaltung, um seine Aufmerksamkeit zu fixieren und sein gewöhnliches Bezugssystem aufzuheben. An dieser Stelle läuft der Prozess dann ab, wie im oben aufgeführten Flussdiagramm dargestellt. Selbsterfahrung auf neue Art und in ungewöhnlichem Kontext zu explorieren, ersetzt den alten Hokus-Pokus, der der Einleitung hypnotischer Phänomene diente. Leuchtet Ihnen das ein?

E.: Ja. (Erickson demonstriert einen auf Fingerfertigkeit basierenden Trick, bei dem er anscheinend einen Daumen verliert, ihn in einer Schublade wieder findet und ihn wieder an seine Hand ansetzt.) Ein Kind beobachtet Sie dabei und versucht sich dann daran, indem es an seinem Daumen zerrt. Es hat Sie das machen sehen. Das ist die magische Welt des Kindes. Hat man eine intellektuelle Versuchsperson, so hält man sich an das Intellektuelle. Das wird sie verstehen und akzeptieren. Man muss seine Technik dem Bezugssystem des Patienten anpassen.

2. *Indirekte Kommunikation lernen: Bezugssysteme, Meta-Ebenen und Psychotherapie*

E.: Als ich mit dem Studium der Hypnose begann, war ich überaus erstaunt über die verbalen Techniken. Sie haben einen Probanden in der Gegenwart und präsentieren ihm Gedankengänge, die seine Zukunft betreffen sollen. Sie sollen ihn auch von der Gegenwart ablenken. Und Sie sollen seinen Geist aus der ihn umgebenden Realität in das Reich seiner inneren Erfahrung lenken.

Eine meiner ersten Fragen lautete: Wie führt man die Aufmerksamkeit des Patienten aus der unmittelbaren Gegenwart und Realität in die Zukunft, zu künftigen Handlungen, die noch gar nicht bekannt oder an die noch nicht einmal gedacht worden ist? Ich fing also an, eine verbale Technik auszuarbeiten, in welcher ich die Gegenwart erwähnen und ganz genau festlegen konnte, was ich mit der unmittelbar gegenwärtigen Situation meine. Dann beziehe ich mich auf die Zukunft, als läge sie in der fernen Zukunft. Und weiter arbeitete ich Sätze aus, mittels derer die ferne Zukunft näher und näher und immer näher an den gegenwärtigen Augenblick heranrückt. Damit hat der Proband keine Gelegenheit, sich der Tatsache zu verschließen, dass es eine kommende Woche gibt, einen nächsten Freitag, nächsten Donnerstag, nächsten Mittwoch, nächsten Dienstag, nächsten Montag, kommenden Nachmittag, kommenden Vormittag. So erreichte ich Akzeptanz für all diese Erklärungen zur Zukunft, denn ich habe ihm das Privileg, das Recht und die Möglichkeit genommen, diese Zukunft zu bestreiten. Ich rücke die ferne Zukunft näher und näher an die Gegenwart heran. (Vgl. »The Method Employed to Formulate a Complex Story for the Induction of an Experimental Neurosis in a Hypnotic Subject.« Erickson, 1944.)

Ich habe 30 einzeilig getippte Schreibmaschinenseiten mit Formulierungen zur Induktion einer Handlevitation, einer Regression oder von Halluzinationen ausgearbeitet. Dann habe ich diese 30 Seiten überarbeitet und auf 25 Seiten gekürzt, dann auf 20, auf 15, auf 10 und schließlich auf 5 Seiten, wobei ich die Formulierungen ausgewählt habe, die mir am wirkungsvollsten erschienen und es mir ermöglichten, eine automatische Reaktion im Patienten hervorzurufen. Das habe ich an zahlreichen Studienkollegen ausprobiert, alle 30 Seiten, alle 25 usw. Das ist eine wunderbare Erfahrung.

Wer das macht, kann eine Menge über ihr Denken lernen. Wenn sie verstehen, wie sie denken, so müssen sie sich auch Gedanken darüber machen, wie ihr Studienkollege über diese Worte denkt. Auf diese Art lernt man, das Bezugssystem des anderen zu respektieren.

Wenn man psychotherapeutisch tätig ist, hört man zu, was die Patienten sagen, man gebraucht ihre Worte und versteht sie auch. Man kann diesen Worten die eigene Bedeutung unterlegen, die Frage aber ist, welche Bedeutung gibt der Patient diesen Worten. Man kann es nicht wissen, denn man kennt das Bezugssystem des Patienten nicht.

Ein junger Mann sagt: »Heute ist ein schöner Tag.« Dabei bezieht er sich auf ein Picknick mit seinem Schatz. Ein Farmer sagt: »Es ist ein schöner Tag heute«, und dabei bezieht er sich darauf, dass das ein guter Tag ist, um Heu zu machen. Der Bezugsrahmen des jungen Mannes ist sein persönliches Vergnügen, der des Farmers seine Arbeit in der harten Wirklichkeit.

R.: Sie haben die identischen Worte mit völlig unterschiedlicher Bedeutung, innerhalb ganz unterschiedlicher Bezugssystemen gebraucht.

E.: Völlig unterschiedliche Bedeutung, die man allerdings verstehen kann, wenn man ihre Bezugssysteme kennt.

R.: Ein Therapeut arbeitet also immer mehr mit Bezugssystemen als mit den soeben geäußerten Worten. Wenn man in der Hypnotherapie mit einem Patienten redet, wendet man sich eigentlich an seinen Bezugsrahmen.

E.: Man hat es mit dem Bezugsrahmen zu tun.

R.: Ändern Ihre Worte seinen Bezugsrahmen?

E.: Man verwendet die eigenen Worte des Patienten, um dessen Zugang zu seinen verschiedenen Bezugssystemen zu verändern.

R.: Das ist die therapeutische Antwort: Zugang zu neuen Bezugssystemen zu gewinnen.

E.: Ja. Ein neues Bezugssystem zu erlangen.

R.: Ein Patient ist deshalb Patient, weil er nicht weiß, wie er seine verschiedenen Bezugssysteme geschickt einsetzen kann; ich glaube, diese Bezugssysteme sind eigentlich Meta-Ebenen der Kommunikation. Bateson (1972) hat Meta-Kommunikation als Kommunikation (auf höherer Ebene) über Kommunikation (auf niedrigerer, primärer Ebene) beschrieben. Ähnlich können wir ein Bezugssystem als Meta-Struktur ansehen, die den Worten auf der niedrigeren Ebene ihre Bedeutung gibt. Die Meta-Ebenen sind gewöhnlich unbewusst. Man hat es immer mit diesen unbewussten Meta-Ebenen der Kommunikation zu tun, denn sie bestimmen im Bewusstsein die Bedeutung auf der primären Ebene. Whitehead und Russell haben diese Meta-Ebenen der Kommunikation in ihrem eindrucksvollen Werk *Mathematica Principea* (1910) als notwendig erachtet, um viele der Paradoxien aufzulösen, die sich in den Grundlagen der Logik und der Mathematik ergaben, solange wir nur auf eine primäre Diskursebene beschränkt waren. Carnap entwickelte in seinem Werk *Logical Syntax of Language* (1959) eine Möglichkeit der

Berechnung dieser multiplen Kommunikations-Ebenen der Logik. Ich habe bereits früher ziemlich detailliert dargestellt, wie Träume sich multipler Kommunikations-Ebenen bedienen, um mit psychologischen Problemen zurechtzukommen (Rossi, 1972, 1973c). Ihren Ursprung haben sie in den Einschränkungen unseres Bewusstseins auf nur eine primäre Funktions-Ebene.

Ich vermute nun, dass Sie mit der Hypnose das Gleiche tun. Das Bewusstsein auf primärer Ebene steckt in den Grenzen irgendeines Glaubenssystems (Bezugssystem, Meta-Ebene der Kommunikation) fest, das seinen Inhalten Sinn verleiht. Bewusstsein ist jederzeit auf das beschränkt, was gerade im Brennpunkt seines Gewahrwerdens steht, und es kann nur die Inhalte in diesem Brennpunkt, auf seiner eigenen Ebene handhaben. Das Bewusstsein reicht nicht bis zu den Meta-Strukturen, kann diese nicht ändern und deren Inhalten Sinn geben; Inhalte der primären Ebene können nicht Inhalte der höheren Ebene verändern, vielmehr vermittelt die höhere oder Meta-Ebene der primären Ebene Struktur und Sinn.

Wir können also sagen, ein Patient erlebt den Sitz seines Problems auf der bewussten oder primären Ebene, denn er vermag die Inhalte seines bewussten Erlebens im Alltag nicht so zu gestalten, wie er sie sich wünscht. Er kommt zum Therapeuten und sagt im Grunde: »Hilfe! Hilf mir mit meinen Meta-Ebenen, meinen Bezugssystemen, damit es mir auf der primären Ebene meines bewussten Erlebens (mit meiner Anpassung, meinem Glück, meiner Kreativität oder was immer) besser geht. Ich selbst kann mein bewusstes Erleben nicht verändern, denn es ist bestimmt von Meta-Strukturen, die außerhalb der Reichweite meiner bewussten Kontrolle liegen. Lieber Doktor, würden Sie bitte mit meinen Meta-Strukturen da oben arbeiten, damit es mir hier unten leichter wird?«

Mit Ihrem indirekten Vorgehen versuchen Sie eher mit Strukturen auf dieser Meta-Ebene als auf der primären Ebene bewussten Erlebens zu arbeiten. Die Patienten wissen gewöhnlich nicht, was sie da machen, weil sie aufgrund ihres, auf bestimmte Brennpunkte ausgerichteten Bewusstseins eingeschränkt sind auf die Inhalte ihrer primären Bewusstseins-Ebene. Gegenwärtig üben Sie das als eine Art Kunst aus. Damit daraus in Zukunft eine der linken Gehirnhemisphäre zugängliche Wissenschaft werden kann, brauchen wir wohl Psychologen, die in symbolischer Logik ausgebildet sind, um die Beispiele analysieren zu können, mit deren Hilfe Sie unmittelbar die Meta-Struktur der Patienten erreichen. Dann werden wir in der Lage sein, jene syntaktischen, semantischen und pragmatischen Paradigmen der Semiotik zu analysieren und zu beschreiben, die die Grundlage für den Umgang mit Meta-Ebenen sind. Diese Paradigmen könnten dann auch kontrolliert und systematisch empirisch getestet werden. (Ein erster Ansatz zum Gebrauch symbolischer Logik bei der Formulierung von Suggestionen in »The Indirect Forms of Suggestion« in Bd. I, *The Collected Papers of Milton H. Erickson,* 1980; ebenso: White, 1979.)

Wir können aber auch zum Schluss kommen, dass diese Meta-Ebenen tatsächlich rechts-hemisphärische Strategien von besonderer, eigener Logik in Gestalt von Symbolen, Bildern und all den nichtrationalen Lebenserfahrungen bereitstellen, die intuitiv als heilkräftig begriffen worden sind. In diesem Fall müssen wir eine rechtshemisphärische Wissenschaft der Bereiche entwickeln, die in der Vergangenheit dem Mystischen, der Kunst und dem spirituellen Heilen angehörten.

Literatur

Bakan, P. (1969). Hypnotizability, laterality of eye-movements and functional brain asymmetry. Perceptual and Motor Skills, 28, 927–932.

Bandler, R., & Grinder, J. (1975). Patterns of the hypnotic techniques of Milton H. Erickson, Vol I. Cupertino, Cal.: Meta Publications.

Barber, T. X. (1969). Hypnosis: A scientific approach. New York: Van Nostrand Reinhold.

Bateson, G. (1972). Steps to an ecology of mind. New York: Ballantine Books.

Bateson, G. (1979). Mind and nature: A necessary unity. New York: Dutton.

Bernheim, H. (1888). Die Suggestion und ihre Heilwirkung. Tübingen: Edition Diskord.

Birdwhistell, R. (1952). Introduction to kinesics. Louisville, Ky: University of Louisville Press.

Birdwhistell, R. (1971). Kinesics and context. Philadelphia: University of Philadelphia Press.

Bohm, D. (1977). Interview. Brain/Mind Bulletin, 2, 21.

Braid, J. (1846/1882). Die Macht des Geistes über den Körper. In W. Preyer (Ed.), Der Hypnotismus. Ausgewählte Schriften von J. Braid (pp. 1–38). Berlin: Paetel.

Braid, J. (1855/1882). Zur Physiologie des Bezauberns. In W. Preyer (Ed.), Der Hypnotismus. Ausgewählte Schriften von J. Braid (pp. 257–264). Berlin: Paetel.

Breuer, J., & Freud, S. (1895). Studien über Hysterie, Gesammelte Schriften (Vol. I, pp. 1–238). Leipzig/Wien/Zürich: Intern. Psychoanal. Verlag, 1925.

Carnap, R. (1959). Logical syntax of language. Paterson, NJ: Littlefield, Adams.

Changeaux, J., & Mikoshiba, K. (1978). Genetic and »epigenetic« factors regulating synapse formation in vertebrate cerebellum and neuromuscular junction. Progress in Brain Research, 48, 43–66.

Charcot, J. M. (1882). Sur les divers états nerveux déterminés par l'hypnotisation chez les hystériques. Comptes-Rendus hebdomadaires des Séances de l'Académie des Sciences, 94, 403–405.

Chevreul, M.-E. (1854). De la baguette divinatoire, du pendul dit explorateur; au point de vue de l'histoire, de la critique et de la methode experimentale. Paris: Mallet-Bachelier, Gendu et Successeur de Bachelier.

Cheek, D. B. (1959). Unconscious perception of meaningful sounds during surgical anesthesia as revealed under hypnosis. American Journal Clinical Hypnosis, 1 (3), 101–113.

Cheek, D. B. (1960). Removal of subconscious resistance to hypnosis using ideomotor questioning techniques. American Journal of Clinical Hypnosis, 3, 103–107.

Cheek, D. B. (1966). The meaning of continued hearing sense under general chemoanesthesia: A progress report and report of a case. American Journal of Clinical Hypnosis, 8, 275–280.

Cheek, D. B. (1969a). Communication with the critically ill. American Journal of Clinical Hypnosis, 12, 75–85.

Cheek, D. B. (1969b). Significance of dreams in initiating premature labor. American Journal of Clinical Hypnosis, 12, 5–15.

Cheek, D. B. (1974). Sequential head and shoulder movements appearing with age-regression in hypnosis to birth. American Journal of Clinical Hypnosis, 16(4), 261–266.

Cheek, D. B., & LeCron, L. M. (1968). Clinical hypnotherapy. New York: Grune & Stratton.

Darwin, C. (1856). The expression of emotion in men and animals. London: Appleton.

Dement, W. (1978). Some must watch while some must sleep. New York: Norton.

Erickson, M. H. (1944/1997). Formulierung einer komplexen Geschichte zur Induktion einer experimentellen Neurose bei einer hypnotischen Versuchsperson. In E. L. Rossi (Ed.), Gesammelte Schriften von Milton H. Erickson (Vol. 4, pp. 421–452). Heidelberg: Carl-Auer-Systeme.

Erickson, M. H. (1948/1998). Hypnotische Psychotherapie. In E. L. Rossi (Ed.), Gesammelte Schriften von Milton H. Erickson (Vol. 5, pp. 61–77). Heidelberg: Carl-Auer-Systeme.

Erickson, M. H. (1954/1995). Pseudoorientierung in der Zeit als hypnotherapeutische Vorgehensweise. In E. L. Rossi (Ed.), Gesammelte Schriften von Milton H. Erickson (Vol. 6, pp. 145–177). Heidelberg: Carl-Auer-Systeme.

Erickson, M. H. (1958/1995). Natürliche Hypnosetechniken. In E. L. Rossi (Ed.), Gesammelte Schriften von Milton H. Erickson (Vol. 1, pp. 245–256). Heidelberg: Carl-Auer-Systeme.

Erickson, M. H. (1961/1995). Historische Anmerkungen zur Handlevitation und anderen ideomotorischen Techniken. In E. L. Rossi (Ed.), Gesammelte Schriften von Milton H. Erickson (Vol. 1, pp. 198–203). Heidelberg: Carl-Auer-Systeme.

Erickson, M. H. (1964/1995). Eine hypnotische Technik für Patienten mit Widerstand: Der Patient, die Technik, die Grundlagen und Feldexperimente. In E. L. Rossi (Ed.), Gesammelte Schriften von Milton H. Erickson (Vol. 1, pp. 416–461). Heidelberg: Carl-Auer-Systeme.

Erickson, M. H. (1964/1995). Pantomimetechniken in der Hypnose und deren Bedeutung. In E. L. Rossi (Ed.), Gesammelte Schriften von Milton H. Erickson (Vol. 1, pp. 462–473). Heidelberg: Carl-Auer-Systeme.

Erickson, M. H. (1995–98). Gesammelte Schriften von Milton H. Erickson (hrsg. Von E.R. Rossi). Heidelberg: Carl-Auer-Systeme.

Erickson, M. H., & Erickson, E. M. (1941/1996). Über das Wesen und den Charakter posthypnotischen Verhaltens. In E. L. Rossi (Ed.), Gesammelte Schriften von Milton H. Erickson (Vol. 2, pp. 10–51). Heidelberg: Carl-Auer-Systeme.

Erickson, M. H., Haley, J., & Weakland, J. H. (1959/1995). Kommentiertes Transkript einer Tranceinduktion. In E. L. Rossi (Ed.), Gesammelte Schriften von Milton H. Erickson (Vol. 1, pp. 295–358). Heidelberg: Carl-Auer-Systeme.

Erickson, M. H., & Rossi, E. L. (1974/1997). Varianten hypnotischer Amnesie. In E. L. Rossi (Ed.), Gesammelte Schriften von Milton H. Erickson (Vol. 4, pp. 95–119). Heidelberg: Carl-Auer-Systeme.

Erickson, M. H., & Rossi, E. L. (1975/1996). Varianten der Doppelbindung. In E. L. Rossi (Ed.), Gesammelte Schriften von Milton H. Erickson (Vol. 2, pp. 52–75). Heidelberg: Carl-Auer-Systeme.

Erickson, M. H., & Rossi, E. L. (1976/1996). Kommunikation auf zwei Ebenen und die Mikrodynamik von Trance und Suggestion. In E. L. Rossi (Ed.), Gesammelte Schriften von Milton H. Erickson (Vol. 2, pp. 76–104). Heidelberg: Carl-Auer-Systeme.

Erickson, M. H., & Rossi, E. L. (1977/1995). Selbsthypnotische Erfahrungen von Milton H. Erickson. In E. L. Rossi (Ed.), Gesammelte

Schriften von Milton H. Erickson (Vol. 1, pp. 161–194). Heidelberg: Carl-Auer-Systeme.

Erickson, M. H., & Rossi, E. L. (1981). Hypnotherapie. Aufbau – Beispiele – Forschungen. 6. Aufl. 2001, Stuttgart: Pfeiffer bei Klett-Cotta.

Erickson, M. H., Rossi, E. L., & Rossi, S. L. (1978/1986). Hypnose: Induktion, psychotherapeutische Anwendung, Beispiele. 5. Aufl. 1998, Stuttgart: Pfeiffer bei Klett-Cotta.

Esdaile, J. (1846/1902). Mesmerism in India and its practical application in surgery medicine. Chicago: The Psychic Research Company.

Fast, J. (1970). Body language. New York: M. Evans.

Federn, P. (1952). Ego psychology and the psychoses. New York: Basic Books.

Goffman, I. (1971). Relations in public: Microstudies of the public order. New York: Basic Books.

Goleman, D., & Davidson, R. (1979). Consciousness: Brain, states of awareness and mysticism. New York: Harper & Row.

Greenough, W., & Juraska, J. (1979). Synaptic pruning. Psychology Today, July, 120.

Grinder, J., DeLozier, J., & Bandler, R. (1977). Patterns of the hypnotic techniques of Milton H. Erickson. Cupertino, Calif.: Meta Publications.

Haley, J. (Ed.), (1967). Advanced techniques of hypnosis and therapy. Selected papers of Milton Erickson M.D. New York: Grune and Stratton.

Hallet, J., & Pelle, A. (1967). Animal kitabu. New York: Fawcett Crest.

Hiatt, J., & Kripke, D. (1975). Ultradian rhythms in waking gastric activity. Psychosomatic Medicine, 37, 320–325.

Hilgard, E. R. (1965). Hypnotic susceptibility. New York: Harcourt, Brace & World.

Hubel, D., Wiesel, T., & LeVay, S. (1977). Plasticity of ocular dominance colums in monkey striate cortex. Philosophical Transactions of the Royal Society, 278, Ser. B, 377–409.

Hull, C. L. (1933). Hypnosis and suggestibility: An experimental approach. New York: Appleton.

Jung, C. G. (1971–1990). Gesammelte Werke. Olten: Walter.

LeCron, L. M. (1954). A hypnotic technique for uncovering unconscious material. Journal of Clinical and Experimental Hypnosis, 2, 76–79.

LeCron, L. M. (1965). A study of age regression under hypnosis. In L. M.

LeCron (Ed.), Experimental Hypnosis. New York: Citadel.

Ludwig, A. M. (1964). An historical survey of the early roots of mesmerism. International Journal of Clinical and Experimental Hypnosis, 12(4), 205–217.

Milechnin, A. (1962). The Pavlovian syndrome: A trance state developing in starvation victims. American Journal of Clinical Hypnosis, 4(3), 162–168.

Miller, G. A., Galanter, E., & Pribram, K. H. (1960). Plans and structure of behavior. New York: Holt, Rinehart & Winston.

Moore, A., & Amstey, M. (1963). Tonic immobility, Part II: Effects of mother-neonate separation. Journal of Neuro Psychiatry, 4, 338–344.

Pribram, K. H. (1971). Languages of the brain. Englewood Cliffs, NJ: Prentice Hall.

Pribram, K. H. (1978). What the fuss is all about. Revision, 1, 14–18.

Ravitz, L. J. (1962). History, measurement, and applicability of periodic changes in the electromagnetic field in health and disease. American Archives of New York Science, 98, 1144–1201.

Ravitz, L. J. (1973). Electrodynamic man encapsulated. Paper presented at the 16th Annual Meeting of the American Society of Clinical Hypnosis, Toronto, Ontario.

Rossi, E. L. (1972/1985). Dreams and the growth of personal. New York: Brunner/Mazel.

Rossi, E. L. (1973a). The dream-protein hypothesis. American Journal of Psychiatry, 130, 1094–1097.

Rossi, E. L. (1973b). Psychological shocks and creative moments in psychotherapy. American Journal of Clinical Hypnosis, 16(1), 9–22.

Rossi, E. L. (1973c). Psychosyntesis and the new biology of dreams and psychotherapy. American Jounal of Psychotherapy, 27, 34–41.

Rossi, E. L. (1977). The cerebral hemispheres in analytical psychology. Journal of Analytical Psychology, 22, 32–51.

Shor, R. E. (1959). Hypnosis and the concept of generalized reality-orientation. American Journal of Psychotherapy, 13, 582–602. Shulik, A. (1979). Right- versus left-hemispheric communication styles in hypnotic inductions and the facilitation of hypnotic trance. California School of Professional Psychology, Fresno.

Sidis, B. (1898). The psychology of suggestion. New York: Appleton.

Snyder, E. (1930). Hypnotic poetry. Philadelphia: University of Pennsylvania Press.

Tart, C. T. (1972). Measuring the depht of an altered state of consciousness, with particular reference to self-report scales of hypnotic depth. In E. S. Fromm, Ronald E. (Ed.), Hypnosis: Developments in research and new perspectives. New York: Aldine.

Tinterow, M. M. (1970). Foundations of hypnosis: From Mesmer to Freud. Springfield, Ill.: C.C. Thomas.

Volgyesie, F. (1938). Menschen- und Tierhypnose. Zürich: Orell Füssli.

Watson, J. (1919). Psychology from the standpoint of a behaviorist. Philadelphia: Lippincott.

Watzlawick, P. (1978). The language of change. New York: Basic Books.

Watzlawik, P., Beavin, J. H., & Jackson, D. D. (1969). Menschliche Kommunikation: Formen, Störungen, Paradoxien. Bern: Huber.

Watzlawick, P., Weakland, J. H., & Fisch, R. (1974). Lösungen: Zur Theorie und Praxis menschlichen Wandels. Bern: Huber.

Weber, R. (1978). The enfolding-unfolding universe: A conversation with David Bohm. Reviion, 1, 24–51.

Weitzenhoffer, A. M. (1953). Hypnotism: An objective study in suggestibility. New York: Wiley.

Weitzenhoffer, A. M. (1957). General techniques of hypnotism. New York: Grune & Stratton.

White, D. (1979). Ericksonian hypnotherapeutic approaches: A case study of the treatment of obesity using indirect forms of suggestion. Unpublished doctoral dissertation, International University, San Diego.

Whitehead, A., & Russell, B. (1910). Principia mathematica. Cambridge: Cambridge University Press.